معلومات عامة

في

طب الاطفال

أ.د. داود الثامري

اسم الكتاب: معلومات عامة في طب الأطفال

تأليف: داود مزبان الثامري

طبع في: كرييت سبيس: شركة من شركات أمازون دوت كوم

سنة الطبع: 2018

الطبعة الأولى 2018

تصميم الغلاف: تمارة الشيخ

صورة الغلاف: المصدر أنسبلاش دوت كوم

يمكن الحصول على الكتاب من:

Available from Amazon.com and other retail outlets

Printed by CreateSpace, An Amazon.com Company

ISBN-13:978-1719187817 (CreateSpace assigned)

ISBN-10:1719187819

BISAC: Medical/Pediatrics

الاهـــداء

أهدي

كتابي الى

أطفال العراق

أمل المستقبل

شكر وتقدير

لايسعني الا الاعتراف بجهود السيد محمد السيد احمد المرسومي على جهوده القيّمة في ايصال الكتاب بطبعته الألكترونية الأولية الى يد القاريء الكريم من نسخة كُتبت باليد واوصلها الى شكل كتاب يُقرأ وكذلك شكري السيد الدكتور عمر حسن زين العابدين اختصاصي طب الاطفال/ طالبي النجيب الوفي الذي قام بمراجعة الكتاب وتصحيح اخطائه العربية والانكليزية وشكري الجزيل الى الأخ الدكتور غانم الشيخ على جهوده القيمة في إعادة طبع النسخة الألكترونية وترتيبها بحلّة جديدة وقيامه بنشرها على موقع أمازون وتوفير نسخها وفق ذلك لكل أنحاء العالم كما أشكر العزيزة تمارة الشيخ على تصميم الغلاف. ولولا جهودهم الخيّرة لما وصل الكتاب الى ماوصل اليه والكتاب صدقة جارية للجميع.

المؤلف الاستاذ

الدكتور داود مزبان الثامري

بغداد 16 / 4 / 2016

التقديم لطبعة أمازون

إن التقديم لكتاب "معلومات عامة في طب الأطفال" يبدو أمراً ليس بالسهل إذا ما وددت أن أتكلم عن المؤلف وعن تجربته وممارسته لخمس وأربعين سنة منذ تخرجه وحتى تقاعده. ولكن دعوني أبدأ بالقول بأن الكتاب الذي بين يديّ القارئ، وهو ما بين ان يكون أما او أبا او أحد أفراد العائلة او معلما بمدرسة او ممرضة أو طالبا للعلم من الدارسين في المعاهد الصحية او في كليات الطب او أن يكون طبيبا دارسا للتخصص او طبيبا حديث التخرج او طبيبا ممارسا عاما فهذا الكتاب سيكون كتاباً لازماً له كلما أراد إجابة مجرّبة عما يحيّره في طب وصحة الطفل. كتاب كتب بسلاسة ليُقرأ كذلك بسلاسة وانشداد. أما المؤلف الدكتور داود الشامري فهو شخصية غنية عن التعريف شخصية مجتمعية ومهنية معروفة ومرموقة وذو خبرة طويلة في الممارسة والتدريس والإدارة ولا يمكن لي أن أمسك بكل جوانب سيرته الحافلة مهما أطلت.

ولد الدكتور داود مزبان الشامري في العمارة عام 1937 وأكمل الدراسة الابتدائية والثانوية في البصرة ودخل الكلية الطبية ببغداد عام 1955 وتخرج في دورة عام 1961. وبعد أن أنهى خدمة الاحتياط في طبابة الجيش العراقي، قضى سنة الإقامة وبعدها أستمر بالعمل في مستشفى الأطفال التعليمي وحتى عام 1963 ليغادر إلى الولايات المتحدة الأمريكية حيث أنهى الإقامة الدورية هناك وسافر الى بريطانيا وأنظم الى دراسة الدبلوم في طب الأطفال وحصل على الدبلوم العالي من جامعة لندن عام 1964 فعمل بعد ذلك مقيماً أقدماً في طب الأطفال في مستشفى رايل في ويلز ولمدة سنة واحدة ليعود بعدها الى الولايات المتحدة ويلتحق بمستشفى طب الأطفال في كلية طب هارفارد الشهيرة في بوسطن بولاية ماساشوستس ويحصل في 1967 على شهادة البورد الأميركي بطب الأطفال.

عاد الدكتور الشامري بعد ذلك الى البصرة وعمل اختصاصيا في المستشفى الجمهوري وأصبح مديرا للمستشفى وحتى عام 1972 وفي ذلك العام حصل على زمالة الكلية الأميركية لطب الأطفال وفي العام ذاته نُقلت خدماته الى كلية طب

البصرة حديثة التأسيس وأصبح أول رئيس لأول فرع لطب الأطفال في العراق وقضى سنوات طويلة فيها وبعد عشر سنوات من التحاقه بالكلية وهي المدة الصغرى للوصول الى لقب الأستاذية حصل الدكتور الثامري على الاستاذية في عام 1982 وكان بذلك أول من يحصل على ذلك اللقب الرفيع من تدريسيي الكلية من العراقيين. وفي عام 1986 نُقلت خدماته من البصرة الى كلية الطب في بغداد ومستشفى الأطفال بمدينة الطب حيث أصبح رئيسا للقسم هناك ومن ثم نُقلت خدماته الى كلية طب صدام (النهرين فيما بعد) ليتقاعد منها عام 2006 ويغادر العراق للعيش في نيوزيلندا مع ولده الدكتور مصطفى منذ ذلك الوقت.

للدكتور الثامري إنجازات مهنية وجامعية كثيرة يصعب حصرُها ونكتفي في هذا المجال بما حققه أثناء عمله في البصرة حيث كان طبيبَ الأطفال الأول الذي أدخلَ في البصرة المفاهيمَ الجديدة لطب الأطفال ومن خلال التركيز على الوقاية وكان من أشهر ما نشره من ممارسات في الاختصاص بين الأطباء وبين الناس هو معالجته للأمراض بما يفهمه الناس وبما يتوفر لهم من وسائل قبل الميل للأدوية ومثال ذلك علاجه للإسهال الذي كان واسعَ الانتشار وقتها، بالسوائل وتلافي استخدام الأدوية كلما أمكن وقد سبق بذلك توصيات منظمة الصحة العالمية حول الارواء الفموي بسنوات طويلة وكان يوصي بشرب الكولا والفُوْح (وهو الماء المغلي للتمن/الرز) واشنينة (وهي الرُّوبة المخففة بالماء) كعلاج مانع للتيبس الناتج عن فقدان السوائل في الإسهال. وقاد الدكتور الثامري في نهاية الستينات حملات توعية صحية إعلامية واسعة حيث كان يظهر بصورة منتظمة على شاشة تلفزيون البصرة متحدثا الى الأمهات بلغة تلقائية مبسطة وغير متكلفة لم يسبق لهن سماعها من طبيب من قَبْل مما جعل الأمهات في البصرة وضواحيها وباختلاف ثقافاتهم ينتظمن بمجاميع لسماعه وكان يرد على شكاواهن ويعطيهن ما يحتجنه من نصائح لتنشئة وحماية وعلاج أطفالهن. ومن منجزاته المهنية التي يُفتَخَر بها أنه كان له الدور الأساس في كليات الطب في تغيير مكانة طب الأطفال كتخصص مستقل عن الطب الباطني وأستطاع مع زميليه كل من الدكتور نجم الرزنامجي والدكتور ابراهيم الناصر تأسيس أول فرع مستقل لطب الأطفال في كلية طب البصرة عام 1977

وكان الدكتور داود أول رئيس لذلك الفرع وأدى ذلك لتأسيس فروع مشابهة في كل كليات الطب العراقية الأخرى. وكذلك ريادتهم بإجراء امتحانات مادة طب الأطفال بصورة مستقلة لطلبة الصف السادس بعد أن كانت جزءاً ضمنياً من درجة مادة الطب الباطني. وكان الدكتور الثامري رئيسا لتحرير "المجلة الطبية لجامعة البصرة" ورئيسا للجنة تطوير التعليم الطبي في الكلية. ولابد له أن يفخر بأن فرع طب الأطفال بكلية طب البصرة كان أول من أستخدم في العراق عام 1978 الامتحان السريري البنيوي الهادف المسمى بال: "أوسكي" وبمشاركة فعالة بين الدكتور الثامري وزميله الدكتور أحمد الخفاجي رئيس فرع طب المجتمع حيث كان الفرعان يتشاركان بامتحانات طلبة الصف السادس في مادة طب الأطفال ولا تجد اليوم كلية طب في العراق والعالم لا تطبق ذلك النوع من الامتحانات.

وعلى صعيد آخر، يُعد دور الدكتور الثامري الذي لعبه في تطوير وتوسيع الدراسات العليا في تخصص طب الأطفال في العراق وفي الوطن العربي من أكبر منجزاته حيث كان دوره بارزاً على مستوى الدول العربية في عملية تأسيس وتوسيع دراسة البورد العربي في وقت شغل فيه منصب أول رئيس للجنة العلمية في المجلس العربي ومركزه دمشق وتم التجديد له لثلاث دورات عن طريق انتخابه من قبل الدول العربية الأعضاء بالمجلس وكان قد شارك بصفته رئيسا للجنة العلمية للتخصص في قيادة فرق التقييم التي زارت مستشفيات طب الأطفال في كافة الدول العربية المختلفة (باستثناء سلطنة عمان وموريتانيا) لغرض اعتمادها كمراكز تدريبية لدراسة المجلس وشارك كذلك بالامتحانات بعد ذلك. وقد منحهُ المجلس العربي شهادة البورد الفخرية تثمينا لجهوده كما حصل مع الدكتور حسن جابر على جائزة مجلس وزراء الصحة العرب تثمينا لدوره في تطوير طب الأطفال في العالم العربي وساهم كذلك في وضع لبنات الدراسة في تخصص طب الأطفال وضوابطها عند تأسيس المجلس العراقي للتخصصات الطبية ودرّس ودرّب أعداداً لا تحصى من الأطباء طلبة الدبلوم والماجستير والبورد (الدكتوراه) في طب الأطفال والذين تبوؤا اليوم مراكز بارزة في تدريس وممارسة طب الأطفال في العراق وفي عدد كبير من الدول العربية.

وبعيداً عن العلم والخبرة فإن الدكتور الثامري يمتلك شخصية متميزة فهو واقعي وصريح وتلقائي ومحب وإنساني بمعنى الكلمة فعندما كان مديراً للمستشفى الجمهوري كان نشاطه مثيرا للانتباه فتراه أمامك أينما ذهبت في أروقة المستشفى وهو يتابع أعماله ميدانياً وكنا نلتقي به في دار الأطباء المقيمين يزورنا ومعه عدد من اختصاصيي المستشفى لنقضي وقتا معهم يتابعون عملنا ويلبون طلباتنا وكان لذلك دفعا وتشجيعا للمقيمين للعمل لا يقدر بثمن. ويتحدث طبيب مقيم عن الدكتور الثامري قائلا: "تدربتُ بإشرافه بالبصرة عام 1977 وكان طبيباً بارعاً وعالماً وانسانياً جداً وسوف لن اتحدث عن علمه وخبرته بل أقول في الجانب الانساني "أصبتُ يوما بأنفلونزا شديدة وخسرتُ ذلك اليوم جولتَه الصباحية الممتعة وإذا بي وقد جاءني المعين ليخبرني بان استاذي سيزورني فهرعت رغم ما ألمّ بي من مرض لترتيب غرفتي...." كما يذكره تلاميذُه بالشكر والعرفان ويقول أحدهم بحقه: "الاب والمربي الفاضل ولاتزال كلماته ونصائحه والاسلوب الراقي في التدريس البعيد عن النمطية حيث تتسم محاضراته بالتشويق حيث لا نزال نتذكرها ونطبقها منذ اربعين عاما...". ينهمك الدكتور داود الثامري حاليا في أوكلاند بوضع اللمسات الأخيرة على كتابين من تأليفه لدفعهم الى المطبعة لسد الفراغ في تاريخ الطب بالبصرة، فإضافة لهذا الكتاب بين يديكم، سيطبع قريبا كتابه الثاني الذي عنونه بالتالي: "تجربتي في الطب وفي الحياة: حكايات قصيرة من الناس وإليها" والكتاب الثالث تحت عنوان "ما يتوجب معرفته في طب الأطفال" والكتابان كُتبا باللغة العربية. أطال الله في عمر الدكتور الثامري وأدام عليه الصحة والعافية فقد وصفه تلميذه وخريج طب البصرة (1978) الشاعر الدكتور ذر شاهر الشاوي قائلاً في شخصه الكريم:

وفاءٌ في محبَّتِه يدومُ ....بدا قمراً تحفُّ به النجومُ

الأستاذ الدكتور غانم الشيخ

برايتن-بريطانيا في 14 حزيران 2018.

المحتويات

السيرة الذاتية للمؤلف

*ولد الدكتور داود الثامري في ميسان 1937.

*أكمل الابتدائية في مدرسة المعقل الابتدائية 1950 / البصرة.

*أكمل الثانوية في ثانوية العشار 1955 /البصرة.

*أكمل كلية الطب بغداد 1961.

*أكمل خدمة الاحتياط ملازم ثاني 1962.

*أكمل الإقامة في طب الاطفال عام 1963 – 1967 في مستشفى حماية الاطفال بغداد، وفي انكلترا وامريكا.

*حصل على دبلوم الاختصاص من لندن 1964

*حصل على البورد الامريكي من جامعة هارفرد الامريكية 1967 (ABOP).

*حصل على زمالة اطباء الاطفال الامريكية عام 1969 (FAAP).

*حصل على شهادة البورد العربي الفخرية (CABP).

*انتقل الى كلية طب البصرة 1972 وحصل على درجة استاذ 1981 وكان الاستاذ الاول الذي حصل على هذا اللقب في الكلية منذ تاسيسها.

*اسس فرع طب الاطفال في كلية طب البصرة بالاشتراك مع الاستاذ الدكتور نجم الدين الرزنامجي والاستاذ الدكتور ابراهيم جبار الناصر عام 1974 لاول مرة في كليات الطب.

*كان اول رئيس لقسم طب الاطفال في كلية طب البصرة – العراق.

*انتخب رئيسا للمجلس الاعلى لطب الاطفال البورد العربي لأربع دورات متتالية 1981- 1996.

*أصبح رئيس قسم طب الاطفال جامعة بغداد 1989 – 1990.

*انتقل الى كلية طب النهرين 1996 – 2006.

*أشرف على عدة اطاريح لطلبة البورد العراقي والماجستير والدكتوراه.

*نشر عدة بحوث في المجلات العالمية.

*اشــترك في عدة مؤتمرات طبية عالمية في الهند، الفلبين، الكويت، ســوريا، ليبيا، والسعودية.

*عضو نقابة الاطباء العراقية.

*عضو جميعة اطباء الاطفال العراقية.

*عضو جمعية التدرن العراقية.

*عضو الجمعية الامريكية لطب الاطفال.

*تقاعد من كلية طب النهرين ومنح لقب استاذ متمرس عام 2006.

المقدمـة

بِسمِ اللّهِ الرَّحمَنِ الرَّحِيم

(الْمَالُ وَالْبَنُونَ زِينَةُ الْحَيَاةِ الدُّنْيَا وَالْبَاقِيَاتُ الصَّالِحَاتُ خَيْرٌ عِندَ رَبِّكَ ثَوَاباً وَخَيْرٌ أَمَلًا)

صدق الله العظيم

نعم الاطفال هم زينة الحياة الدنيا للعائلة وبهم تتم فرحتها ويملؤن الدار غبطتة وسـعادة وحبورا، وهم امل العائلة لضـان المسـتقبل وحمايتها من العوز والفاقة والرعاية في الكبر وقد قال الشاعر فيهم:

أطـــفالُنـــا أكـــبادُنـــا ... تَـمــشـــي عـــلى الأرضِ

لو هبَّتِ الريحُ على بعضِهم ... لامْتَنَعَتْ عَينيَّ عنِ الغَمْضِ

فهل هناك تعبيرٌ ابلغ من هذا لابراز عاطفته الجياشـة وحبه لاطفاله والذي يشاركه فيه الجميع دون استثناء.

المعروف ان المكتبة العراقية تخلو من وجود الكتب المبســطة والمخصــصــة للعناية بالطفل في جميع ادوار حياته بحيث يمكن للعائلة الرجوع اليها وقراءتها والاستفادة منها بان تجد الجواب الشافي لاسئلتها واستفساراتها في تلك الكتب.

الحقيقة الثانية ان العائلة العراقية تعتقد ان حل اي مشـــكلة تحدث للطفل هي مســؤولية طبيب الاطفال والعيادات الطبية الخارجية وهذا يعفيها من مســؤولية المشـــاركة الفعلية بحل مشـــكلة الطفل من قبل العائلة دون الحاجة للرجوع للطبيب بايجاد الحل من تلك الكتب التي تساعدها في حل المشكلة.

ان المكتبة في البلدان الغربية والشـرقية وفي العالم اجمع تحوي مئات من الكتب المبســطة والتي تمت كتابتها من قبل اطباء الاطفال في تلك البلدان لعموم الشــعب والتي تناقش جميع الامور الطبية والتي يجب على العائلة معرفتها وما

الفت تلك الكتب وبتلك البلدان التي تعرف مسؤوليتها تجاه تربية اطفالها ورعايتهم بالمشاركة مع طبيب الاطفال او الممارس العمومي. وان هذا التصرف والمسؤولية العائلية لاتجده في بلداننا العربية مع الاسف الشديد وهي تعتمد كليا على طبيب الاطفال ان هذا التصرف مع الاسف الشديد تجده لدى المتعلمين وغير المتعلمين ولادخل للثقافة فيه مع اختلاف اهمية الاعتماد والتصرف تجاه مرض الطفل وبفضل الحاسوب والشبكة أصبح اليوم المجال مفتوح لايجاد اي شيء يخص طب الاطفال وبصورة مبسطة للعائلة للاستفادة منه.

ان الاطفال على مستوى القطر وفي اي بلد كان هم عماد الاقتصاد الوطني وهم قوته البشرية المنتجة مستقبلاً. والمدافعة عن حمايته والذود عن حدوده والساهرة على حماية امنه ورخائه. لذا نجد ان القياس العالمي للرفاه والتقدم الاقتصادي لايقاس بالانتاج القومي السنوي بل يقاس على نسبة وفيات الاطفال فيه في السنة الاولى من عمرهم وكلما كانت النسبة قليلة اعتبر البلد متقدما ومتطورا وغنيا. ونجد ان بعض البلدان العربية المنتجة للنفط ومنها العراق تمثل مواقع متخلفة في العالم بسبب كثرة وفيات الاطفال فيها بالرغم من المداخيل الضخمة التي تحققها من دخل النفط.

ان معيار الوفيات والولادات له اثر كبير في معرفة مستقبل البلاد فالدول التي تتساوى فيها عدد الولادات وعدد الوفيات تعرف جيدا ان مستقبلها مظلم وهي مانطلق عليه الدول التي شاخت هذه البلدان في اوربا وروسيا واليابان. لذا تقوم هذه الدول بمحاولة سد هذه الفجوة باعطاء المحفزات المالية والسكنية والرعاية الصحية للعوائل التي تنجب اطفالا جدد تحسبا للمستقبل. وقد تلجا تلك الدول لفتح باب الهجرة لتعويض النقص الحاصل في الايدي العاملة المنتجة والدافعة للضرائب التي تغطي العناية الاجتماعية لكبار السن فيها علما بان هذه السياسة هي في واقع الامر سرقة للعقول من البلدان الفقيرة لسد النقص لديها ونجد ان 20 – 40% من القوى العاملة الطبية لدى بريطانيا واور با واستراليا ونيوزلندا هي من الاطباء الذين تخرجوا من كليات طب في العالم الثالث وللعراق القدح

المعلّى في هـذا المجـال فهنـالـك مـايقرب من أكثر من 20.000 طبيـب عراقي موزعين في بقاع الدنيا واقطارها.

ولايقتصر ذلك على الطب فقط بل يشمل الاختصاصات الاخرى منها طب الاسنان والصـيدلة والهندسـة وعلوم الحاسـوب والاتصـالات والزراعة والبيطرة والتمريض ومختلف العلوم الانسـانية والعلمية. كما وجدت تلك البلدان طريقة اخرى لسـد النقص في الايدي العاملة بتصدير صناعتها الخدمية للبلدان الفقيرة مثل سيرلانكا وبنغلادش والاردن ومصـر والصـين وامريكا الجنوبية واحتفظت لنفسـها بالمعرفة العلمية والتطوير والاختراعات والتي تدر عليها البلايين من الدولارات مثل تصنيع السـلاح العسـكري والطائرات وعلوم الذرة والمفاعلات الذرية وصـناعة السـفن والقطارات والسيارات والحاسوب والادوات الاحتياطية لها.

ان البلدان العربية ولله الحمد لاتعاني من هذه المشـكلة فنسـبة الولادات عالية جدا وكذلك نسـبة الخصـوبة فيها بل هي تحتاج بالواقع الى التخطيط البشـري والسـيطرة على التكـاثر ليتوازى مع الزيـادة في الانتـاج الزراعي لتحقيق الامن الغذائي والذي يشـمل كافة البلاد العربية مع الاسـف الشـديد. ان نسـبة الاطفال دون سـن 14 سـنة من العمر يشـكل 50 – 60% من المجموع الكلي لاي قطر عربي واولها العراق. ان هذه النسـبة هي عماد المسـتقبل ان أحسـن اسـتغلالها وتربيتها وتعليمها لكن المؤسف من الموضوع ان هذه الطفولة في البلدان العربية ومنها العراق تعاني من الاهمال ونسـبة الوفيات لدى الاطفال عـالية جدا عند مقارنتها بالبلدان المتقدمة بسبب سوء الخدمات الصحية مثل العناية بالحوامل والولادات والخداجة وفي الروضـات والمدارس الابتدائية والتي لازال قسـم منها مبني بالقصب والطين.

يدخل في البلاد العربية حوالي عشـرة ملايين طفل للمدارس الابتدائية ولكن من يكمل منها الابتدائية لايتجاوز المليون طفل والباقي يتسرب لخدمة واعالة عائلته.

لتضاف تلك الاعداد الى اعداد غير المتعلمين والاميين وخاصة لدى الاناث منهم.

ذكرنا ان نسبة وفيات الاطفال في السنة الاولى من عمرهم تمثل معيار التطور الاقتصادي للبلد فهي في اسرائيل تصل الى 7 – 9 بالالف وكذلك في السويد والنرويج ولكنها في البلاد العربية تتفاوت بين 50 – 120 بالالف وفي بنغلادش تصل الى 200 بالالف والعراق يدخل ضمن بلدان العالم الثالث المتخلف بالرغم ميزانيته السنوية التي تصل 100 مليار دولار فهو يعاني من نقص كبير في عدد اسرة المستشفيات وكذلك من ابنيته المدرسية خاصة خلال الأربعين سنة الماضية نتيجة الحروب التي دخلها وماجرى له بعد ذلك والنتيجة كانت مثرة التسرب من المدارس بسبب العوز والفقر واضطرار تلك العوائل الاعتماد على اطفالها لاعانتها وتراهم يقومون بجمع القمامة وبيع البسكائر وقناني الماء في تقاطع الشوارع او العمل الشاق في المنلطق الصناعية وكثرة الايتام وابناء الشوارع والتسول وأصبح تلك مشكلة اجتماعية الجميع مسؤول عن المشاركة في وضع الحلول لها.

ان السؤال المطروح من هذه المقدمة هو معرفة الاسباب التي هي وراء تلك النسبة العالية من وفيات الاطفال وماهي الحلول لتلك المشاكل ومادخل كتاب معلومات في طب الاطفال في ذلك.

ان الهدف الرئيسي لاعداد وتأليف الكتاب هو نشر المعرفة الطبية بين افراد المجتمع وابراز دور العائلة في المحافظة على حياة طفلها وكذلك دور المجتمع والاطفال والصيادلة والدولة كل حسب دوره في تلك العصبة.

ان أبرز الاسباب هي سوء الممارسة الطبية في اختصاص طب الاطفال نتيجة لعدة عوامل اولها النقص الشديد في عدد الاطباء المؤهلين لممارسة طب الاطفال محسوبا على نسبة الاطفال في المجتمع العراقي لقد ادت هجرة الاطباء من القطر في السنين الماضية (1972 – 2013) الى أكثر من نصف العدد من الاطباء الذين تخرجوا في هذه الاعوام علما بان في البلد مايقرب من عشرين كلية طب موزعة في عموم القطر ومحافظاته جميعا. السبب الثاني هو قلة الوقت المخصص لتعليم طب الاطفال في كليات الطب فهو لايتعدى نسبة 8 – 11% من مجموع المنهج

الطبي العام للسنوات السريرية الثلاث الاخيرة من الدراسة الطبية وقد اثبت ذلك في بحث قمت به عام 1974 ونشـــر في مجلة طب الاطفال وعلى اثره تم انشـــاء اقســـام الاطفال في كليات طب القطر بعد ان كان طب الاطفال فرعا من الطب الباطني وقد اظهر ان الطبيب في العيادة الخارجية وفي القرى والارياف يفحص مايقرب من 50 – 80% من الاطفال من مجموع المراجعين الذي قد يصـــل عددهم الى 120 – 150 مريض يصيب المريض الوأحد منهم دقيقتين وان اغلب الممارســـين لم يقم بقراءة كتاب او مجلة في طب الاطفال منذ تخرجه من كلية الطب. ان خريجي كليات الطب العراقية يشكلون عماد الخدمات الطبية في انكلترا حيث صرح وزير الصحة فيها انه إذا سحب اطباء العراق من الخدمات الطبية في بلده تتوقف الخدمات في انكلترا وهم عماد الخدمات الطبية وفي الخليج العربي والاردن وليبيا وعموم اور با وامريكا واســـتراليا ونيوزلندا وهم الذين تشـــهد لهم خدماتهم ومســـتواهم العلمي بالنبوغ والامانة العلمية والعمل الدؤوب والحرص على خدمة المريض فهم منارا مشعا للعقل العراقي ولكن مع الاسف الشديد نجد ان مســـتوى الاســـتفادة منهم في خدمة القطر هي صـــفر فالدولة لاتســـتفاد من خبرتهم باســـتضـــافتهم او تتتبع وجودهم كما ان عودتهم غير مرغوب فيها حيث حاول البعض منهم العودة ولكنه واجه الصـــدود والرفض والروتين والبلد الوحيد الذي لايســـتفاد من اطباءه المتقاعدين هو العراق علما بانهم البقية الباقية على قيد الحياة من خريجي اوربا وامريكا.

الســـؤال لماذا لاتتم زيادة حصـــة تدريس وتدريب طب الاطفال في كليات القطر. السبب هو نظرة المؤسسين الاوائل لكليات الطب وهي ان الطفل الصغير مريضا لايختلف عن مريض كبير كما ان اعداد الاطفال في زمانهم لم تكن بهذه الكثرة الان والتي تشـــكل 60% من مجموع نفوس القطر. ان الخريج الجديد عند فتحه للعيادة يكتب على باب عيادته – باطنية – جراحية – اطفال.

ان ظاهرة نقص الاطباء في طب الاطفال تظهر بشـــكل واضـــح في الخدمات الطبية المدرسية – الصحة المدرسية – فلو نظرنا لعدد الطلاب المسجلين في المدارس

الابتدائية والثانوية لوجدنا عددهم يتراوح بين 6 – 8 مليون طفل والسؤال كم هو عدد الاطباء العاملين في الصحة المدرسية وهل لديهم مؤهل لخدمة تلك الملايين. كما اننا نجد ان المدارس العراقية تخلو من صندوق الاسعافات الاولية وجل ماتقوم به الصحة المدرسية هي منح الاجازات المرضية للمدرسين والمدرسات علما بان في امكان الصحة المدرسية العناية بثلث عدد الشعب برفع المستوى العلمي والنظافة الصحية والوقاية بين الطلاب والطالبات وكذلك المساهمة في القضاء على الامراض المعدية باكتشافها مبكرا ومنع انتشارها وكذلك المشاركة الفعالة في حملات التلقيح ضد شلل الاطفال والتدرن وكذلك منع تسوس الاسنان والفشل في الدراسة واكتشاف امراض التطور والنمو وتتبع زيادة وزن وطول الطفل طيلة سنوات دراسته وكذلك اكتشاف حالات الاكتئاب ورهاب المدرسة والتوحد واكتشاف مشاكل السمع والنظر والنطق وكذلك اكتشاف التخلف العقلي واكتشاف ضعاف التعلم وفرزهم وتخصيص صفوف خاصة لهم ومساعدة الطلبة الذين لديهم امراض مثل الحساسية والربو كما يمكن ان تمنع انتشار القمل والجرب والدودة الخيطية بين الطلاب.

ان بعض بلدان الخليج العربية اوكلت تلك المهام الى ممرضة خريجة ومدربة ذات دوام كامل في المدرسة لديها سجلها الخاص وكذلك القيام بفحص الطلبة قبل الدخول للمدرسة وتمنع من لديه اعراض اصابة مرضية كالنشلة والانفلونزا او جدري الماء بعدم دخول المدرسة وتحيله اما الصحة المدرسية التي تتولى علاجه وبهذه الطريقة يمكن منع انتشار مرض حمى الروماتيزم التي تشوه القلب لدى المريض. لقد قمت بتقديم دراسة الى وزارة التربية والصحة لتعمم ذلك على المدارس العراقية بتخصيص معلم او معلمة مدرب في هذه النواحي ولكن المشروع لم يرَ النور بسبب الروتين وعدم الشعور باهمية الصحة المدرسية لدى الوزارتين وزارة الصحة والتربية.

ومن الاسباب الاخرى لدى الرعاية الصحية المتقدمة للاطفال هي ان طب الاطفال تقدم تقدما كبيرا أصبح من الصعب على اختصاصي الاطفال الالمام بجميع

نواحي التقدم الطبي لذا تم استحداث دراسة الاختصاص الدقيق وأصبح هذا الاختصاصي ضليع في اختصاصه يستشيره الاطباء الاختصاصيين عند الحاجة فهناك اختصاصي في جراحة الاطفال، جلدية، قلبية، اعصاب، امراض الكلى، امراض الجهاز الهضمي، الامراض النفسية، امراض الغدد الصماء والسكري، التطور والنمو، التخلف العقلي، الخداجة، حديثي الولادة، العناية المركزة، امراض التأيض، امراض الدم والسرطان، امراض الوراثة. ينحصر وجود تلك الاختصاصات الدقيقة في المستشفيات التعليمية الملحقة بكليات الطب حيث يتم فتح مركز للاستشارة وكذلك لتدريس الاختصاص للاطباء الراغبين. المعروف ان احالة الحالات الصعبة تتم لتلك المراكز المعززة بالاجهزة الطبية والمختبرات المتقدمة وهي ايضا مراكز للبحوث الطبية. ان فترة التدريب للحصول على الاختصاص على شهادة البورد في طب الاطفال وهذه السنوات الطويلة تسبب العزوف عن التخصص الدقيق كما ان التخصص الدقيق غير موجود في القطر لكافة الاختصاصات التي تم ذكرها ويقتصر على اختصاص امراض الجهاز الهضمي والتي يقوم المركز العراقي للجهاز الهضمي بتدريب من يرغب وكذلك اختصاص امراض القلب وامراض الكلى علما بان التدريب فيها يتم من قبل اختصاص طب الكبار.

لذا يجب ان تفكر الدولة بارسال بعثات الى البلدان الغربية لخلق مثل تلك الاختصاصات الدقيقة. ان البعض من اخصائيي الاطفال يبدي اهتمام شخصي في بعض الاختصاصات ويقوم بالمتابعة والقراءة وبالامكان ابتعاثهم لفترات متعددة لمراكز التدريب كما تم ذلك في اختصاص امراض الدم او السرطان عند الاطفال فقد تم خلق الاختصاص الدقيق بهذه الطريقة وهم الان الذين يعالجون المرضى ويدربون غيرهم من الاطباء بكفاءة مشهود لهم بها وحرص وتفاني وبجهود شخصية يشكرون عليها. ومن الاسباب الاخرى لسوء الممارسة الطبية هي فقدان عنصر المحاسبة وعنصر الشكر.

ان المسؤول في وزارة الصحة يهتم بنظافة المستشفى عند زيارته التفقدية وهل ان الشراشف نظيفة والمستشفى مصبوغ ولايتدخل في معرفة مستوى الممارسة الطبية ودراسة نسبة الوفيات وهل تمت مناقشة ذلك في المستشفى وهل ان طبلة المريض كاملة وهل العلاج فيها صحيحا علما بان أكثر مستشفيات العالم تستعمل الحاسوب لذلك لكن مع الاسف الشديد لم يدخل الحاسوب الخدمة الطبية في القطر ربما يحدث ذلك عام 2025م. ان نظام المحفزات مفقود ايضا فالطبيب يؤدي عملا يقبض عنه راتبا في نهاية الشهر ولا أحد يستطيع ان يقيم الممارسة الطبية لاي اختصاصي لانه معصوم. وقد تنبه الغرب لذلك فتم مطالبة الطبيب بحضور عدد من المؤتمرات الطبية والاشتراك في المجلات والدوريات الطبية واداء امتحان عن طريق الحاسوب او اداء امتحان الاختصاص كل 4 سنوات لحفظ المستوى العلمي للطبيب وتقديم أفضل الخدمات ومتابعة التطور في طب الاطفال.

اما في العراق فذلك غير موجود والمستوى العلمي للطبيب يعتمد على طموحه الشخصي ومحاولته الحفاظ على مستوى جيد وهذا يقتصر على اعضاء الهيئات التدريسية في كليات الطب والعمل الدؤوب من قبلهم وهي لتجنب الاحراج العلمي من قبل بعض الطلبة النابهين والذين لهم اهتمام بالحاسوب والحصول على اخر المكتشفات الطبية.

ان الدول تحافظ على المستوى العلمي بما نطلق عليه التعليم المستمر عن طريق عقد المحاضرات الطبية والمؤتمرات ونادي المجلة والنشرات العلمية في داخل القطر وهي تكاد ان تكون معدومة في القطر ولاتشمل كافة الاطباء بل قد تأتي على شكل مكرمة من وزارة الصحة والتعليم لارسالهم بدورات خارج القطر وليست سياقا مستمرا تسير عليه ادارات كليات الطب او ادارات المستشفيات يمكن المحافظة على المستوى العلمي لعموم الاطباء بالاشتراك مع المراكز المتقدمة في الغرب والحصول على حق الدخول لمكتباتهم وبحوثهم عن طريق الشبكة بدفع الرسوم المطلوبة سنويا من قبل وزارة الصحة واختصار ارسال

الابتعاث في حالات الضـرورة القصـوى لتعلم بعض المهارات الطبية العلمية مثل جراحة العظام وامراض الانف والاذن والحنجرة وطب العيون والجراحة التجميلية وجراحة طب الاطفال وامراض الدم والسرطان ونقل نخاع العظم. اما ارسال بعض الطلبة العراقيين لدراســة الطب في ايرلندا وتوجد في القطر عشــرون كلية طب فالمفروض هي ارســال الخريج العراقي للدراســة العليا كما فعلنا نحن ذلك دون ابتعاث ودون رواتب ودرســنا في انكلترا وامريكا وعدنا لخدمة العراق العزيز وتم مكافئتنا بعدم احتســاب ســنوات دراســتنا خدمة تقاعدية. ان هذا الاســلوب للحصـول على الاختصـاص الدقيق متبع في البلدان العربية الشـقيقة مثل الاردن وسـوريا ومصـر فخريجها لايجد صعوبة في الحصـول على محل دراسـة او تخصص في امريكا لاجتيازه الامتحانات المطلوبة من هذه البلدان لمعادلة شـهادته مباشـرة بعد التخرج بعد اعداده للتنافس مع طلبة امريكا لان المنهج المتبع في الدراســة لديهم مطابق للمنهج الامريكي او البريطاني وقد حقق بعض العراقيين معدلات 98 – 99% في امتحانـات المعـادلـة الامريكيـة. ان الولايـات المتحـدة لـديهـا ميزة واحدة وهي ان من يقبل التدريب والحصــول على الاختصــاص الدقيق يجب ان يعود الى بلده وليس له الحق في البقاء في امريكا. ان هذه الطريقة لاتكلف الدولة اموال طائلة والطبيب المتدرب يحصــل على راتبه اثناء التدريب ويعود بدرجة علمية وهذا مانجده في الاردن وسـوريا ومصـر لكن الطبيب العراقي لايسـتطيع ان ينجح بهذه الطريقة وذلك لانه ضـعيف في اللغة الانكليزية كما بعض المواد من المنهج لا تدرس بصـورة متقدمة مثل الاحصـاء وامراض الوراثة والطب النفسـي وطب التصـرف والاتصـال بالمريض والكلية الوحيدة في العراق التي كانت تدرس بعض من هذه المواد هي كلية طب النهرين وكانت الرائدة في ذلك ولذا لم يجد خريجهـا صــعوبـة في عبور الامتحـان الامريكي او الانكليزي وكثيرا من اطبـائهـا اختصاصيون يشار لهم بالبنان ولكن خارج العراق مع الاسف الشديد حيث هاجر معظمهم من الامور الاخرى لســوء المعـالجـة الطبيـة في طـب الاطفـال (وعموم الاختصـاصـات الطبية) كثرة عدد المراجعين فليس من المعقول ان الطبيب خلال فترة عمله من الساعة الثامنة صباحا للثانية عشر ظهرا ان يقوم بفحص ومعالجة

150 طفل مريض. ان هذه الفترة الطبية الصباحية هي فترة التسوق الطبي عند العائلة العراقية.

ان نمط الخدمات الطبية في القطر فريد من نوعه موجود في القطر العراقي فقط دون العالم وحتى في دول افريقيا. ان نظام الاحالة غير معمول به فالجميع يستطيع ان يراجع العيادة الخارجية في اي مستشفى تعليمي وفي دراسة قمنا بها مع الاستاذ الدكتور احمد الخفاجي ثبت لدينا ان الطبيب العراقي يصرف دقيقتين في فحص المريض وعلاجه وقد نشرت الدراسة في مجلة طب هيئة الامم المتحدة وقد علق عليها أحد الاساتذة في كلية طب بغداد قائلا اما أنتم حزبيين كبار او ان وزارة الصحة لاتقرأ ماينشر حول مؤسساتها والقسم الثاني هو الصحيح. تقوم منظمة الصحة العالمية تسوق اسلوبها الخاص في فحص المريض وذلك يتطلب منه صرف ثمانية دقائق من وقته لكل مريض وهذا محال عمله من العيادات الخارجية العراقية.

ان فحص 100 طفل يحتاج 600 دقيقة وهي حوالي 13 ساعة والدوام هو 4 ساعات ان المطلوب هو توزيع الخدمات الصحية الاولية على عموم مناطق بغداد واسنادها بالاطباء والادوية والمختبرات وجعل العيادات الخارجية في المستشفيات العامة للاستشارة المحولة لها من المراكز وهذا لايمكن تطبيقه لان جميع مناطق بغداد لاتحوي اراضي لبناء مراكز صحية عليها فقد وزعت جميعها ويمكن حل المشكلة بالتملك من بيوت المواطنين وتحويرها لجعلها مستوصفات خدمية وهذا غير موجود ولا تفكر به وزارة الصحة وسوف تستمر الخدمات الطبية على الواقع الحالي للمئة السنة القادمة. ان تركيز الاطباء الاختصاصيين في المستشفيات وخاصة التعليمية منها هي بطالة مقنعة ولاتحتاج لهذا العدد الضخم لخدمة 120 – 200 طفل راقد فيها وبالامكان الاستفادة من اطباء وزارة الصحة في مستشفيات اخرى لمضاعفة الاستفادة من اطباء الاختصاص في طب الاطفال وهم كثرة الان ولله الحمد.

ان احتساب الملاك الطبي محسوبا على عدد المرضى غير معمول به في العراق اسوة بما هو معروف في العالم فمن لديه واسطة يستطيع الانتقال لاي مستشفى يريد بالرغم من عدم وجود حاجة ماسة لخدماته وكما قلت هي خلق بطانة مقنعة الجميع راضٍ عنها وسعيد بها لانها غير متعبة للأكثرية من الاطباء.

من الامور الاخرى لسوء المعالجة الطبية لدى الاطفال هو تدخل العائلة العراقية في العلاج فهي التي تقرر للطبيب نوع العلاج التي تعتقد انه هو الاصلح لها فهي تطلب الابر دون المحاليل التي صنعت بالمطعمات والمحليات والتي تؤدي الشفاء وبنفس الوقت المطلوب فشراب البنادول يخفض حرارة الطفل دون الحاجة لزرق ابرة اسبيجيك وهي مخصصة للحيوانات مثل الحصن والابقار. ان الطبيب المعالج تم تدريبه وامتحانه في علم الادوية وطرق المعالجة ولايمكن للعائلة ان تحل محله لانها استعملت وصفة طبيب اخر لأحد ابنائها سابقا.

هنالك بعض الاعتقادات الخاطئة لدى العائلة العراقية فزرق الابر يظهر طفح الحصبة ولا ادري من اي مصدر جاء هذا الاعتقاد وكيف حصب اجدادنا ومن قام بزرق الابر قبل مائة عام وكيف ظهر الطفح لديهم في وقته ان طبيب الاطفال قد يصف غذاء للطفل تقوم الام بتحضيره من طعام البيت حفاظا على ميزانية العائلة ولكن العائلة تطلب شراء السيرلاك دون ان تعرف ان هذه المادة تحوي مواد حافظة قد تسبب حساسية للطفل اضافة الى عملية النقل والحفظ وهي مستوردة من الصين، بينما اكل البيت لايكلف العائلة اي مصروف اضافي وهو طازج وهو طعام المستقبل للطفل، من المشاكل الاخرى التي تضاف الى سوء المعالجة الطبية في طب الاطفال هي ان الثقافة الصحية لدى العائلة العراقية تكاد ان تكون معدومة الا عند قلة من المثقفين منهم. كما ان المكتبة العراقية خالية من الكتب التي تساعد وترفد العائلة بالمعلومات المطلوبة للعناية بالطفل في جميع سنين حياته. كما ان وزارة الصحة لاتقوم بتوزيع الدوريات او الاستفادة من برامج التلفزيون بصورة تؤدي الغرض ولاتخضع لاهواء مقدم البرامج. لقد صرفت مدة شهر كامل لتسجيل فلم عن الرضاعة واهميتها والتغذية ولكن مع

الاسف الشديد لم ترى النور وضاع الفلم في مكتبة اتحاد نساء العراق ولم اقم بالاحتفاظ بنسخة منه مع الاسف الشديد.

عند دراستي في الغرب في امريكا وانكلترا كانت العائلة تقوم بالمناقشة الطبية والعلمية فيما يخص العلاج وهي تعرف كل ما هو مطلوب من معلومات حول العلاج وطرق اعطاءه ومضاعفاته وطول فترة المعالجة. ان العائلة هنالك محظوظة لان الطب مكتوب بلغة الام وهي اللغة الانكليزية وكتاب دكتور سبوك يعتبر الانجيل لديها في مشاكل الاطفال وهي تستطيع ان ترجع للكتاب متى وجدت حاجة ماسة لديها للرجوع اليه. لقد تم ترجمة الكتاب للغة العربية ولكن لم اجد عائلة عراقية وأحدة لديها نسخة منه او قرأه أحد او سمع به أحد وكما ذكرت سابقا العائلة العراقية تعتمد 100% على طبيب الاطفال لحل مشاكل الطفل من الاسباب الاخرى لسوء الخدمات الصحية هي تجارة السوق فالعلاج لايخضع للطب العلمي للحالة بل لكسب المريض بالوصفة الطبية وكثرة التحاليل وسرعة الشفاء فالمعروف علميا ان 80% من امراض الاطفال تسببها التهابات فيروسية علاجها الوحيد خفض الحرارة والتغذية وانتظار ان ياخذ المريض فترته ليشفى دون علاج ولكن العائلة العراقية لاتعرف الصبر لذا يضطر بعض الاطباء ان يماشي طلباتها واعطاء الطفل 10 – 20 حقنة لزرقها حفاظا على بقائهم من معاميله بل ان البعض يغطي على نقص خبرته او عدم معرفته بالتشخيص باعطاء وصفة كبيرة دون الرجوع لاخذ اراء بعض الاختصاصيين في الموضوع وأخطر مايؤذي الطفل طبيب معتد بعمله وتشخيص أكثر ما يتحمل علمه. ان هذا النوع موجود عند البعض فقط ولكن الأكثرية هي التي تحاول التمسك بالشرف الطبي بالرغم من السباحة ضد التيار وهم الذين ندعو من الله ان يكثر امثالهم فهم عماد الممارسة الطبية وعليهم يقع المحافظة على مابقى من علم طبي قضى عليه الحصار وسوء التخطيط وضعاف النفوس.

واخيرا ان العائلة العراقية لاتستفيد من المراكز الطبية القريبة من دورهم وتفضل الذهاب للمستشفيات الرئيسة مباشرة حتى لو كان الطفل مصابا بالنشلة او

الاسهال وفي دراسة للاستاذ الدكتور احمد الخفاجي من كلية طب البصرة اثبت ان 20% فقط من اهالي قرية مهيجران تراجع المركز الطبي و80% تراجع المستشفى التعليمي.

ان المرور على تلك المشاكل هو وضعها اما الجميع من عائلة عراقية، لاطباء اختصاص، لوزارة صحة، لوزارة تربية ومسؤولي الدولة في التفكير من وضع الحلول المطلوبة لانقاذ حياة الالاف من الاطفال الذين يتوفون سنويا لاسباب بسيطة يمكن تجنبها ومعالجتها بصورة سلسلة وسهلة وغير مكلفة تحفظ للعائلة ثمرة جهودها وتزود البلد بالشباب الذي يحفظ حدودها ووجودها.

راودتني فكرة الكتابة في طب الاطفال لمدارس التمريض العراقية لطالباتها اللواتي يلتحقن بالتمريض بعد اكمال الصف السادس الابتدائي وهنا ينفرد العراق بين الدول العربية التي تستقبل الطالبات بعد التخرج من الثانوية وعند عرض الموضوع على وكيل وزارة الصحة في حينها قبل مايقرب من عشرين عاما رحب بالفكرة ولكنه طلب ان يقيّم الكتاب اثنان من وزارة الصحة حاملين شهادة دبلوم الاطفال لمؤلف يحمل شهادة البورد الامريكي في طب الاطفال وقد ندمت على رفضي لان مصلحة الطالبات فوق كل اعتبارات.

من هذا المنطق قمت بترجمة وتأليف هذا الكتاب لنفس الغرض وكذلك لخدمة ابناء العراق من العوائل العراقية عسى ان يساعدها بتفهم المواضيع المذكورة ولذا أطلقتُ على الكتاب عنوان معلومات عامة في طب الاطفال. وهو مترجم ومؤلف في نفس الوقت، ليستفيد منه طلبة الثانوية من الذكور والاناث لمعرفة التقدم الذي حدث في طب الاطفال والامراض المختلفة التي اكتشفت في حقل الوراثة الجينية والكيمياء الحيوية والمناعة وتشعب الاختصاصات فيها والتقدم المختبري الذي رافق هذه التطورات.

لقد واجهتُ صعوبة كبيرة في كتابة العناوين لانني لاعرف اسماءها باللغة وقد استفدت من قاموس كوكل الطبي الانكليزي العربي ولم أستطع تذكر تلك

الاسماء مما جعلني اقوم بترجمتها عدة مرات. ان الاسماء الطبية التي نستعملها في احصاءات وزارة الصحة لاتتعدى الاسهال الحاد والجفاف وذات الرئة والربو والامراض المعدية مثل الحصبة والحصبة الالمانية والنكاف اما بقية الامراض المزمنة والمناعية وكذلك اسماء الاعضاء البشرية فهي غير متداولة وقليلة الحدوث حيث ان معظم الحالات الداخلة لردهات الاطفال لاتتعدى في 90% منها الاسماء التي ذكرتها.

المشكلة الثانية هي كيف اقرر ان هذا المستوى هو المطلوب لابناء الشعب والدارسين وكيف لي الحد من المعلومات التي درستها لطلبة الطب في جميع المراحل الاولى والاختصاص وهي مشكلة يصعب التغلب عليها وقد يجد القاريء الكريم توسعا في بعض المواضيع مثل فقر الدم المنجلي لانه متفشي في المحافظات الجنوبية ومرض فقر الدم البحر الابيض المتوسط الذي يتفشى في المحافظات الشمالية ويمتد ايضا في جميع عموم العراق ويشكل معضلة في بعض المحافظات مثل محافظة بابل.

ان بعض الامراض مثل السكري توجب التوسع بسبب عدم وجود النشرات والمطبوعات التي تساعد المريض في تفهم المرض ومعرفة الادوية كما ان الاشارة ان الامراض الوراثية هو عدم وجود العيادات الملحقة بالمستشفيات لتقديمها لمن يحتاج ولذا يتكرر حدوث تلك الامراض في نفس العائلة فنجد ان 3 – 5 اولاد مصابين باعتلال عضلات الجسم موجودين للعناية بهم في نفس العائلة او تكرر حدوث العوق العقلي عند نفس العائلة.

ارجو ان يكون الكتاب حافزا للبعض من الزملاء الذين يملكون الخبرة الطويلة وكانوا زملاء لي طيلة حياتي الطبية ان يتوفر لهم الوقت للقيام بترك تلك الخبرات بين ابناء الشعب بعد ان أدّوا الكثير في خدمة طب الاطفال. لا اريد ان اذكر الاسماء خوفا من ان أنسى البعض ولكن الجميع يعرفهم وهم القدوة في طب الاطفال في القطر وفي عموم محافظاته راجيا ان اكون قد وفقت في ذلك وان يكون هذا الكتاب علما يُنتفع به يشفع لنا يوم لاينفع مالٌ ولابنون والله الموفق.

ماهو المرض ولماذا نمرض؟

المرض هو حالة غير طبيعية تؤثر في الجسم وتكون مصحوبة باعراض سريرية وعلامات طبية يمكن ان يكون سببها خلل داخلي مثل اضطراب المناعة او خارجي سببها الميكروبات والفايروسات مثل الامراض المعدية. اما تعريف المرض من قبل كافة الناس فهو اي حالة مصحوبة بالالم او شلل او تعطل عمل اعضاء الجسم او المشاكل الاجتماعية وهي تشمل الالتهابات والجروح والعوق والاضطرابات النفسية والعقلية والمتلازمات الطبية او تصرفات عدائية او غير سوية تؤدي للاضطراب الاجتماعي او الفشل في الاتصال او العمل او تؤدي الى الموت الذي تطلق عليه حدثت الوفاة لاسباب طبيعية.

يمكن تقسيم الامراض الى أربع مجاميع:

1-القسم الاول الأمراضية Pathogenic Diseases.
2-امراض النقص.
3-الامراض الوراثية.
4-الامراض الفسلجية.

ان الخالق سبحانه وتعالى ذكر في محكم كتابه الكريم:

بسم الله الرحمن الرحيم
(لَقَدْ خَلَقْنَا الْإِنْسَانَ فِي أحسن تَقْوِيم)
صدق الله العظيم.

ولو نظرنا للخلق لعرفنا ان الخالق أبدع في خلق الانسان فاعطاه الخلق القويم والمناعة وقوة التفكير والنطق والتحمل وقوة الجسم وحياة بالعائلة والتكاثر فنحن نجد ان هذا التقويم يتكون من عدة مكونات منها الخلقية والتركيبية والعضوية والفسلجية والمعنوية والبيئية والاجتماعية والاخلاقية والتعليمية والتعريفية

والتكلم والمناعية واعطاه القوة والبصيرة للسيطرة على ظروف حياته والعيش الرغيد.

ان اي خلل في تلك المكونات يؤدي الى ظهور الحالة المرضـــية فلو نظرنا للناحية التركيبية لوجدنا ان التشـــوهات الخلقية الولادية وخلل النمو الجســـمي زيادة او نقصان والتي تحدث للجنين في بطن امه قبل ان يولد او يصبح رضيعا وقد تمرض الام اثناء الحمل فتنقل له الامراض او انه تصيبه الامراض الوراثية مسببة الاسقاط والعوق الـذي يظهر بعـد الولادة نتيجـة عـدم تكـامـل النمو مؤديا الى الخداجـة او الموت اثناء الولادة.

ولو نظرنا للحالة النفســية نجد ان اي اضــطراب في فســلجية الجســم يؤدي الى حدوث المرض فمنها مشـاكل الجهاز الهضـمي من اسـهال وامسـاك وفشـل في الامتصاص تؤدي الى الامراض. ان الجسم لديه حالة فسلجية نطلق عليها المحيط الداخلي والذي يشــمله الدورة الدموية وكمية الســوائل في الجســم وتركيبها الكيميائي والذي يجعل الجســم يؤدي كافة وظائفه الفســلجية بصــورة طبيعية لذا فان اي اضـطراب في هذا المحيط الداخلي من نزف دموي وفقدان سـوائل واملاح الجســم والجفاف يؤدي الى فشـــل عمـل الكليتين والقلب والوعي او التوازن والموت. الاضــطراب العضــوي بســبب الامراض الناتجة عن نقص الفيتامينات والحديد والمغنيسـيوم والصـوديوم والكالسـيوم وهي تؤدي الى امراض فقر الدم واضـطراب عمل الاعصـاب مثل السـكري وعجز القلب والسـرطان او الاضـطرابات الهرمونية وامراض الغدد الصماء نقصا او زيادة.

اما الحالة المعنوية فقد تسـبب الامراض النفسـية وتسـبب اضـطراب العلاقات البشـــرية والاتصـــال والتأقلم والنجاح في الحياة العملية والانطوائية والاجرام والســـرقة او الانتحار امراض بعضـــها وراثية وبعضـــها اجتماعية. ان الفشـــل في الـدراســـة والتعلم والنجـاح فيهـا امراض معروفـة ومـدروســـة في المجتمعـات المتقدمة منها التوحد وضــعف التعلم ورهاب المدرســة والشــذوذ والعِدائية والاجرام الطفولي وهي مشخصة الاسباب ومعروفة الحدوث وهي تصيب مختلف

الاعمار. ان هذه الامراض التي ذكرناها ادت الى ظهور الاختصاصات الطبية التي تتعامل مع المرض كل حسب اختصاصه وهو مامعروف الان من تشعب وتعدد الاختصاصات العامة والدقيقة وقد تنوعت المداخلات العلاجية كما ان التصنيع الدوائي والمصول واللقاحات فروع اخرى موازية بالاهمية لتحقيق اعلى مستوى علاجي وتحقيق المستوى الطبي المتقدم في البلد والاعتماد على الاحصاء الطبي واستعمال الحاسوب في المستشفيات والعيادات الخاصة تشير الى المستوى العلاج للبلد والتخلف في الخدمات الطبية لايحتاج الى اجراء لاكتشافه فالفرد في المجتمع هو الذي يقيم الخدمات الطبية وتقييم مستواها وليست التحريات والندوات في التلفزيون هي التي تقيم الخدمات الصحية. كما ان هذه الخدمات الصحية أصبحت مصدر للرزق لبعض الاقطار وهو مايطلق عليه السياحة الطبية في بلدان مثل الاردن والهند وتايلاند وانكلترا وفرنسا وامريكا والكل سعيد بصرف امواله فيها بسبب تخلف الخدمات في بلاده.

المنــاعــة

المعروف ان المرض يصيب الانسان كبيره وصغيره متى ما تغلب الميكروب او الفيروس على مناعة الفرد. والمناعة هي سلاح الانسان للبقاء حيا في عالمه المملوء بالميكروبات والفيروسات والطفيلات والعوامل الطبيعية والبيئية.

لقد تم الكشف عن علم المناعة بجزء كبير منه وهو جهاز متكامل من ناحية العدة والعدد. لو أردنا تغطية الموضوع لاحتجنا الى كتاب منفرد لهذا العلم وسوف نتطرق لما يهمنا منه وهو مقاومة الميكروبات والاحياء الاخرى المعدية وكيفية القضاء عليها من قبل الجسم عند دخولها فيه دون النظر لطبيعتها.

المناعة نوعان نوعي وغير نوعي فالنوعي يقوم بعمله يتصنع مناعة نوعية لهذا المرض Pathogen اما غير نوعية تمنع وتخلص الجسم الكثير من الميكروبات دون النظر لطبيعتها.

المناعة هي المقاومة الطبيعية التي يولد الطفل مزود بها من قبل امه اثناء الحمل لمواجهة المحيط الذي سوف يخرج له من محيط معقم داخل الرحم ويقوم بعد الولادة بتصنيع مواده المناعية ذاتيا. قد يولد الطفل ولديه نقص فالمناعة الكاملة وهو مانطلق عليه نقص المناعة المركب وهي حالة تؤدي الى الموت إذا لم تتم معالجتها بنقل نخاع العظم للوليد الجديد وابقاءه حيا في محيط خالي من الميكروبات بعزله عزلا تاما لحين معالجته. وقد يولد لديه نقص في كمية المواد المناعية وهو يعالج باعطاءه جرعة شهرية من تلك المواد بعد ان يتم قياس قوته المناعية. البعض قد يولد وليس لكرياته البيض من قابلية ابتلاع الميكروبات والقضاء عليها مما يؤدي الى ان تتكرر اصابته بالالتهابات الخمجية وهي حالة تشخص مختبريا بفحص قابلية الكريات البيضاء لابتلاع الجراثيم.

ان جميع اعضاء الجسم لديها مقاومة موضعية اضافة الى المناعة العامة لعموم الجسم العين لها مواردها المناعية وكذلك الجلد والفم والانف والمهبل والامعاء الدقيقة والامعاء الغليظة وهي موجودة في الاغشية المخاطية كخلايا وكذلك من افرازات كيميائية وهو مانطلق عليه السايتوكاينيز Cytokines ان الخلايا البيضاء في الجسم مسؤولة عن مقاومة الالتهابات فخلايا البلع فيها تؤهل سطح تلك الكريات بمستقبلات تتحدد وتتفاعل مع سطح الميكروبات المهاجمة وهي تمنع بهذه الطريقة الميكروبات من عمل المستعمرات الميكروبية Colonization فتكاثر الميكروبات وانتقالها لبقية اعضاء الجسم. بعد القضاء على الميكروبات والموارد المسببة للالتهابات يكون الجسم مناعة مكتسبة طبيعيا فلذا لاتتكرر الاصابة بالمرض مرة اخرى مثل المصاب بالحصبة نادرا جدا ان يصاب بها مرة اخرى كما ان المراة المصابة بالحصبة تحصن جنينها ضد بعض الفيروسات من مناعتها الذاتية المكتسبة طبيعيا. اما المناعة المكتسبة مناعيا فهي تتطور بالجسم بادخال الميكروبات المقتولة او اجزاء منها بصورة متعمدة نطلق عليها عملية التلقيح او نقل المناعة تم أحداثها تم نقلها اليه ولكن هذه المناعة تعمل لأمد ووقت قصير فقط. ان تاريخ المناعة وعلم المناعة مثير للغاية فالشعوب

قبل التمدن كانت تعتقد ان الامراض مثل الطاعون والجدري والحصبة هي معاقبة الاله للشعب ثم تطورت نظرتها واعتبار الامراض نتيجة الهواء الرديء.

واول من اشار الى المناعة هو الطبيب العربي الرازي في كتابه حول الجدري والحصبة حيث اشار الى ان الشخص الذي لايموت بسببهما تحدث له مناعة ولايصاب بها مرة اخرى. ثم جاءت نظرية الجراثيم من قبل العالم باستور والعالم مشن كوف الذي اشار الى ظاهرة بلع الميكروبات من قبل الكريات البيضاء في عام 1882م.

لقد مارس الصينيون والافارقة وفي الامبراطورية العثمانية عملية التلقيح بوضع دقيق يابس مستحصل من جلد المصابين بالجدري كنوع من التلقيح ضد الجدري.

وفي عام 1796م قام الدكتور ادور جينز بتلقيح البشر بجدري البقر والذي لايسبب الوفاة او حدوث المرض وقد قبلت نظريته وتم قبول التلقيح العام في عام 1900م.

ان المناعة التي تعطى للجنين اثناء الحمل من قبل امه تبدأ من الشهر الثالث من الحمل او المواد المناعية تمر عبر المشيمة وتقتصر على نوع وأحد وهو كلوبين نوع 1gG كما انه تعطيه كلوبين المناعة نوع 1gA في حليب الثدي اثناء الرضاعة الطبيعية وهو مسؤول عن خلق مناعة موضعية في الاغشية المخاطية لامعاءه الدقيقة وهي التي تمنع الالتهابات حتى يقوم جهازه المناعي بتوليد تلك المواد بعد الولادة. لقد تم نقل المصول المناعية للاشخاص المرضى قبل اكتشاف المضادات الحيوية ولكنها كانت ذات تاثير قصير الامد كما ان مضاعفاتها الجانبية كانت كبيرة.

ان الجسم يحاول بما نطلق عليه المناعة الفعالة ان يمنع حدوث الامراض مستقبلا فالخلايا البيضاء نوع B ونوع T عند مقابلتها للاحياء الممرضة للجسم تطور ذاكرتها وخلال حياة الفرد تقوم هذه الخلايا بالتعرف على الممرض

Pathogen او القضاء عليه. ان اهم تطور حدث في علم المناعة هو ادخال التحصين المناعي ضد الامراض فالجيش البافاري اجبر جنوده عام 1807 على التلقيح ضد الجدري.

الوراثة والامراض الوراثية

لقد تقدم علم الوراثة البشرية وغير البشرية تقدم هائلا بمعرفة الجين البشري وفك اسراره وتركيبة ودخل في جميع فروع الطب البشري وأصبح من الممكن معرفة نسبة حدوث الامراض الوراثية مستقبلا لدى العائلة بل تعداه لمعرفة الاشخاص الذين لديهم قابلية لحدوث الامراض السرطانية لديهم في الثدي والجهاز الهضمي ومعرفة حدوث الامراض العصبية وامراض العضلات والشلل وأصبح اختصاصا كبيرا واخذ الجانب التجاري فيه مدى كبيرا لما يدر من اموال طائلة على الشركات ودخل في الزراعة والانتاج الحيواني ومايهمنا منه هو الجانب الطبي الذي يجب ان يكون معروفا للعائلة للاستفادة القصوى منه.

كان للعرب اهتمامهم الكبير بالوراثة وتَتَبُّع أصل الحصان العربي وكان معروفا فهو فخر العشيرة والقبيلة. كان الرسول محمد (صلى الله عليه وسلم) على علم بالوراثة ويقال ان اعرابي جاءه يشكو من أحد ابناءه ليس من صلبه ولايشبه اخوته فقال له (صلى الله عليه وسلم) هل لديك إبل؟ فقال الاعرابي نعم لدي 16 منها فقال له (صلى الله عليه وسلم) هل جميعها بنفس اللون؟ فاجاب الاعرابي قائلا كلا فقال له (صلى الله عليه وسلم) لعله عرق ضارب وهو ماتطلق عليه اليوم في علم الوراثة الطفرة الجينية. الوراثة مصدرها الفعل يرث ونحن نرث من والدينا ووالديهم مايتركون من عقارات واملاك ومزارع ونقود واراضي كذلك نحن نرث منهم صفاتنا الوراثية من شكل الجسم والوجه ولون وعلم وذكاء وتصرف وكذلك نرث الامراض الوراثية من الاب والام بصورة مركزة ولكن الاجداد قد يورثنا الاحفاد بعض الامراض الوراثية.

اليوم أصبح بامكان الزوج والزوجة قبل الزواج معرفة استعدادهم الوراثي ومدى احتمال اصابة اطفالهم في المستقبل بالامراض وهو مانطلق عليه الاستشارة الوراثية. لقد أصبح بالامكان تشخيص الام الحامل وكذلك الجنين بمتلازمة دارون والمعرفة ايضا بالطفل المغولي وأصبح بالامكان معرفة وتشخيص بعض امراض التآيض الوراثية وامراض النزف الدم وفقر الدم المنجلي وفقر دم البحر الابيض المتوسط قبل الاقدام على الزواج وتشخيص الجنين في الاسابيع 6 – 18 الاولى واسقاطه طبيا لكن ذلك محرم علينا دينا.

ان اهمية معرفة الامراض الوراثية من امراض التخلف العقلي والامراض النفسية والعقلية وامراض العضلات والاعصاب مهمة جدا وعلى اساس تلك المعرفة الطبية يتم اعطاء النصيحة الوراثية اعتمادا على معرفة طرق الوراثة وهل هي متنحية ام غالبة فمنها نستنبط نسبة الحدوث في الولادات القادمة ومن الطرائف التي تمكن ان العائلة المالكة البريطانية ولد لها طفل ذو ستة اصابع في يديه وبعد التحري الوراثي وجد ان مجهز الحليب للعائلة كان لديه ستة اصابع. والمعروف ايضا ان بنات الملكة فيكتوريا ملكة بريطانيا كن حاملات لجنين مرض النزف الوراثي المعروف بالهيوفيليا وقد اورثته الى احفادها من ملوك اوربا ومنها ابن الامبراطور الروسي والذي كان يقوم بعلاجه الراهب راس بوتين.

ان اهم الطرق الوراثية لانتقال الامراض الوراثية هي اضطرابات الجين الوحيد Single Gene Disorder والناتجة عن حدوث طفرة جينية في الجين وهو حالة معروفة في حوالي 4000 مرض والتي يمكن ان تمرر الى الاجيال القادمة عبر مانطلق عليه الطبع الجيني Genomic Imprinting ومن الممكن ان يؤثر ذلك على الطرق الوراثية بما نطلق عليه الجين الغالب الجسمي Autosomal Dominate وفي هذه الحالة نحتاج الى جين وأحد حدثت فيه طفرة جينية ليجعل حامله متاثرا بالمرض وعادة مايكون أحد الابوين مصابا بهذه الحالة وان نسبة التوريث سوف تكون مستقبلا بنسبة 50% في بعض الاحيان لايكون اختراق الجين كاملا بما يعني انه ليس كل حامل لذلك الجين يكون مريضا Reduce

ومن هذه النوعية من الامراض هي مرض هانتينت كن Pinetrance Huntington Disease ومرض الينوروفايبروماتوزز بنوعيه الاولى والثاني Neurofibromatosis و Type 1 and Type 2 اما الوراثة التي نطلق عليها الجين الجسمي المتنحي Autosoma Recessive فهي تحتاج لنسختين من الجين المتاثر ليجعل الشخص مريضا وعادة مايكون لهذا الطفل والدين اصحاء يحمل كل وأحد منهم جينا متاثر وهو مانطلق عليه حاملين للجين Carriers وتكون نسبة حدوث المرض لمثل هذين الوالدين عند اطفالها الجدد وهي 25% لكل حمل مستقبلي ومن امثلة هذه الامراض الوراثية هي مرض فقر الدم المنجلي وتحوصل القصبات الرئوية Cystic Fibrosis ومرض شلل العضلات الاضمحلالي Spinal Muscular Atrophy وكذلك مرض نيمان بك Nieman Pick Disease اما الطريقة الثالثة للوراثة فهي المتعلقة بكروموسوم الجنسي X الغالبة X-Linked dominant وهي عبارة عن طفرة جينية تحدث على الكروموسوم X وهي تقتصر على بعض الحالات منها مرض الكساح الفوسفاتي X-Linked Hypo Phosphatemic Rickets وهي تصيب الاناث والذكور من الاطفال ولكن أكثر وقعا لدى الذكور قسم منها يكون قاتلا للذكور اثناء الحمل وبعد الولادة مباشرة ومنها متلازمة رتز Retts Syndrome ومتلازمة اكاردي Acardi Syndromes هنالك بعض الشواذ لهذه القاعدة فنجد ان متلازمة كلاين فلتر Klinefileter Syndrome (47XXX) الوراثة تكون على جين الجنس X وبصورة غالبة ولكن المرض يظهر اعراضا تشابه تلك الموجودة لدى الاناث.

ان طريقة التوريث تختلف في الذكور والاناث فمثلاً نجد ان ابناء الاب الذي لديه جين غالب في كروموسوم الجنسي نجد انهم لايصابون بالمرض لانهم ياخذون كروموسوم Y من ابائهم بينما نجد ان الاناث يكون نسبة حدوث المرض لاطفالهم هي 50% لكل حمل مستقبلي كما نجد ان بعض المرضى منهم لايتكاثرون مثل حالة متلازمة رتز Retts Syndrome ان طريقة الوراثة المتنحية في انواع المرتبط بكروموسوم الجنسي X هي ايضا نتيجة طفرة جينية على كروموسوم الجنسي X وفيها نجد ان الذكور أكثر اصابة من الاناث كما ان المرض يختلف ايضا من طريقة

التوريث بين الجنسين فنجد ان الاناث يمكن ان يولن اولاد مصابين بنسبة 50% واناث حاملات لجين المرض بنسبة 50% ومن هذه الامراض هي مرض النزف الوراثي المعروف بالهيموفيليا نوع A ومرض اضطراب العضلات نوع دوجين Duchene Muscular Disorder ومتلازمة ليش نيهان Lesch-Nyhan Syndrom وعمى الالوان Colour Blinidness ان البعض من تلك الامراض المرتبطة بكروموسوم الجنسي X يمكن ان تظهر علامات مرضية نتيجة مانطلق عليه اعوجاج في عدم التحفيز Skewedx-Inactivation او انفرادية الكروموسوم Monsomy-X مثل متلازمة ترنر Turner Syndrom والتي نرمز لها XO عند الاناث واللواتي يحتجن مستقبلا للمعالجة الطبية عند تشخيصهن في العمر الطفولي.

اما الوراثة عن طريق كروموسوم X الذكوري نجد ان الابناء يرثون كروموسوم Y من ابائهم لذا فاطفالهم في المستقبل سوف يتاثرون بذلك وبناتهم لايتاثرن لانهن ياخذن كروموسوم X من ابائهم ومن امثال هذا النوع المرضي الوراثي هو العقم لدى بعض الذكور.

واخيرا ان طريقة التوريث هو مانطلق عليه التوريث المتقدري Mitochow Drial ويعزى ذلك الى الجينات الموجودة في مادة المايتوكندريا بجزء DNA منه حيث نجد ان البويضة نجد ان مايتوكوندريا تشارك في تطور الجين ومنها يكون التوريث من الامهات فقط لابنائهم ومن امثال هذا التوريث هو مرض ليبر الذي يصيب العيون Leber's Hereditory Optic Neuropathy، ان بعض الامراض الوراثية قد تكون مركبة او متعددة العوامل وهي مترابطة ونتيجة عدة جينات مع ارتباط في نمط الحياة والظروف الحياتية الاخرى ومن امثلة تلك الامراض امراض القلب والسكري وعادة ماتجتمع تلك الامراض لدى بعض العوائل دون الجزم بوجود توريث واضح ومحدد المعالم وهذا مايجعل الامر صعبا في تقدير مدى امكانية التوريث لتلك الامراض للاجيال القادمة وصعوبة دراستها وصعوبة معالجتها لان أكبر مسبباتها غير مكتشفة لحد الان. ان بعض الامراض يتكرر حدوثها في بعض العوائل والتي لاتخضع لموازين الوراثية حسب قوانين مندل لايعني ذلك ان

الجينات سوف لن تكتشف وتدرس مستقبلا وحيث ان العامل البيئي المحيط في هذا النوع من الامراض تاثير كبير ايضا وأحسـن مثال لذلك هو ارتفاع ضغط الدم والربو وامراض المناعة والسـرطان وامراض القلب والسـكري والتهابات الامعاء والتقرحي والتخلف العقلي والسمنة والعقم واضـطراب الشـخصية والعقم. ان كثيرا من الامراض الوراثية لايوجد علاج نوعي لها لذا فان العلاج بالجينات يمكن ان يشـكل أحد الطرق العلاجية مستقبلا والذي تجري معادلات لتطبيقها وخاصـة امراض العيون او بعض الامراض المسـماة بامراض الخزن Strorage Diseases مثل مرض كوشـر Gaucher Disease حيث يعالج باعطاء الانزيمات او تبديل نخاع العظم.

من المؤسف ان الوراثة وعلم الوراثة الطبية متاخر جدا في عراقنا العزيز ويكاد أكثر الانتشارات الوراثية تعتمد على العملومات العلمية لدى الاختصاصيين دون وجود مختبرات او اقسـام تسـاعدهم في تشـخيص الامراض الوراثية ولذا يتكرر حدوث تلك الامراض في العائلة العراقية التي هي اساسا لامعلومات لديها ولاتعرف شيئا اسمه الاستشارة الوراثية كان الله في مسـاعدة وعون تلك العوائل المنكوبة بتلك الامراض الوراثية وعسى ان يتحسن الوضع.

دور العائلة العراقية في تشخيص مرض اطفالها

من خبرتي العملية في ممارسة طب الاطفال وعلاجهم في العراق لمدة تزيد عن أربعين عاما تولد لدي احساس بان العائلة العراقية تعتقد ان طبيب الاطفال الجيد هو الذي يصل لتشخيص مرض الطفل دون مساعدتها بل ان البعض يجعلني اشعر بانه يضعني في خانة الامتحان ليعرفق مدى قابليتي العلمية والبعض الاخر ياتي وهو ناقم على الطب والاطباء ويبدي روحا عدائية لانه قد عانى من مرض طفله من مرض مزمن طالت مدة تشخيصه وقد صرف مئات الالوف من الدنانير وهو محق بذلك ولكن لاذنب لي في ذلك ولذا اجد ان كتابة هذه النبذة لابين دور العائلة واهميته في الوصول الى تشخيص مرض الطفل ولابين ايضا ان الطبيب لايتسطيع ان يعلم الغيب وهو ليست ضاربة ودع ولكنه شخص تم تاهيله بالدراسة الطبية والاقامة والدراسة العليا للحصول على مؤهل يسمح له بالعمل الطبي وممارسة طب الاطفال.

يقوم بعملية التشخيص وهو ايضا بشر معرض للخطا والذي يزيد في كثرة المراجعين له والذين يتزاحمون على عيادته وهو لم يرسل لهم طلبا او توسلا للمجيء لعيادته ومراجعته بل يتم ذلك باختيارهم الشخصي لهذا الطبيب ولادخل له البتة في الموضوع.

لتبيان اهمية مشاركة العائلة العراقية ومسؤوليتها في مساعدة الطبيب لتشخيص مرض طفلهم يجب علينا اولا شرح طريقة التشخيص المرضي الذي يمارسها الطبيب في كل حالة على انفراد.

ان اول العملية يبدا بالتحيات والسلام والتعارف لازالة الكلفة وخوف الطفل من الطبيب ثم يبدا الطبيب بالاسئلة التي نطلق عليها تاريخ المرض وهو اهم شيء في التشخيص والذي يوصل الطبيب لذلك التشخيص فإذا كانت البداية خطا امتد ذلك للتشخيص ايضا. الطبيب يعمل بطريقة الحاسوب فهو يسال العائلة عن الشكاية المرضية وتاريخ حدوثها وتكررها والعلامات التي ظهرت على الطفل من

اول المرض ومايخص الطفل من حمى وقيء وامتناع عن الاكل والنحاسة وقلة الحركة والذهول وفقدان الوعي يدخلها جميعا في دماغه ويحاول ان يربطها بالفحص الطبي بشكل لديه مجموعة من الامراض وهو مانطلق عليه التشخيص التفريقي ويبدا بعد ذلك بتفقد تلك الامراض وعزل مالم يجده يتماشى مع حالة الطفل ليصل الى التشخيص الابتدائي لم يفرز ذلك بالفحص الطبي والفحوص المختبرية ليعطي العائلة التشخيص ومن حق العائلة للسؤال لماذا يعتقد بان طفلهم مصاب بهذا المرض.

ان الخوف في هذه العملية هو التضخيم من قبل العائلة لشكاية الطفل والتركيز عليها دون معرفة بان ذلك يدخل الطبيب في متاهات لاتوصله للتشخيص اما السبب الثاني فهو قلة الملاحظة لدى العائلة عن نوع الشكاية.

الطفل يبكي وهل يبكي بصورة مستمرة او متقطعة وما هي فترة البكاء ومتى حدث ذلك وهل توقف البكاء. ان الطفل يبكي بصورة مستمرة قد يكون لديه التهاب السحايا الحاد والطفل يبكي بصورة متقعطة لان لديه تداخل في الامعاء وتوقف البكاء لان الامعاء قد تلفت. هذه الامور لاتعتقد العائلة انها مهمة للطبيب فهو يعلم الغيب.

في أحد الايام دخل في العيادة شخص وقور ومتعلم ومثقف مع ابنته وامها وعرض عليّ حالتها الطبية وعند اخذ التاريخ الطبي ظهر انها تعاني من الام في المفاصل لمدة شهرين وقد تم معالجتها مع امها في مدينة الطب وبقيت فيها ثلاث اسابيع تم اجراء الفحوص الطبية لها.

المعروف ان التهاب المفاصل بسبب الم المفاصل ولكن سرطان الدم لدى الاطفال ايضا قد تكون بدايته على شكل الم في المفاصل، بعد الفحص ومراجعة تقارير الفحوص الطبية تبين ان نتائج فحص خزعة العظم تظهر وجود 15% من الخلايا غير الطبيعية وهي كافية لتشخيص سرطان الدم، السبب ان الطبيب

المعالج هو اخصائي في معالجة المفاصل وهو ليس طبيب اطفال وقد توفت الطفلة بعد عام من العلاج لان حالتها كانت متقدمة.

ان العائلة العراقية تضع ثقافتها العمياء في الطبيب وهي حالة جيدة وسيئة ايضا. جيدة تجعل الطبيب يتحمل المسؤولية الاخلاقية في معالجة الطفل وسيئة بان حالة الطفل قد تستوجب اخذ مشورة طبية اخرى. إذا لم تحصل استجابة للعلاج الطبي من الطبيب الاول. كما ان مايؤسف له ايضا ان بعض الاطباء لايقوم باخذ الاستشارة حرصا على عدم فقدانه زبون لديه وهو يتحمل المسؤولية في هذه الحالة وخاصة إذا كانت الحالة خارج اختصاصه ولاخبرة لديه في تلك الامراض.

اثناء زيارتي لقرية في ابي غريب اشتكى أحدهم ان طفله يعاني من كسر في يده وانه لايستجيب للعلاج بالرغم من كون الطبيب المعالج اختصاصي كسور وعند سؤال العائلة هل هنالك علامات اخرى لدى الطفل فكانت الاجابة بالايجاب نعم هنالك ورم فوق عينه اليمنى ولكوني طبيب اطفال قمت باحالة الطفل لاختصاصية السرطان في مستشفى الطفل حيث ظهر ان لديه ورم سرطاني في الغدة الكظرية وقد كان السبب في الكسر من الاساس وهو مالم يفكر به الطبيب الاول.

ان العائلة العراقية معذورة علميا فهي لاتعرف ان الاعراض عند الطفل قد يكون سببها أكثر من احتمال مرضي وأحد بينما الطبيب يفكر بأكثر من مرض وأحد تظهر فيه هذه الاعراض وقد يحتاج الى فحوص طبية واشعة وسونار وفحص الرنين وبالرغم من هذا قد لايصل الى التشخيص وقد حدث ذلك اثناء دراستنا بالخارج حيث تم التشخيص بعد اجراء التشريح الطبي للمتوفى.

سوف نكثر من الامثلة العملية لنبين للقاريء الكريم صعوبة التشخيص ودور العائلة في ذلك. كطفل عمره سنة يصل الى العيادة الخارجية شعبة الطواريء ولديه ارتفاع حراري واختلاجات عصبية (شمرة) الطبيب يفكر باسوأ الامور وهو التهاب السحايا الحاد ويقوم بالفحص بالتفتيش عن العلامات السريرية المصاحبة لهذه الحالة وقد تكون مجرد اختلاجات حرارية تحدث في بعض اطفال

العوائل إذا كان الطفل لديه اخ في العائلة لديه المرض وقد يفكر الطبيب بالتهاب المجاري البولية او ذات الرئة او التسمم الجرثومي في الدم. ان تاريخ المرض الذي تعطيه العائلة يسهل على الطبيب التشخيص ويجنب الطفل اجراء بعض الفحوص الخطرة مثل سحب السائل الدماغي من ظهر الطفل وهي عملية ليست قاتلة ولكن نحاول تجنبها الا في الحالات الضرورية لاثبات المرض.

لايوجد طبيب مهما بلغت خبرته دون ان يخطأ، اتذكر كثيرا من الامور التي مرت علي في حياتي العملية منها طفل اسمه صباح في الشهر التاسع من العمر تم تشخيصه على انه مصاب بالتهاب الامعاء وقد قمت بكتابة العلاج وعندما رفعه والده من طاولة الفحص تبدلت سحنة الطفل وظهر عليه الالم فطلبت من والده ان يضعه على الطاولة مرة اخرى وبعد ان نام وهدأ قليلا اظهر فحصه وجود ورم في امعائه نتيجة التواء الامعاء الذي هو أحد مضاعفات الاسهال الحاد. فاخبرت الاب ان الطفل يحتاج الى مداخلة جراحية مستعجلة فقبل ذلك وشكرني في اليوم الثاني كان صباحا بصورة طبيعية وحمدت الله على تمكيني من اكتشاف مرضه وافرحني ذلك كثيرا بينما مرت على طفلة عمرها ثلاثة أشهر فحصها اخصائي قديم مشهود له بالعلمية والخبرة وكان تشخيصنا نزف من المقعد وفي الليل ولحسن حظ الطفلة قام عمها وهو طبيب اخصائي بالجراحة ولكونه موجود في الدار بفحصها فشك في وجود التواء الامعاء الحاد وأجرى لها عملية فتح البطن وأنقذ الطفلة من موت محقق.

بعد سماعي للخبر قمت بمراجعة نفسي لماذا لم نفكر بانسداد الأمعاء؟ التفسير الوحيد هو ان عمر الطفل لم يكن من الاعمار المعروفة بحدوث الانسداد في الامعاء وثانيا النزف الشديد يحدث في اي عمر من تشوه خلقي في الامعاء نطلق عليه تجويف ميكل وهو مامعروف ب رقم 2 مكرر ثلاث مرات أي: طول التشوه هو 2 انج ويبعد عن القولون 2 قدم ويحدث في 2% من حالات انسداد الامعاء وهو صعب التشخيص لانه يتم باستعمال مادة مشعة عندما تعطي للطفل تتركز في هذا التجويف وهو فحص غير موجود في القطر وخطئي الوحيد هو كان يجب

علي اخذ صورة شعاعية للطفلة وهي بحالة وقوف فربما ساعدتني في تشخيص انسداد الامعاء في بدايته ولكن جل من لا يخطأ. ان المشكلة في العائلة العراقية هي قليلة الملاحظة وقليلة التركيز في تذكر الاعراض المرضية للطفل والتي يعتمد الطبيب عليها في التشخيص ويحدث ذلك إذا كان عدد الاطفال كبير في العائلة والام مشغولة ومتعبة بالعناية بهم وقد تزاد المشكلة تعقيدا إذا كان الطفل دون عمر ثلاث سنوات فهو لايمكن ان يساعد في التشخيص حيث ان الصداع لديه الم في البطن والم البطن قد يكون صداعا لانه لايستطيع ان يعرف معنى المكان الذي حدث فيه الالم ان العائلة تستطيع ان تعرف إذا كان الطبيب قد توصل للتشخيص اما بمعرفة الوقت الذي صرفه في الزيارة وهي لها امثال فريدة في ذلك مثل سلك الفحص سلك اي سلق الفحص كسلق البيض فماذا تتوقع من طبيب يرى في عيادته حوالي 60 – 70 مريض في دوامه المسائي لمدة 3 – 4 ساعات فهو يعوض ذلك بوصفة دسمة من الادوية.

ان بعض المراجعين للعيادة يظهر العكس من ذلك فهو يتذمر عندما يبقى الطبيب لوقت طويل مع أحد المرضى وهو مستعجل لان لايعقل ان الطبيب يصرف هذا الوقت الطويل مع مريض وهو ما تعودت عليه في مراجعاتها للعيادة الخارجية في المستشفيات ففيها يعطي الطبيب الدواء خلال دقائق، قد تستغرب العائلة العراقية من ان يفتح الطبيب الاختصاصي كتابه الطبي والقراءة فيه اثناء وجوده معه في العيادة دون ان تعرف ان ذلك هو لمصلحة الطفل والطبيب شك في تشخيص نادر واراد التاكد من ان ماوجد في حالة الطفل ينطبق على ماهو مكتوب عن المرض فهو ليس معصوم من النسيان اولا يسمح له بمراجعة معلوماته الطبية اثناء وجود المريض البعض يفرح بذلك والبعض يعتبره انتقاصا من شخصية الطبيب وعلمه.

ان مرض الطفل يشل الارادة العقلية للعائلة فهي لاتستطيع ان تساعده ولاتستطيع ايقاف معاناته وتصبح ذاكرتها صفرا وتتحول الى اليأس والقنوط فكيف تلام العائلة انا لااضع لوما على العائلة ولكن اريد ان اجلب اهتمامها انها

هي التي تملك مساعدة الطبيب في الوصول الى التشخيص بمحاولتها تذكر شكاية الطفل ونوعها ووقت حدوثها والعلامات التي ظهرت والتبدل الذي حصل للطفل فهي العلامات التي يستعملها الطبيب للوصول للتشخيص.

كيف تختار العائلة العراقية طبيب الاطفال

ان مرض الطفل يشكل معضلة كبيرة لعائلته فهو لايستطيع ان يفصح عن الامه ولايستطيع ان يصف معاناته ولكنه يشعر الجميع بذلك الالم بالبكاء والامتناع عن الرضاعة والاكل والشرب ومما يزيد الامر تعقيدا ان اختيار العائلة للطبيب قد لايكون موفقا ولذا وجب معرفة الطرق التي تلجأ اليها العائلة العراقية في اختيار طبيب الاطفال لعرض اطفالها عليه.

قد يكون السبب الاول في اختيار الطبيب هو خبرة العائلة المسبقة لمعرفة الطبيب من معالجته لأحد ابنائها في المستشفى او في عيادته الخاصة وهي ترتاح لذلك الطبيب لانه خدوم ومتواضع وغير متكبر وغير متعجرف عطوفا غير مادي ذو مستوى علمي عالي معروف او اخصائي مشهور قد يكون الاختيار نتيجة نصيحة من صديق للعائلة او أحد الاقارب في تسمية الطبيب الذي سبق وان عالج أحد اطفالهم اضافة الى الشروط السابقة المتوفرة في شخصه. قد يكون اختيارها نتيجة لتوقعها وشكلها بنوع المرض الذي يعاني منه الطفل فهنالك اختصاصي لكل جزء من الاجزاء البشرية لذا نذهب للطبيب ولأحد يلومها على هذا الاختيار ولكن الامانة العلمية والمسؤولية الاخلاقية توجب على الطبيب انه يعتذر عن القيام بمعالجة الطفل ويحيل الطفل الى طبيب اخر مؤهل بالاختصاص لمعالجة هذه الامراض قد يكون المرض كسر في العظم ولكنه نتيجة انتشار سرطاني. قد تعذر العائلة احالة أحد اطفالها الى طبيب اخر وقد تشك انه متعامل مع هذا الطبيب وان بعض الظن اثم.

قد تختار العائلة الطبيب بعد قراءة لوحة الاعلان المعلقة في واجهة العيادة ولكما كبرت وكثرت الاحرف والشـهادات والزيارات والاقامة والتدريب والعمل في مستشفيات الغربة قد عثرت على الكنز وهي لاتستطيع ان تعرف ان هذا الطبيب بالرغم من كثرة شـهاداته الطبية غير مؤهل وليس صاحب اختصاص في مرض طفلهم ومع الاسف الشديد يقوم الطبيب بالمعالجة الطبية التي لاتؤدي الى نتيجة لتجعل العائلة تبدأ من جديد بما نطلق عليه التسـوق الطبي الذي يكون نتيجة صحة الطفل وميزانية العائلة التي صرفت تلك الاموال المخصصة لمعيشتها او قد تقوم بالاقتراض لتسديد النفقات الغير محسوبة والغير متوقعة.

ان هذه العائلة سوف تصبح عدائية عندما تزور الطبيب الذي يعرف مرض الطفل فهي تحمله الخسارة المادية السابقة والاموال التي صرفتها اثناء التسوق الطبي. وقد واجهت في حياتي كثير من هذه النماذج من المراجعين ولكن كنت اتفهم وأقدر وضـعهم. البعض من امراض اطفالهم امراض مزمنة البعض يحتاج الى فحوص غير موجودة في القطر وعليها يعتمد التشـخيص ولكن العائلة لاتعرف ذلك. وبالتفهم والمسـاعدة والشـرح تصـل العائلة الى حالة القبول بالامر الواقع ولايسعني هنا الا ان اشكر الاستاذ الدكتور محمد الخطيب اختصاصي الوراثة في كلية الطب عمان في مسـاعدتي بالوصـول الى تشـخيص ببعض الامراض الوراثية دون ان تتحمل العائلة كلفة الفحوص جزاه الله خيرا.

قد تختار العائلة العيادة وليس الطبيب وهو مانطلق عليه المزار فان مكان العيادة وكثرة المرضى تقنع بعض العوائل وخاصة الغير متعلمة والتي تشكل مادة دشمة لمثل هؤلاء الاطباء مع الاسف الشديد فيقع المحذور ويصاب الطفل بمضاعفات ماكان يجب ان تحدث له من الاساس.

العائلة لاتعرف ان مجرد التهاب اللوزتين قد يؤدي الى مرض روماتزم يصـيب القلب نتيجة عدم اخذ العلاج لمدة عشـرة ايام حيث اختفت الحرارة وتحسـنت حالة الطفل لنفاجيء باصـابته بالتهاب الكلى الحاد او روماتزم القلب. ان نصـيحة بسـيطة لهؤلاء المرضى وهو تناول المضادات الحيوية قبل قلع سـن او عمل

حشـوة سـن تجنبهم مرض التهاب القلب او الشـغاف الميكروبي والذي يصـيب هؤلاء المرضى لان الطبيب المعالج لم يشرح لهم ذلك.

قد يصـاب الطفل بتكسـر الكريات الحمراء او المضـاعفات الاخرى نتيجة تناوله بعض الادوية المحظورة لتحسسـه منها او لوجود نقص انزيم في كرياته الحمر. قد تختار العائلة الطبيب بعد اجراء الخيرة من قبل العائلة واتذكر انني ارسـلت طفل لاختصاصـي الانف والاذن لوجود جسـم غريب في القصـبة الهوائية ولكن العائلة اختارت طبيب اخر حسـب الخيرة ولكنه ظهر انه مسـافر وعندما عادت للاول كان قد اغلق العيادة وذهب الى داره. فادخلت الطفل المسـتشـفى خوفا عليه من تصرف العائلة وتم اخراج الجسم الغريب من قبل الاختصاصي الذي كانت الخيرة في غير صالحه لمعالجة الطفل.

قد يكون اختيار العائلة الطبيب للطفل نتيجة مشاهدة الطبيب في برنامج تلفزيوني أحد الوسـائل الدعائية لبعض الاطباء وهذا لايقتصـر على العراقيين فقط ولكنه اسلوب متبع في كثير من بلدان العالم وقد ادى ذلك الى نتيجة عكسية من القرب لان الفرد فيها توقع أكثر مما وصـل الطب له من تقدم وقد ادى ذلك ايضـا الى تجمع عدد كبير من كبار السـن والذي تتحمل خزينة الدولة الكثير وأصـبح بعض العوائل لاتؤمن بالموت فالطب يصـنع المعجزات والمطلوب اطالة حياة المريض حتى ولو كـان عبئـا على نفسـه وعـائلتـه فـالقسـم الكبير يعيش وهؤلاء يعرف لاعائلته. انا لا ادعو الى التخلص من هؤلاء ولكن اذكر ذلك لتعرف العائلة ان حدود المعالجة الطبية والتقدم الطبي قد وصـل حده في بعض الامراض والموت حق إذا جاء اجل المريض.

الحرارة الطبيعية للجسم وطرق قياسها

ان حرارة الجسم هي معيار للفعالية التآيضية (الفعاليات الفسلجية Metabolism) وهي نتيجة حرق الاغذية التي يمتصها الجسم ويقوم بواستطتها بالفعاليات اليومية من حركة ونمو كذلك فعاليات الجسم الحيوية مثل الدورة الدموية والتنفس وبقية فعاليات الجسم ولذا تنخفض حرارة الجسم عند الوفاة لعدم وجود التايض. ان الجسم مزود بجهاز للسيطرة على الحرارة بتوليدها او خفضها بواسطة التعرق وزيادة التنفس وزيادتها بواسطة الرعشة التي تنتج عن تقلص العضلات بصورة لاارادية فيقوم الجسم بالمحافظة على الحرارة بمعدلها الطبيعي.

ان جهاز السيطرة على الحرارة غير كامل النمو لدى الوليد الجديد والخديج كما ان سطح الجسم مهم من ناحية فقدان الحرارة وبما ان سطح الجسم لدى الوليد الجديد هي أكبر مما هي لدى الكبار لذا يتاثر الوليد بسرعة كما ان التايض لديه أكثر من الكبار فهو يولد حرارة كثيرة وليست مرتفعة أكثر من الكبار لذا وجب المحافظة على الوليد الجديد والخديج لانه لايستطيع ان يتحمل درجة حرارة المحيط ولذا تم استعمال الحواضن الكهربائية في المستشفيات لتزوده بالحرارة والرطوبة الطبيعية اضافة الى امكانية معالجة اليرقان بواسطتها كما سوف يرد ذكره في الكتاب.

تقاس الحرارة بدرجات معروفة وهي النظام المئوي السنت كريد ونظام الفهرنهايت والمحارير تعمل بأحد هذين النظامين. ان الحرارة الطبيعية لدى الطفل والمقاسة عن طريق الفم هي 37 درجة مئوية (C) وهي (96.8) درجة بقياس فهرنهايت. ونطلق كلمة حمى على درجة الحرارة إذا بلغت 38 مئوية او 100.4 فهرنهايت مقاسة عن طريق الشرج.

ان الجسم يتفاعل لدخول اي شيء غريب فيه فدخول الميكروبات والفيروسات تؤدي الى تفاعل الجسم وارتفاع حرارته وهو عمل دفاعي حيث قد لاترتفع الحرارة لدى الخدج لعدم نضوج جهاز المناعة لديهم. قد ترتفع درجة حرارة الجسم اثناء فترة الطمث او وقت افراز البويضة من المبيض وهو طريقة لمعرفة الحمل عند النساء بتسجيل وقت ارتفاع الحرارة واستغلالها للحمل ايضا. كما ان حرارة الجسم قد ترتفع نتيجة بعض الادوية في حالات التسمم الدوائي وكذلك اثناء الجلطة القلبية والدماغية او ضربة الشمس او زيادة هرمون الدرقية وبعض انواع السرطانات مثل سرطان الدم والكبد والرئتين. ان انخفاض درجة حرارة الجسم هي ايضا حالة خطرة ومهددة للحياة فقد يحدث ذلك نتيجة التعرض لجو شديد البرودة او في بعض الحالات المرضية مثل السكري او انخفاض افراز هرمون الدرقية او نتيجة بعض الالتهابات خاصة لدى الخدج والاطفال حديثي الولادة او لدى بعض الكبار من ضعيفي البنية او بسبب حدوث تسمم جرثومي لديهم.

تقاس درجة حرارة الجسم من عدة مواضع منه هي الفم، الشرج، تحت الابط، الاذن او على الجبين بواسطة شريط. ان ارتفاع درجة حرارة الجسم يشكل خطرا على الحياة وان اول اعراض فشل الجسم من تثبت حرارته هي الصداع وإذا استمرت الحرارة بالارتفاع يظهر الارتباك والهذيان وفقدان الوعي ويكون ملمس الجلد حارا احر اللون وجاف ان قياس درجة حرارة الجسم عند الاطفال مطلوبة طبيا لمعرفة الارتفاع الغير طبيعي او الانخفاض الغير طبيعي الذي يحتاج الى محرار خاص يقيس دون درجة 35 مئوية.

ان شركات الادوية تفننت بصنع المحارير لقياس درجة حرارة الجسم فهنالك المحارير الالكترونية وحرارة الاذن والمحارير الزئبقية والتي لاتستعمل هذه الايام بسبب قابليتها للكسر وهنالك محارير على شكل ملهاة مهدئة للطفل، ان قياس الحرارة يتم عن طريق الفم حيث يستطيع الطفل التنفس عن طريق الانف ويجب التاكد بابقائها في الفم الوقت الكافي ثم غسلها بالصابون والماء بعد استعماله. ان اضمن طريقة لقياس حرارة الجسم عند الاطفال هي طريق الشرج للحصول على

درجة حرارة مضبوطة. يجب ترطيب المحرار بمادة الفازلين ووضع الطفل على بطنه بمكان هاديء او على جانبه بحيث يستطيع الطفل البقاء هاديء دون ازعاج طيلة فترة اخذ الحرارة.

يجب فصل عضلات الطفلة وادخال المحرار لمسافة 2.5 سم داخل الشرج. ان بعض المحارير تصدر اصوات بعد انتهاء الفترة المطلوبة ثم يزال المحرار ويقرا ثم يغسل بالماء والصابون والتاكد من عدم استعمال هذا المحرار لقياس حرارة الطفل عن طريق الفم مستقبلا. ان تسجيل درجة حرارة 39.9 مئوية او 103.9 فهرنهايت تعتبر ارتفاع حراري إذا كانت مقاسة عن طريق الفم او الاذن او عن طريق الشرج وتعتبر حرارة عالية إذا تعدت 40.0 او 104.0 فهرنهايت.

اما الحرارة المقاسة عن طريق الابط فانها تعتبر مرتفعة عندما تكون القراءة 39.5 مئوية او 103.0 فهرنهايت وان اي حرارة شرجية دون 36.1 مئوية او 97 فهرنهايت تعتبر منخفضة.

ان اسباب اخطاء قراءة الحرارة متأتية من الاسباب التالية: عدم غلق الفم على المحرار او عدم ابقاء المحرار للمدة المطلوبة او عدم تتبع تعليمات الشركة المصنعة للمحرار او اخذ الحرارة بعد تناول مشروب حار او بعد اجراء التمارين الرياضية.

ان قياس درجة الحرارة لايكفي وحده لان يعطي فكرة عن حالة الطفل لذا وجب قياس النبض وضربات القلب ومعدل التنفس وضغط الدم وهو مانطلق عليه العلامات الحيوية الاساسية.

ان عملية تخفيض الحرارة تتم بتخفيف الملابس او نزعها واعطاء الطفل السوائل وتبريده بالماء الفاتر وليس شديد البرودة لان ذلك يسبب تقلص الاوعية الدموية في الجلد ويمنع تسرب الحرارة كما ان الماء البارد والثلج قد يولد لديه رجفة تزيد من حرارته. يمكن استعمال مادة الكحول (الاسبرتو) لتقليل الحرارة بوضعها على الجلد وهي تخفض الحرارة عند تبخرها.

يجب عرض الطفل على الطبيب إذا كانت حرارته عالية لان سببها قد يكون التهابا " شديدا " في الدماغ او تسمم دم جرثومي وخاصة عند الاطفال دون السنة من العمر.

هنالك بعض المعتقدات الشعبية الخاطئة لدى عامة الناس فيما يخص الحرارة وسببها فمثلا ان التعرض للشمس قد يسبب مرض التيفوئيد والسبب انهما يشتركان في الاعراض مع ضربة الشمس فالمعروف علمياً ان سبب مرض التيفوئيد هو نتيجة التعرض لميكروب السالمونيلا والموجود في اللبن او البيض الغير كامل السلق او تناول غذاء من يد طباخ حامل للميكروب وقد سبب تلوث اللبن بالميكروب عن طريق يديه ولعدم غسلها بعد خروجه من المرحاض.

الادوية وطرق اعطائها للطفل

قال الرسـول محمد (ص) تطببوا فان الله خلق لكل داء دواء. المشـكلة الرئيسـية في اعطاء الادوية للاطفال ان لكل عمر جرعة دوائية تحسـب على العمر والوزن فالوليد يختلف عن طفل عمره (3) سـنوات او (13) سـنة. فلكل عمر من هذه الاعمار جرعة دوائية خاصة به فإذا زادت الكمية ذهبت سدى وأدت الى مضاعفات دوائية وان كانت الكمية قليلة لايسـتفيد منها الطفل لانها لاتصـل للمسـتوى العلاجي الشـافي. في طب الكبار الكل يسـتلم نفس الجرعة الدوائية فما هو سـبب هذا الاختلاف في الجرعة الدوائية، ان السـبب الرئيسـي هو الاختلاف التشـريحي والفسـلجي بين الصـغار والكبار ومعرفة ذلك الاختلاف ذي اهمية كبرى في تحديد واثر وفعالية الدواء وامتصـاصـة وتحويله الى مادة فعالة ومؤثرة داخل الجسـم ثم التخلص منه كمادة غريبة من الجسم.

لتوضيح تلك الاختلافات سوف نعرض اجهزة الجسم لدى الطفل وماهي خاصية كل جهاز من تلك الاجهزة فيما يخص الدواء وفعاليته والعوامل المؤثرة عليه.

الجهاز العصبي

ان كمية من الغذاء والاوكسجين تصل للدماغ الذي لايتحمل التعرض الى اية مادة مؤذية لكونه لايستطيع ان يعوض مايتلف منه من خلايا. لذا وجب المحافظة على الدماغ من اي مادة طبية مؤذية، ان الخلايا الخارجية من الدماغ والتي تتصـل بالاوعية الدموية على مستوى الشعيرات وهو مانطلق عليه المانع الدماغي تمنع كثيرا من البروتينات والمواد المتاينة من الدخول للدماغ بينما نجد ان المواد الذائبة في الدهون فهي تتمكن من المرور بالرغم من وجود المانع الدماغي.

ان المانع الدماغي لدى الخدج وحديثي الولادة والاطفال غير متطور للدرجة الموجودة لدى الكبار والذي يمنع دخول المواد الضـارة لادمغتهم بينما نجد ان

الاطفال لايملكون تلك القابلية. ان هذه الحقيقة توجب معرفتها من قبل الطبيب المعالج للاطفال فمثلا نجد ان مادة المورفين قد تسبب توقف الجهاز التنفسي كما ان المواد المهدئة قد تؤخر استجابة الخلايا الدماغية ويمكن مشاهدة تلك الحالة عند الاطفال بالرغم من اعطائهم جرعة صغيرة من تلك المواد.

جهاز الدورة الدموية

ان قلب الطفل ليس قويا كقلب الكبار فهو لم يتطور وينمو وتصبح قوة تقلصه مثل الكبار وهو يعوض هذا النقص بزيادة معدل ضرباته وليست تقلصاته. كما ان التقلصات في الشعيرات والاوعية الدموية من الاوردة والشرايين المحيطة لايؤدي الى زيادة في كمية الدورة الدموية كالكبار ولذا نجد ان دقات القلب السريعة وزيادة النبض يجب ان تفسر على انها اعمال تعويضية حتى تتم المعالجة الطبية. وهذا هو السبب لاختلاف العلامات الحيوية من نبض ودقات قلب وتنفس وضغط دموي تختلف كثيرا عن الكبار وهي معروفة لكل فئة عمرية من الاطفال.

ان الماء يكون 70% من مكونات الجسم البشري من حديثي الولادة وهذه النسبة تتناقص لتصبح 55% لدى الكبار. ان هذه النسبة المئوية تؤثر في الادوية التي تذوب في الماء ويكون تركيزها منخفضا لدى الاطفال منه لدى الكبار ولكون كمية الدم قليلة في جسم الطفل كان تعرضهم للجفاف أسرع وهذا بدوره يؤثر على عمر الادوية داخل جسم الطفل. ان كمية الدم الموجودة داخل جسم الطفل حديث الولادة ذو 4كغم تكون بمعدل (80 – 90 سم3) لكل كيلو من وزن الطفل بينما يكون المعدل (70 – 75 سم3) لكل كيلو غرام من وزن طفل عدا الطفل الذي وزنه 40 كيلو غرام. لذا فهو يحوي كمية أكبر من السوائل في جسمه ولهذا السبب يتحمل الجفاف أحسن من حديثي الولادة وكذلك فقدان الدم من الجسم.

ان حوالي 50% من السوائل في جسم الطفل موجودة خارج الخلايا الجسمية مقارنة بمعدل 20% لدى الكبار ولذا يكون الجفاف عند الاطفال شديد الصعوبة للحصول على تلك السوائل لتعويض النقص لدى الاطفال.

الجهاز التنفسي

إن الجهاز التنفسي لدى الاطفال يمتاز بصغر حجمه لدى الاطفال لذا نجد ان الالتهابات والافرازات المخاطية داخله تقلل من سعة تلك المجاري التنفسية لذا وجب اعطائهم الادوية المخفضة لانتاج الافرازات وموسعة للقصبات الهوائية وكذلك تزويدهم بالاوكسجين حيث ان استهلاكهم له هو ضعف معدل استهلاكه لدى الكبار. ولذا نجد ان الاطفال لايتحملون نقص الاوكسجين ويظهر ذلك سريريا بتباطؤ ضربات القلب.

الجهاز الهضمي

إن الجهاز الهضمي لدى الاطفال يختلف عما هو موجود لدى الكبار فنجد ان معدة الطفل ذات حجم صغير جدا مقارنة بحجم معدة الكبار والتي يمكن ان تستوعب من 2 – 3 لتر بينما معدة الطفل ذو سنة من العمر لاتستوعب أكثر من 350سم3 وطفل بعمر 30 يوما نجد ان معدته لاتستوعب أكثر من 90 سم3 (مكعب) وهذه الاحجام الصغيرة تتأثر بادخال الادوية. وتقلل الغذاء المستهلك من قبل الاطفال. ان الطفل يعوض صغر المعدة بسرعة افراغ المعدة والذي يبلغ لديهم ضعف سرعة الافراغ لدى الكبار لذا نجد ان الاطفال أكثر تعرضا لمفعول السموم وكذلك امتصاص الادوية. لذا نتمكن من احتساب حجم المعدة لدى الطفل بمعرفة كمية ماتقيأه الطفل.

جهاز الغدد الصماء

اما في حالة جهاز الغدد الصـــماء، نجد ان كمية الخزين من مادة الكلايكوجي في الطفل هي اقل مما هو لدى الكبار. وان مقارنة حجم ووزن الدماغ لدى الا طفال مقارنة بحجم الجســم العام يجعل احتياجات الطفل للســكر أكثر مما هو لدى الكبار، وان هذا ينعكس على اســتعمال الادوية التي تحول الخزين لدى الطفل للســكر فهي ليســت بنفس الكفاءة لدى الاطفال مقارنة بالكبار. ان الادوية التي نتناولها يجب تحويلها الى مادة داخل الجسم ثم التخلص من المواد المتبقية منها ويكون هذا معتمدا على التأيض مما يعني ان حديثي الولادة يغير تلك الادوية ويتخلص منها في وقت اطول منه لدى الكبار ولكن خلال اعوام يصــبح التأيض لدى الاطفال ثلاث مرات لما هو موجود لدى الكبار وذلك ليحقق لهم النمو ثم يبدأ بالتباطؤ التدريجي حتى يتساوى مع الكبار في عمر الشباب.

الجهاز الكلوي

والجهاز الكلوي أيضاً صغير الحجم لدى الاطفال غير ناضج النمو مما يعني أنهم لايســتطيعون المحافظة على الســوائل بتركيز البول مثل الكبار كما أنهم أســرع في التخلص من الفضــلات من الكبار مما يعني تخلصــهم من الادوية ســوف يكون ايضاً سريعاً وهذا قد يعرضهم للجفاف ايضاً.

ان هذه الإختلافات الفســلجية بين الصــغار والكبار تعنى أهمية أعطاء الادوية للاطفال بكميات صغيرة وجرع كثيرة وهي تحتسب على وزن الطفل وعندما يكون وزن الطفل غير معروف تســتعمل طريقة حســاب الجرعة على مســاحة ســطح الجســم. تقســم الكمية التي يجب إعطائها الى جرع تعطى خلال 24 ســاعة آخذين بالاعتبار عدم وقوع اعطاء الجرع اثناء الدوام المدرســي وفي هذه الحالة قد تعطى

الجرعة للطفل لاخذها من قبله في المدرسة أو أن تذهب العائلة للمدرسة لاعطاءه الجرعة من قبلها. المعروف طبياً ان بعض الأدوية مثل أدوية السعال والنشلة يجب ان لاتعطى للاطفال الذين هم دون الستين من العمر حيث أنها ذات مضاعفات خطرة مسببة الخفقان أو الاختلاجات كما أنها لادور لها في شفاء تلك الامراض. وكذلك يجب الحذر من اعطاء دوائين يحتويان نفس المادة الطبية في تركيبها ولكنهما تحت اسماء تجارية مختلفة. المعروف ان المضادات الحيوية لاتفيد الطفل في معالجة الاصابات الفيروسية مثل النشلة والانفلونزا والحصبة وهي اصابات كثيرة من عمر الطفولة او المحصلة من سوء استعمال المضادات الحيوية هو مضاعفات أستعمالها وخلق مناعة في الجسم من قبل الميكروبات ضدها مما يجعلها غير مفيدة مستقبلاً في معالجته من الامراض التي تستوجب استعماله مثل تلك المضادات.

أرتفاع الحرارة لدى الاطفال هو عمل دفاعي يقوم به الجسم ضد الميكروبات والفيروسات لذا فأن العائلة يجب أن تعرف ان ادوية خفض الحرارة لاتعمل قبل مرور ساعة على اعطائها للطفل كما ان البعض منها يجب أن لاتعطى تحت عمر ستة أشهر مثل دواء الايبوبروفين وقبل عمر 18 شهر لمادة الاسبرين لأنها تؤدي الى تلف الدماغ نتيجة حدوث مضاعفات نطلق عليه متلازمة راي ويمكن مساعدة الطفل باعطاء السوائل والعصائر والشوربة وترطيب الجو. كما ننصح بعدم استعمال قطرات الأنف بل استعمال الماء والملح او رشاش مائي ملحي لفتح الأنف كما يمكن اعطاء الطفل بعض الحلويات الصلبة (الحامض حلو) يقوم بمصها لانها ترطب البلعوم وتشجيع الطفل على الراحة وعدم اللعب وهو مريض.

ان تجاوب الطفل، مع اخذ الدواء، يتأثر بطعم الدواء وسهولة اعطائه لذا وجب عدم اعطاء الادوية مخلوطة بغذاء الطفل لأن ذلك يقلل مفعول الدواء او يتفاعل مع الدواء ويقلل فعاليته ويؤدي ذلك الى أن كره الطفل لطعامه خاصة إذا كانت تغذيته عن طريق الرضاعة بالممية حيث سوف يترك الرضاعة بسبب الدواء الذي أُجبر على تناوله بالممية.

ان أحتساب كمية الدواء تتم عبر تقسيم الاطفال لفئات عمرية مثل ولادة عمر شهر وخصوصا تطلق طفل حديثي الولادة ثم الوليد من عمر (1 – 2) سنة وطفل من عمر (2 – 12) سنة واخيرا يافعا شابا من عمر (12- 18) سنة. اما الطفل السمين يصحح وزنه على جداول إحتساب الجرع على مساحة سطح الجسم وليس على وزنه.

طرق إعطاء الدواء

ان اهم طرق اعطاء الدواء هو عن طريق:

1-الفم قسم يعطى قبل تناول الطعام لزيادة إمتصاص الدواء في المعدة وقسم يعطى بعد تناول الطعام لتقليل التخرشات في المعدة.

2- او عن طريق الشرج وهو مانطلق عليه التحاميل خاصة عند وجود التقيء والغثيان لدى الطفل.

3- عن طريق زرق الأبر وهذا يتم بعدة مستويات من طبقات الجلد أو في العضلة.

4- عن طريق الأوردة بواسطة المحاليل الطبية وهي طريقة مضمونة المفعول محسوبة الكمية قليلة الالم وخاصة في الرضع دون السنتين من العمر والذين لايملكون كتلة عظلية تتحمل 4 أبر يومياً لمدة اسبوع او أكثر. ان المضاعفات الدوائية لدى الاطفال تنتج بسبب ان طريقة عمل الدواء وتأثيره يختلف عنه كثيراً لدى الكبار كما ان كثيراً من الأدوية غير مخصص للاستعمال الدوائي للاطفال ولاتوجد قاعدة لاحتساب الكمية الدوائية في بعض الادوية.

إن بعض الأدوية لم تدرس بصورة كافية باستعمالها عند الأطفال وقد يكون هنالك تداخل دوائي أو تعاضد دوائي مفيداً أو ضاراً أو مفعول تراكمي للادوية في بعض الأحيان.

على العائلة حفظ الادوية بصورة محكمة في البيت وبصورة لاتصل يد الطفل الذي قد يعتقد أنها حلوى فيحدث التسمم الدوائي وهو قاتل للطفال عند حدوثه. ولذا تم صنع بعض سدادات الادوية بصورة يصعب فتحها احياناً على الكبار ان حفظ الادوية في الثلاجة عملية خطرة وهي تغري الطفل بفتح الثلاجة واخذ محتوياتها.

على العائلة التأكد من أن كمية الماء الذي يجب أن يخلط مع مسحوق الدواء وعليها ايضاً أن تعرف ان مفعول الدواء وعليها ايضا أن تعرف ان مفعول هذا الدواء ينتمي خلال أسبوع في الأغلب ولذا وجب عدم استعمال الباقي منه في المعالجة الطبية مستقبلاً. كما يجب عليها أن تتعلم معرفة صلاحية الدواء وانتهاء مفعوله لأن البعض قد يبيع الدواء وهو منتهي الصلاحية بسبب الجشع. يجب عليها اكمال الدواء للفترة التي طلبها الطبيب قد تكون أسبوعاً او شهراً أو حتى مدى الحياة ولاتوقف استعمال الدواء عند تحسن حالة الطفل بل يجب اكمال الدواء للحصول على الشفاء التام وعدم تحول الطفل الى مايعرف بحامل المرض.

الزواج

تبدأ مسؤولية العائلة تجاه طفلها من قبل الزواج فاختيار الزوج والزوجة هي الاساس في التخطيط لأنجاب الأطفال وتكوين عائلة جديدة. وقد أشار الرسول محمد (ص) بالتباعد عن الزواج بين الأقارب ولك لتجنب الامراض الوراثية التي تنتقل الى الاجيال القادمة.

ان كثيراً من أمراض الاطفال هي وراثية المنشأ حيث يشارك الاب والام باعطائهم جيناتهم النصف من كل وأحد منهم للوليد الجديد والذي يظهر عليه المرض لأنه حصل عليه من شخص حامل للجنين أحد الوالدين أو الوالدين معاً وفي ممارستنا الطبية في طب الأطفال نجد أن نسبة التخلف العقلي والعوق العضلي وأمراض التآيض يزداد نسبة حدوثها في زواج الاقارب مقارنة بحدوثها في زواج غير الاقارب مع حدوث تكررها مع الاسف الشديد.

قد يعتبر البعض ان ذلك نادر الحدوث وان نسبة كبية من الزواج تتم بين الاقارب ولم يحصل أن ولد لهم طفل معوق وهذا صحيح لأن نسبة الحدوث هي ليست 100% في جميع حالات زواج الأقارب ولكن نسـبة حدوثها أكثر عند زواج الاقارب منه لدى زواج غير الاقارب.

بعد أختيار الزوج والزوجة لكل منهما يأتي دور الفحص الطبي وهو يجرى في العراق بصورة مضحكة حيث يذهب الزوجان لطبيب يعطيهم شهادة خلو من الأمراض السارية والمعدية والذي يتطلب فحوص دم مختبرية للتأكد من ذلك مثل فحص مرض السفلس والأيدز والتهاب المجاري التناسلية وكذلك فحص الهيموكلوبين وفصيلة الدم ونوعها A , B , AB , O هل هي سالبة ام موجبة RH , +RH- . فمثلا تجد أن مرض فقر الدم لدى الام يسبب لها الارهاق اثناء الحمل وربما بسبب الاسقاط للجنين كما ان الوليد الجديد يكون مصاباً بفقر الدم – نقص الحديد – ويمكن تلافي كل هذه الأمور بأن تقوم الام بتناول حبوب مقوية تحتوي الحديد والفيتامينات أثناء فترة الحمل.

أن الام يجب أن تتناول حبوب فيتامين فولك أسيد مباشرة بعد الزواج وقبل الحمل بثلاث أشهر لأن ذلك سوف يجنبها ولادة طفل ذو تشوهات خلقية في الحبل الشوكي والتي تسبب شلل الاطراف السفلية وعدم السيطرة على التبول والتغوط وتحتاجح الى معالجة جراحية في الظهر او في الدماغ عند حدوث استسقاء الدماغ وزيادة حجم رأس الطفل. ولقد قضت امم كثيرة على هذه التشوهات بناول الام فيتامين فولك أسيد (5) ملغم يومياً ويمكن شراءه دون وصفة طبيب أو قد يكون مركباً مع الحديد وهو مانطلق عليه فري فول المهم في فحص قصيلة الدم هو العامل RH أن كان سالباً RH- او موجباً RH+ فلو كان الاب موجباً لاورثه الى الجنين الذي سوف يصبح دمه RH+ لأم دمها RH- ففي هذه احالة تتسرب كريات الدم الحمر عن دم الجنين وخلال المشيمة لتصل الى دم الام والتي بدورها سوف تتحسس لهذه الكريات الغريبة فتقوم بتوليد مضادات لها نطلق عليها Anti-D وتتسرب هذه المضادات الى دم الجنين متفاعلة معه لتقوم بتكسير

خلاياه الحمر فكما كانت الكمية كبيرة نتيجة تحسس ولادي او اسقاط سابقين او عملية نقل دم خطأ الى الام يكون التأثير كبيراً مؤدياً الى فقر دم شديد لدى الجنين وموته بسبب عجز القلب داخل الرحم وهو مانطلق عليه الاستسقاء الولادي (Hydrops Foetalis).

إذا لم يمُت الجنين بالرحم فهو يولد حياً ويحدث له تكسر الكريات الحمر مبائرة بعد الولادة مؤدياً الى ظهور اليرقان لديه (ابو صفار) والذي لاتعرفه العائلة أن تلك المواد الصفراء سوف تتسرب في بعض اجزاء من دماغه مؤدية الى تلف تلك لخلايا الدماغية ومؤدية الى العوق العقلي والتخلف لترث العائلة طفلاً لايستطيع المشي او التكلم او التعلم واطعام نفسه.

ليست جميع النساء من فصيلة دم RH- معرضات لأصابة بتلك المضاعفات ولكن يعجز الطب حالياً عن معرفة من منهن سوف يحدث لديها اليرقان لدى الجنين ومن سوف لن يحدث له يرقان لذا تقوم باعطاء الأمهات جميعاً مضادات Anti-D مباشرة بعد الولادة لتمنع حدوث التحسس في الولادة القادمة كما اننا نستطيع أن نعرف نسبة المضادات لدى النساء الحوامل أثناء الحمل فإذا كانت القراءة خطرة على الجنين تتم معالجتها بسحب تلك المواد بالاجهزة الطبية قبل الولادة او اجراء العملية القيصرية قبل وقت الولادة ولكن الخطورة في ذلك هو جنين خديج يحتاج الى معالجة طبية طويلة أو عملية تبديل دم.

ان اليرقان الولادي لايقتصر حدوثه على الامهات من فصيلة دم RH-ولكنه قد يحدث عندما تكون الام من فصيلة دم RH+ وفصيلة دم O والجنين من فصيلة (A, B, AB) وفي الواقع أن هذا اليرقان كثير الحدوث وبسبب خطورة على الوليد الجديد ولكنها لاتسبب في تلف الدماغ إذا أحسن تشخيصها ومعالجتها مباشرة بعد الولادة. قد تكون هنالك أسباب أخرى لليرقان الولادي منها التسمم الجرثومي الذي يحدث للوليد الجديد اثناء عملية الولادة واثناء مروره باعضاء الام التناسلية وهذا النوع من اليرقان خطر على الحياة لانه مصحوب بتعفن جرثومي قد يؤدي الى فقدان الوليد إذا تأخر التشخيص أو المعالجة الطبية. قد يحدث اليرقان لدى

الوليد إذا كان مصـــاباً بنقص أنزيم في كريات دمه الحمراء نطلق عليه G6PD وهو مانطلق عليه تكسر الكريات نتيجة تناول الباقلاء عند الاطفال والكبار.

أن مرض فقر الدم المنجلي يصـــيب بعض العوائل في جنوب العراق مثل البعض من أهالي البصرة والناصرية وميسان وهو قد يظهر على الوليد الجديد على شكل يرقان نتيجة تكسر كرياته الحمراء.

ان حليب الثدي قد يســـبب اليرقان لدى البعض من حديثي الولادة وهو يختفي عند توقف الام عن الأرضاع لمدة يومين او ثلاثة ولايشكل خطورة على الرضيع. ان عملية فحص الوليد الجديد ومعرفة درجة اليرقان لديه حيث ان المعالجة الطبية تعتمد على شدة الإصابة. فإذا كانت بسيطة ترك الامر لمرور الأيام وإذا كان شديداً تتم المعالجة بواســطة الحواضــن الطبية بتعريض الوليد للاشــعة الصــادرة من أنابيب النيون وهي أنابيب خاصــة تختلف عن تلك المســتعملة للانارة في البيوت حيث لاتأثير لها على اليرقان الولادي الذي يجب أن يعالج في المســتشــفى. لذا يجب على العائلة متابعة حالة الوليد الجديد في الأربع أيام الاولى من حياته ومراقبة حدوث اليرقان بالنظر الى أنف الطفل وهل هو أصــفر أم أبيض وكذلك بقية أعضاء جسمه ان تاخير عرض الطفل على الطبيب يؤدي الى المضاعفات عند تأخر التشخيص.

ان الوليد الجديد الأول قد يكون محظوظاً ولايصـــاب بتلف الدماغ نتيجة اليرقان ولكن الحمل الثاني والثالث سوف تكون الاصابة به محققة ومما يؤلم في الممارسة الطبية. أن كثيراً من النســاء الحوامل تراجع اخصــائية النســائية والتوليد ولايتم فحص فصيلة الدم خاصة لعامل (RH) سواء كانت الولادة القيصرية قد تمت في مستشفى حكومي او اهلي. لايتم الانتباه لفحص العامل وقد جمعت حوالي 180 حالة من حالات اليرقان وتلف الدماغ لةلادات حدثت وتمت تحت إشــراف بعض الاخصائيات والسبب هو كثرة العمل وليس من نقص في المعلومات بهذه الامور من قبل الاطباء.

في الغرب يتم التاكيد على الفحوصـــات الطبية قبل الزواج حيث تنقذ العائلة من مآسـي تعيشـها طول حياتها تحت الشـعور بالذنب والتقصير والملامة. ان بلداننا مع الأســف الشــديد غير مؤهلة لمســاعدة تلك العوائل مادياً او طبياً. ولاتوجد معاهد كثيرة مخصصـة للاطفال المعوقين فيها وتبقى المشـكلة عائلية بالدرجة الاولى والضــحية هي الأم التي ترى فلذة كبدها والذي وضــعت عليه آمالاً ليكون معوقاً متخلفاً جالســاً في البيت تقوم باطعامه وتنظيفه واقرانه في المدرســة وقد خابت كل آمالها في هذا الطفل بســبب جهل العائلة وتســاهل الطبيب باهمية الفحص واعطاء ورقـة الفحص الطبي دون القيـام بـالفحص الطبي والاختبـارات الطبية.

في الغرب تتم سحب شهادة الممارسة الطبية من ذلك الطبيب. والسؤال أين تقع المسؤولية على الزوج او الزوجة ام الطبيب الذي زودهم بالتقرير ام القاضي الذي صـادق على الزواج او على الطبيبة الاخصـائية في الولادة والنسـائية ام على طبيب الأطفال الذي لم ينبه العائلة لحدوث اليرقان أو الذي لم يكتشـــف درجة اليرقان ويكتفي بالفحص الطبي ولو أرســل الوليد للمســتشــفى وتمت له عملية تبديل الدم. ان المســؤولية اخلاقية تضـامنية بين الجميع والجميع مســؤول عن ضــياع فرصة معالجة الوليد.

ان من يزرع يريد أن يحصـــد ومن أراد أن تكون غلته جيدة أعتنى بالارض والزرع والارض هنا هي الام والزرع هو الوليد الجديد ومســـتقبل الطفل هو نتيجة جهد العائلة أبا وأماً والطبيب والدولة والمجتمع بكافة مكوناته.

كل أمرأة تتمنى الحمل والولادة من اول يوم الزواج وهذه الامور تتبع اختصــــاص النســـائية والتوليد فما علاقة اختصـــاص طب الأطفال بذلك ولماذا نكتب عن الحمل وتهتم به.

تتعرض الأم أثناء الحمل الى عدة أمور منها الوحام، زيادة الضغط، مرض السكري، الالتهابات مثل الحصـبة الألمانية، التشـوهات الخلقية للجنين، الأسـقاط، تسـمم

الحمل كما أن تناول الأدوية قد يكون سـبباً للتشـوهات الخلقية، أضـافة الى نقص الغذاء والحديد الفيتامينات كلها تؤثر في نوع الوليد الذي سـوف يسـتلمه طبيب الاطفال ولـذا وجـب عليـه معرفـة أمور الحمـل والولادة. أن البعض من الأمهات الذين تزيد اعمارهن عن 35 عام قد يلدن أطفال مشوهين وخصوصا مانطلق علي الوليد المنغولي.

الوحام يحدث للامهات الحوامل بصـور مختلفة منها الشـديد ومنها الخفيف وهو عبارة عن الشـعور بالغثيان والتقيء وقد يكون من رؤية بعض الاكلات او تناولها ان النوع الشـديد يحتاج الى معالجة طبية في المسـتشـفى، هنالك بعض المعتقدات الخاطئة في موضوع الوحام حيث يعتقد البعض منهن بان ماتتوحم به الحامل سـوف يظهر على الوليد فان توحمت بأكلة بيتنجان أسـود سـوف تظهر ندبة ولادية سـوداء او حمراء للتوحم بالطمامة وهكذا. أن حدوث ذلك هو محض مصـادفة حيث يكثر ظهور بعض التشـوهات الخلقية في الجلد وهي موجودة في الجنين أثناء الحمل دون علاقة بالوحام.

يعتبر الوحـام لـدى الأم العراقيـة اول علامـات الحمـل أن بـدايـة الحمـل مهم من الناحية الطبية حيث يتم حساب فترة الحمل على تأريخ بدء الحمل وهذا مهم جداً لمعرفة إذا كان الوليد خديجاً أم كان متعدياً للولادة لذا يجب التدقيق من بدء الحمل بفحص الأدرار والتثبت من الحمل لتقوم الأم والعائلة بتثبيت تأريخ الولادة المتوقع مما يسـمح لها بالتخطيط لهذا اليوم السـعيد وتحضـير مما يتطلب من ملابس وحضائن للوليد الجديد.

يجب على الام الحامل مراجعة طبيبة النسـائية والتوليد من أول يوم من أيام الحمل لقياس ضـغط الدم وفحص الأدرار عن الزلال ومعرفة الوزن ليحسـب منه الزيادة المتوقعة في الأشـهر القادمة حيث ان زيادة الوزن الغير طبيعية قد تعزى الى الحمل المزدوج – تؤام – أو الى ما يعرف بتسـمم الحمل قبل الولادة وهذا يتطلب المعالجة الطبية السـريعة اذ قد تسـوء حالة الحامل وتصـاب بالاغماء والأختلاجات وقد تفقد الام وليدها او حياتها نتيجة لذلك.

أن قياس طول الام مهم جداً حيث قد يكون مخرج الحوض ضيقاً عند قصار القامة من الحوامل واللواتي تتطلب ولادتهن بعملية قيصرية يجب التخطيط لها دون محاولة الولادة الطبيعية التي سوف يتعذر حدوثها وان تمت أصيب الوليد بالكسور والنزف الدماغي مسبباً العوق لدى الوليد الجديد. أثناء الحمل تنصح الام بتناول وجبات غذائية يكثر فيها البروتين وقد لايكون ذلك لحماً أو دجاجاً بل يمكن أن يعوض ببروتين نباتي متوفر في الحمص والفاصوليا والعدس والبطاطا وجميع البقوليات الاخرى.

ان الام الحامل قد تصاب بما يعرف سكري الحمل وهو حالة طارئة يرتفع فيها السكر ويظهر في البول اثناء الحمل ما قد يسبب تشخيص مرض السكري خطأ وتعطى الام الأدوية بدون داعي حيث أن هذه الحالة تختفي بعد الولادة. المعروف طبياً ان وزن الوليد إذا كان كبيراً قد تتعرض الام الاصابة بالسكري مستقبلاً لذا وجب عليها ان تنقص وزنها بعد الولادة وأن تباشر بالتمارين الرياضية في البيت. أن نعمة الفحص بالسونار لايمكن أنكارها حيث تعتبر جزء من المتابعة الطبية للحمل ومعرفة وضع الطفل هل هو مستعرض ام هل هو توأم وهل هو طبيعي أم مصاب بتشوه خلقي ومع الأسف الشديد تذهب الام الحامل للسونار لمعرفة جنس الوليد هل هو بنت أم ولد دون أن تعير أهمية لجدول فحوص السونار طيلة فترة الحمل.

من المؤسف ان الزوج لايشارك في تتبع الحمل وعليه واجب ومسؤولية تجاه زوجته بالمساعدة والتقدير والتضحية الشخصية في الغرب يذهب الأب مع زوجته الحامل لدروس الولادة ويقرأ الكتب ويدخل صالة الولادة ويمسح على جبين زوجته ويهدئ من روعها وهذا غير متعارف عليه في المجتمع الشرقي ومن المعيب أن يقوم الرجل بذلك خاصة إذا كان لديه 5 – 6 اطفال في البيت وواجب الام ان تلد وأن تعتني بالزوج والاولاد. وان تقوم بجميع واجبات المنزل فهو رب الأسرة وعلى الجميع الطاعة والاحترام ونحن لا اعتراض لنا على ذلك لكن المساعدة مطلوبة

للام حتى تمر بالولادة وان لاتصاب بما يعرف طبيباً كآبة مابعد الحمل والله الساتر منها إذا حدثت بعد الولادة.

ان العلم بمكان الولادة يوفر الجهد الكبير ويقلل المضاعفات للام والوليد الجديد وإذا كان قرار العائلة أن تتم الولادة في الدار فيجب التحضير لذلك ومعرفة سكن المولدة المأذونة لا أن تقوم العائلة بالتفتيش عن مولدة اثناء حدوث الولادة كما أن المعرفة المسبقة معها ومعرفتها للعائلة ومحل سكنها يسهل عليها القيام بذلك وتنصح بعدم اجراء الولادة الاولى في البيت لعدم خبرة الأم بالولادة وعملية الطلق والدفع وتحمل الألم والصراخ والعويل وذهاب جهد الولادة هباءً خاصة إذا كانت الأم صغيرة العمر بينما نجد أن الولادة الثانية والثالثة تتم بكل سهولة لخبرة الام بما يتطلب القيام به منها لانجاح الولادة. عندما تتعسر الولادة تفكر العائلة باخذ الام الى المستشفى لتُستقبل من قبل كادر طبي لايعرف عنها شيئاً وقد تكون طرق التنقل صعبة او قد يوجد منع للتجوال او عدم وجود سيارة تكسي في المنطقة لنقل الحامل وإذا كان الجو ممطراً او عاصفاً او بارداً فالمأساة أكبر كما أن المعروف عن المستشفيات ان الخدمة فيها بعد منتصف الليل يكون دون المطلوب وإذا تطلب الامر القيام بتداخل جراحي لإجراء عملية قيصرية تكون الام من حصة الطبيب المقيم الذي لايملك الخبرة الموجودة عند الاخصائي او الاخصائية وقد تصل الام والطفل في النزع الأخير أو لايمكن أنقاذه وتجري العملية القيصرية لاخراج طفل ميت مما يزيد ويعقد الأمور في الحمل والولادة القادمة. وكل ذلك يكون سببه هو عدم التخطيط للولادة فلو أن العملية القيصرية تمت بصورة مخطط لها وهو مانطلق عليه عملية مختارة وليست طارئة لتم أنقاذ الوليد والام وكان الحمل والولادة موفقة.

أن الام الحامل تعرف احتياجات الوليد من مراجعتها المستمرة لطبيب أو طبيبة النسائية والتوليد وقد تخبرها أن الوليد الجديد يحتاج الى تبديل دمه مباشرة بعد الولادة أو تحتاج الى البقاء في المستشفى لأنه خديج او كبير الحجم أو أن الحمل غير طبيعي الآم يجب أن يكون لديها كل مايحتاج الوليد الجديد من ملابس

وحضائن قماش او نبيذه مع الحليب الصناعي والمميات وترمس الماء ولاتتوقع أن المستشفى في العراق سوف يقوم بتجهيز تلك الأحتياجات حتى في المستشفيات الخاصة والأهلية. كما أن عليها مسبقاً أن تختار طبيب الأطفال الذي سبق وأن عالج اطفالها السابقين وأن تعلمه بوقت الولادة وتوقع حدوثها. من المستحسن أن تقوم الحامل بزيارة اخيرة للطبيبة قبل الولادة وأن تطلب منها فحص الاعضاء التناسلية والمهبل وخلوهما من اي طفح جلدي او وجود نتؤات أو افرازات غير طبيعية يجب معالجتها قبل الولادة حتى لاتنتقل للوليد الجديد اثناء الولادة ومروره بمحيط خالي من الالتهابات خاصة وان الوليد الجديد ليس لديه مناعة لتلك الامراض والاصابة بعد الولادة سوف تكون قاتلة للوليد وقد فقدنا اطفالاً كثر بسبب تلك الالتهابات او عاش البعض منهم معوقاً الولادة الطبيعية والقيصرية بأي شكل كانت هي هزة عاطفية للام ومعاناة جسدية مؤلمة تتحملها الام بكل صبر وقوة لأن جهودها في الحمل ولمدة تسعة أشهر سوف ينتج عنها الوليد الذي حملته وهن على وهن.

قد تفقد الام حياتها في الولادة بسبب عدم التخطيط الصحيح لها ليصبح الوليد الجديد هو المسؤول عن وفاة الام. إذا كانت الولادة طبيعية فالام تحتاج الى الراحة والتغذية والمساعدة والاسنادد العاطفي من قبل الام او الاخت او ام الزوج وتقدر حالتها النفسية وتسمح لها بالنوم والتغذية الجيدة ويمنع عنها الزيارات حتى لاتتعرض للالتهابات وحتى تهدأ اعصابها وتنتج الحليب من الثدي وبجب أن تعفى من الواجبات المنزلبة والطبخ ورعاية بقية الأطفال وعلى الاب دور كبير ان لايخرج من البيت للمقهى ويترك الام مع وليدها الجديد ليعود ويسأل ماذا تم طبخه للغداء. ان كبار السن من النساء يعرفن الولادة ومتطلبات مابعد الولادة فيقمن بالمساعدة والجميع مسرور بذلك حتى لاتصاب الام بالكآبة بعد الولادة وتصبح الرضاعة للوليد الجديد مشكلة مع معاناة الام من هذا المرض يجب ان تتعلم الام تحضير الثدي والحلمة للرضاعة الطبيعية وان تهيء نفسياً لذلك وان تتم معالجة اي تشوه للحلمة الثدي من صغر الحجم او أنها مقلوبة او معوجة ويجب أن تكون ظاهرة مستقبلاً يستطيع الوليد أن يمص الحليب ويرضع منها

وقد تحتاج الى لبس بعض الادوات الطبية لأبراز حلمة الثدي بمدة طويلة قبل الولادة واثناء الحمل لنجاح عملية الارضاع من الثدي.

الرضاعة

إن الأم قد تقوم بمط الثدي قبل الولادة واخراج بعض الحليب كما يجب عليها أن تتعلم الجلوس الصحيح للرضاعة فالجلوس على الارض وثني الرجل تحت الجسم تجعل عملية الرضاعة عملية تعذيب جسدي حيث أن أرجل الام ستصاب بالخدر والالم وتصبح عملية الأرضاع عملية مؤلمة للام. قد ترضع الام وهي جالسة على كرسي وهنا تصاب بألم في الظهر لذا يجب ان تضع مسند خلفها أو أن ترفع قدميها على علو اثناء الرضاعة. تستطيع الام ان ترضع وهي مستلقية على أحد جوانبها ولكن يجب ان لاتقوم بذلك اثناء الليل لأن الام المتعبة قد تنام على الطفل وتقوم بخنقه.

ان البنات في الريف يتعرضن لرؤية الأمهات وهن يرضعن أطفالهن من الثدي أثناء الطفولة مما يعني ذلك أنهن سوف يتعلمن ان واجبهن في المستقبل هو الأرضاع للوليد الجديد وتتبع خطى الام في ذلك أما في المدن فأن ذلك غير متعارف عليه وكثيراً من البنات لم يشاهدن عملية الأرضاع كما أن المناهج الثانوية لاتحمل في المواضيع التدريسية أي معلومة عن أهمية الرضاعة الطبيعية وفوائدها للطفل والام معاً وماهي مضار الرضاعة غير الطبيعية وهو مانطلق عليه الرضاعة الصناعية (حليب الممية) ان فوائد الرضاعة من الثدي كثيرة ومتعددة فمن الناحية الأقتصادية هي مجانية ولاتكلف العائلة أموال طائلة تصرفها على الحليب الصناعي مستلزمات الرضاعة. أن حليب الام مادة حية تحوي خلايا مناعية لاتوجد في الحليب الصناعي كما أن حليب الأم هو حليب نوعي فالبشر يرضع بشر والبقر يرضع بقر أن الله عز وجل صنع حليب الام للوليد الجديد فإذا كانت تغذية الام جيدة وأكثرت من شرب السوائل كان حليبها جيداً يحوي على كل مايتطلب لنمو

الوليد من عنصر الحديد والعناصر الأخرى والفيتامينات والماء كما أنه سهل الهضم لايسبب المغص ولايسبب الحساسية وهو غذاء كامل. أن المشكلة الوحيدة في الرضاعة من الثدي هو الوقت الذي الذي تصرفه الام في الأرضاع خاصة إذا كان الوليد الجديد بطيء في الرضاعة والام قليلة الخبرة او لديها جرح قص العجان.

إن جميع ماانتجته المختبرات الطبية من اضافات للحليب الصناعي لايوازي 10% من فوائد الرضاعة الطبيعية التي تكون حاضرة في أي وقت ليلاً أو نهاراً ولاتحتاج الى تحضير ولاتنتقل الأمراض بواسطة الأيدي او الحليب في العلبة المعرضة للحرارة والذباب والممية الغير معقمة وطريقة وضع الممية على المخدة وأرضاع الطفل ليتكرر عنه التهاب الأذن الوسطى ويكون معرضاً لحدوث الحساسية والربو والأكزيما ومرض البول السكري في الكبر. طبياً لايوجد مانع وأحد يمنع الام من الرضاعة سوى بعض الامراض النفسية كأنفصام الشخصية او الصرع او الاصابة بمرض التدرن لدى الام. وحتى في مثل هذه الحالة يتم تلقيح الوليد ويعاد الى الثدي بعد فترة زمنية تسمح له بتطوير مناعته ضد هذا المرض. ليست جميع الفوائد في الرضاعة الطبيعية تخص الوليد الجديد فالام تستفاد من الرضاعة أيضاً بتحسن حالتها النفسية وتقلص الرحم ورجوع هرمونات الجسم للمعدل الطبيعي وعودة فسلجة الجسم للحالة الطبيعية. وهي أيضاً طريقة طبيعية لمنع الحمل لمدة فترة الرضاعة دون اللجوء لأخذ الحبوب أو استعمال الموانع والتي لاتخلو من مضاعفات جمة للام وهي الطريقة الر بانية في حدوث الحمل بفترات متباعدة تسمح للام باستعادة صحتها وهو ماتستعمله النساء في القرى والأرياف دون خسائر مادية او الحاجة لمراجعة أخصائية النسائية والتوليد لمنع الحمل مباشرة بعد الولادة. هنالك بعض المشاكل التي تحدث للام فقد تحتاج الى دخول المستشفى او ان تتناول الادوية لعلاج نفسي والتي قد تفرز من الحليب وهنا يجب ايقاف الرضاعة من الثدي وتعويض الوليد عنها بالرضاعة الصناعية.

المشكلة الثانية هي تورم الثديين نتيجة امتلائها بالحليب وقد تتألم الام من ذلك والعلاج هي المساعدة بحلب الثدي بما نطلق عليه الملاطة والاحتفاظ بالحليب معقماً واعطاءه للوليد.

المشكلة الاخيرة هي تشقق الحلمة والتي تجعل من الرضاعة عملية مؤلمة ويجب غسل الثدي بالماء الفاتر وعدم استعمال المراهم الطبية ومنع الوليد من الرضاعة عدة ايام حتى تشفى تلك الشقوق من الحلمة. اما إذا اصيب الثدي بالألتهاب المكروبي فهنا الطامة الكبرى حيث تحتاج الام الى المداخله الجراحية لاخراج القيح وأعطائها المضادات الحيوي ومنع الرضاعة من الثدي وقد تسبب تلك الاصابة تشوه الثدي لذا وجب العناية بالثدي وتشقق الحلمة وعدم إستعمال مادة الديتول او الاسبرتو لأنها ضارة للام ولحلمة الثدي أن الام لاتعرف الفوائد الصحية التي تعود عليها من الرضاعة من الثدي وذلك لعدم تعرضها الى الثقافة الطبية حول الرضاعة من الثدي والتي يجب أن تحتويها مناهج التعليم في العراق بدأ بالمدرسة الأبتدائية واستمرارها في مناهج التعليم الثانوي لما لذلك من مردود إقتصادي وصحي على الاطفال في القطر.

في العراق تتم حوالي مليون ولادة سنوياً ولو قام نصف مليون من الأمهات بالرضاعة من الثدي لتم توفير اموال تساوي ميزانية وزارة الصحة عشر مرات وكذلك تم منع دخول 50% من حالات الأسهال والتهاب الصدر والربو للمستشفيات وتم منع حدوث آلاف الوفيات من الأطفال والتي تحدث سنوياً بسبب الرضاعة من الممية وهذه الالوف من الوفيات تبقى في سجلات وزارة الصحة العراقية ولايشعر بها المواطن العادي. إذا قررت الام أن تعطي الوليد الجديد الحليب الصناعي أو ما يعرف بالعامية الممية فعليها التحضير لذلك قبل الولادة وذلك بشراء عدد كافي من المميات (4 – 6) ومن النوع الزجاجي حيث ينصح بعدم إستعمال المميات المصنوعة من البلاستيك لما لذلك من مضار صحية على الوليد. كما تقوم بشراء عدد موازي (4 – 6) من حلم الممية وتخصص الام قدر الالمنيوم وسكينة نظيفة وترموس ان قوطية الحليب يجب أن توضع في

الثلاجة أو توضعى في كيس نايلون في محل بارد. أن الحليب المعروض في الاسواق مغلق ومحكم الغلق لذا فهو معقم اما بعد الشراء وفتح العلبة فأن الحليب سوف يتعرض الى نقل العدوى اليه عن طريق ايدي الام او وقوف الذباب على حافة العلبة. تقوم الام بغلي كمية كافية من الماء وتضعه في الترموس او كيتلي مخصص للرضاعة فقط وقبل مزج الحليب يجب أن تقوم الام بغلي المميات بعد غسلها بالصابون وشطفها عدة مرات او إستعمال فرشة المميات ويجب أن تقوم الام بغسل يديها بالماء والصابون كلما أرادت تحضير المميات. أن وضع الماء الحار في الممية لايجعلها صالحة للارضاع بل يجب غسلها بالماء والصابون والفرشاة وغليها لمدة خمس دقائق وأن توضع الحلم في القدر بعد رفعه من النار حتى لاتتلف الحرارة الحلم. تغسل الام يديها وتضع الماء الحار او الماء الذي خزنته في الترموس بالقياس المطلوب وكميته مهمة وحسب التدرج المكتوب على الممية لأن ذلكم مهم من الناحية الصحية حيث ان الماء القليل يجعل الحليب مركز وهو يضر الطفل او مخفف وهو يسبب فشل النمو وعدم زيادة وزن الطفل لان الحليب مخفف. ان مزج الحليب مع الماء بالكمية المطلوبة على العلبة هو لتحويل الحليب الجاف الى حليب محلول يشبه حليب البقر قبل تجفيفه وخزنه في العلب وتصديره لبلدان العالم الثالث الذي فشلت فيه عملية الرضاعة الطبيعية فشلاً كبيراً وأصبح تجارة الحليب الجاف تدر الأموال الطائلة على شركات الحليب مثل شركة نستله التي نطلق عليها قاتلة الاطفال.

يجب على الام معرفة كمية الماء في الممية من تعداد الخطوط الكبيرة والصغيرة او ان تقرأ الارقام 50، 100، 150، 180، 240س س والمتعارف عليه أن المقياس الموضوع من الحليب سوف يحمل (4) غم من الحليب لكل 30 س س فكامل الممية (240) سوف يحتاج الى (8) قياسات مسح من الحليب المسحوق ليعود الى طبيعته كحليب البقر بهذا التركيز. أن فتحة الممية مهمة للرضاعة فإذا كانت صغيرة لايخرج الحليب منها بسهولة وتصبح عملية الرضاعة مؤلمة وإذا كانت كبيرة تسرب منها الحليب بغزارة مؤدياً الى خنق الطفل بكثرة تدفق الحليب منها وعدم استطاعة الرضيع تناول كمية كبيرة تدخل فمه بصورة مفاجئة فهو يمص

في الرضـــعة الكمية التي يســـتطيع بلعها. يمكن للام أن تفحص فتحة الممية بأن تقلبها وهي مملوءة بالحليب فإذا بدء الحليب بالنزول قطرة قطرة فأنها جيدة وإذا نزل كماء الحنفية فعليها عدم اســتعمال تلك الحلمة. الحلمة الصــغيرة تســتطي الام أن تقوم بتوســـيعها بأن تأخذ إبرة خياطة وتعرضـــها للنار لتحمي ثم تدخلها بالحلمة لتوسيع الفتحة فيها.

أن وضعية إعطاء الممية يجب أن تشبه الرضاعة من الثدي أي أن الام تقوم بوضع الطفل في حضـــنها وتعطيه الممية او لاتقوم باســـنادها للمخدة وترك الطفل يقوم بمصـــها بصـــعوبة وكأنه يرضـــع بالمراســـلة أو أن تقوم باعطاء الممية لأحد الاخوة الصـــغار لأطعام الطفل. عندما يرضـــع الطفل الحليب من الممية يتمدد الهواء داخلها ويصـــبح الضـــغط داخل الممية أكبر من الضـــغط الخارجي مما يســـبب صـــعوبة للطفل في الرضــــاعة وهنا يجب على الام أن تقوم باخراج الممية من فم الطفل وقلبها ليتعادل الضـــغط داخلها مع الضـــغط الخارجي وهو مانطلق عليه تنفيس الممية. الوليد الجديد لايســـتطيع القيام بتنفيس الممية في الأشـــهر الأولى من عمره ولكنه يتعلم ذلك ويقوم بدفع الحلمة بلســـانه الى الخارج فتتم عملية التنفس وفي الشـــهر التاســـع من عمره يقوم بمســـك الممية بيديه ورجليه ويرضـــع لوحده. الام يجب ان تتعلم بفطنتها كمية الحليب الذي يستطيع الطفل ان يرضعه في كل رضعة حتى لاتقصر في اعطاء كمية ناقصة أو زائدة تبقى في الممية وفي هذه الحالة عليها أ، ترمي الحليب الزائد لأنه غير صـــحي إعطاء مايتبقى من الرضــــاعة بعد ساعة او ساعتين من الرضعة لان الحليب قد تلوث.

ذكرنا ان الام يجب أن يكون لديها 4-6 مميات معقمة فإذا رضـــع الطفل وانتهى من الرضــــاعة تقوم الام برج الممية بالماء الحار لازالة دهن الحليب وتملئها بالماء وتتركها جانباً دون غســـل الى أن يتجمع لديها 5 مميات مســـتعملة تقوم بغســـلها وغليها وتركها في القدر وبهذه الطريقة يقل عمل الأم في تحضير المميات الى مرتين في اليوم. اما الاقتصار على استعمال ممية وأحدة فهو السبب في حدوث الأسهال

لدى الطفل وصـرف الأموال الطائلة على المعالجة الطبية التي كان ممكن تجنبها بشراء 5-6 مميات من البدء بمبالغ المعالجة.

ان اهم شـيء في الرضـاعة من الممية هو التعقيم والذي يبدأ بغسـل الام ليديها بالماء والصابون قبل أن تلمس عدة الرضاعة من علبة الحليب للمية والحلمة وقد اثبتت الدراسـات أن الام إذا قامت بذلك فسـوف لن يصـيب طفلها أي اسـهال والذي هو السـبب الاول في دخول الاطفال للمسـتشـفيات في العراق وكذلك في سـبب ارتفاع وفيات الاطفال. قد يقول القاريء الكريم أن هذه الطلبات مال شـخص بطران فكيف تسـتطيع العائلة توفير 4 – 6 مميات مع قدر المنيوم وترمس والجواب أن سـعر هذه العدة سـوف يسـتقطع من اجور مراجعة الاطباء لمعالجة الاسـهال وشـراء الادوية او الدخول للمسـتشـفى ومما يسـبب تلك من صعوبات جمة لبعض الأمهات من ترك بقية الأطفال في البيت معرضين للحوادث لأن أمهم في المستشفى مع المعاناة النفسية وتحمل نفقات السفر للمستشفى وهي غالية جداً الن مع الصعوبة في التنقل وبعد المستشفيات عن بيوت العوائل والمثل يقول "الباب الذي يجيك منه ريح سده وأستريح".

من المؤسـف أن كثيراً من الامهات لايغسـلن أيديهن بعد الخروج من المرحاض بالماء والصـابون والاكتفاء بشـطفها بالماء فقط والمعروف طبياً أن طريق انتقال الميكروبات هو عن طريق الأيدي البشـرية التي لاتغسـل بالماء والصـابون بعد اسـتعمال المرحاض للتبول أو التغوط وهو نطلق عليه طبياً نقل العدوى عن طريق – اليد – والمقعد.

أن القاعدة الذهبية في منع الأسـهال هي تعقيم المميات بالغلي وليسـت باسـتعمال حبوب التعقيم وكذلك حفظ علبة الحليب في كيس نايلون في الثلارجة او مكان بارد وغسـل الايدي بالصابون والماء قبل عملية مزج الحليب وإسـتعمال المـاء المغلي او المغلي والمبرد في الترموس. هنـالـك عـدة انواع من الحليـب الصناعي الجاف في علب تحوي 440غم من الحليب وهي تكفي لمدة خمسة أيام إذا مزجت بالنسـبة المطلوبة والحليب قد يكون منزوع الدهن او نصـف دسـم او

دسم كامل او محمض او مصنع ببدائل عن الحليب بوضع فل الصويا بدلا من ذلك.

ان اسباب فشل الرضاعة الصناعية هي حساسية الطفل للحليب الصناعي وهي نادرة الحدوث لكنها موجودة يقوم الطفل فيها بالتقيء او اصابته بالمغص المعوي او حتى ظهور طفح جلدي او صعوبة بالتنفس كبديل هنا هو الحليب المصنع الذي لايحوي بروتين حيواني او حليب المعز (الصخول) الحالة الثانية هي اصابة الطفل بمغص الانزيم المعروف باللاكتيز ولادياً مما يجعل أمعاء الطفل غير قادرة على هضم هذا السكر الثاني المعروف باللاكتوز في الحليب البقري والبشري ايضاً وفصله الى سكر احادي يتكون من الكلوكوز والكالكتوز وهذه الحالة تشكل حالة طبية مستعجلة حيث قد تؤدي الى وفاة الطفل نتيجة الأسهال والمعالجة تتم عن طريق تبديل الحليب البقري الى الحليب المصنع الخالي من مادة اللاكتوز مثل حليب آيزومال. اما حدوث الأسهال في هذه الحالة إذا حدث فهو قلة التعقيم وعدم غسل الايدي. هنالك بعض انواع الحليب التي تحوي انواع خاصة من الدهون وهي التي يجب أن تتوفر في المستشفيات لمعالجة الاسهال ولكنها مع الاسف الشديد غير موجودة في القطر. كما أن الحليب المقاوم للحساسية غير موجود ايضاً اما استعمال الحليب المحمض مثل حليب البلاركون فهو لتبديل حموضة الامعاء وإذا تعذر وجوده فأحسن بديل هو الحليب المصنع من الروبه وجعله لبن واعطاءه للطفل او الاستعانة بأحد الاقارب لتقوم بالأرضاع لعدة أيام حتى تحل مشكلة الطفل.

ويبقى حليب الام هو الحل الوحيد أن الام قد لاتنتج الحليب في الايام الثلاث الاولى بعد الولادة ولكن لانجاح عملية الرضاعة من الثدي يجب وضع الوليد مباشرة على صدر الام وجعله يحس بحنان أمه وان تقوم بارضاعه المادة الصمغية وقد اعتادت أمهاتنا اعطاء الوليد القنداغ اي الماء المغلي المبرد والسكر او النبات وهو سكر مركز. الوليد يفضل النوم في الايام الاولى بعد الولادة لاستعادة انفاسه من عملية الولادة فهي ليست عملية صعبة للام ولكن هي ايضاً متعبة للوليد وأ، أحسن

الحلول للوليد الجديد هي ان تقوم أحدى الاقارب بأرضـــاع الطفل حتى تقوم الام بانتاج حليبها، لقد كثر الجدل حول اعطاء الوليد الماء ولكن من خبرتي الطبية ومعرفة جو العراق أنصح باعطاء الطفل بعض الماء المغلي دون تحليته بالسكر.

أن مشـكلة الرضـاعة من الثدي سـهلة الحل ولكن مشـكلة الرضـاعة من المحبة معقدة فقد يكون الرضيع نهم وهو يقوم بالرضاعة بسرعة وبذا يقوم بالتهام كمية من الهواء اثناء الرضـــاعة وعليه اخراجها بما نطلق عليه عملية الترجيع او اخراجها على شـــكل غازات من الأســفل. في هذه الحالة على الام أن تقوم بتهدئة الرضـيع باعطاء ممية مملوءة بالماء المعقم قبل الرضـــاعة فيقوم بالرضـــاعة منها ويبط عملية الرضــاعة ثم تقوم بعدها باعطاء ممية الحليب ليقوم بالرضـاعة وهو هادي وبذا لايقوم بابتلاع الهواء. ان مقياس نجاح الرضـاعة من الثدي او الممية هو زيادة وزن الطفل وحسـب تقدم عمره فإذا تضاعف وزن الولادة بعمر سـتة أشـهر يعني ان الرضاعة كانت ناجحة اما إذا كانت الزيارة في وزنه لاتتناسب مع التقدم في العمر فأن ذلك يعني أن كمية الحليب التي يرضــعها الوليد من اي مصـــدر طبيعي او صناعي غير كافية.

فإذا كان الطفل يرضع من الثدي يجب أن تقوم الام باعطاءه حليب صناعي أضافة الى حليب الثدي وهو مانطلق عليه الرضـــاعة التكميلية فبعد ان يمص الطفل الرضـــاعة من الثدي يعطى ممية حليب صـــناعي يجب ان لايكون أكثر حلاوة من حليب الثدي وبعد الرضـــاعة من الثدي. ان ذلك ســوف يعوضــه من نقص كمية حليب الثدي التي لاتكفي لنموه ولكن الرضـــاعة من الثدي تســـتمر. ان علامات الرضـــاعة الناجحة هي هدوء الطفل ونموه الطبيعي ان المصـــاصـــة والملهية والمهدئة وهي عبارة عن حلمة رضاعة مكبوسـة على قاعدة من البلاسـتك توضع في فم الرضـيع ليقوم بالمص عليها والتلهي بها دون بكاءً كما أنه سـوف ينام وهو يمص عليها وتتفنن العائلة العراقية بالصـرف عليها فقد تصـوغ الذهب حولها او ان تعلقها بزنجيل من الذهب. والســؤال الذي يريد هل للهاية مضـار طبية على الوليد والجواب هو نعم فهي اداة لنقل الامراض حيث أن الواجب يتطلب تعقيمها

بالماء الحار وهو مالا تقوم به الام العراقية كما أنها تسقط من فم الطفل لتقوم الام بوضـــعها بفمه دون نظافة وتعقيم وقد تتولى العملية طفلة اخرى في الدار كما أن البعض من الامهات يقمن بترطيب الملهاة بوضـــعها بفمهن وهذه طريقة مؤكد لنقل الميكروبات من فم الام للطفل. ان المص المســـتمر عليها من قبل الوليد يقوم بدفع اللثة والتي تحوي على الاسنان المؤقتة والدائمية الى الامام مما يجعل تلاقي الاسـنان في الفك العلوي مع السـفلي غير صحيح وهذا يشـوه نمو الاسـنان وشكل الوجه بصورة عامة.

ان عظام الوجه غير كاملة النمو لدى الوليدعند الولادة وهي تستمر بالنمو لتعطي الصـورة النهائية لوجه الطفل مستطيلا. ان اهم المشـاكل هي ادمان الطفل عليها وتراه في الاسـواق بعمر (3 - 4) سـنوات وهو يمص على الملهات مما يمنعه من الكلام والأختلاط وتعلم التكلم وتجد العائلة صـعوبة كبيرة في جعل الطفل يقوم بترك الملهية لذا نطلق عليها المؤذية. ان قيام الطفل بمص اصـبعه قد يؤدي الى التهاب الاصبع وتقوم الامهات بوضع مادة مرة تسمى الصبر على الاصبع او على الثـدي لتجبر الطفـل على تركها عنـد كبره وهي عمليـة مؤلمـة للطفـل كـان يجـب التفكير بها واجرائها بصـــورة تدريجيـة وجلب انتباهه الى امور اخرى ليتمكن من ترك الملهاة.

ان مفهوم الفطام يختلف علمياً عما هو معروف عنه إجتماعياً حيث يعني إيقاف الرضـاعة من الثدي او الرضـاعة الصـناعية والمفهوم العلمي هو بدء عملية ادخال الطعام الصلب لغذاء الطفل مع استمرار الرضاعة واضافة الاكل الصلب ونصف السـائل الى طعام الطفل والتي تبدأ من عمر (4- 6) أشـهر وتحضـيره ليتعلم أكل المســـتقبل وكذلك تحويله من الرضـــاعة الى الطعام البيتي في عمر ســـنتين مع الاحتفـاظ بـاعطـاءه مميـة وأحـدة فقط لفترة وجيزة لمـا يحتـاجـه من البروتين. ان عملية الفطام التي تتم على شــكل قطع مفاجيء للرضـــاعة من الثدي او الممية هي عملية مؤلمة للطفل وهي تشـبه عملية منع التدخين فجأة حيث يجد الطفل نفســه وقد فقد مصــدر غذائه ومصــدر قربه من حضــن الام وعليه التأقلم للأكل

بالملعقة والماعون بعد أن تعلم الرضـــاعة من الثدي والممية. نجد أن بعض الامهات تضع مادة الصبر وهو مادة شديدة المرورة أو وضع الحنظل على حلمة الثدي ليتفاجيء الطفل بوضــعية مؤملمة ليرضـع مادة مرة بينما نجد أن عملية التدرج في تعليم الطفل على تناول الأغذية الصــلبة يجعله غير راغب بالرضــاعة ومكتفياً بالاكل. أن عملية استمرار الرضاعة من الثدي لمدة أكثر من عامين لاتضر الام او الطفل ولكن تعتبر غير مقبولة إجتماعياً وقد تكون هي الوجبة الوحيدة من البروتين التي يحصــل عليها الطفل في يومه ولكن يجب عدم الاعتماد عليها لمنع الحمل.

ان الرضـــاعة من الثدي لاتؤثر في الناحية الجمالية للأم فهي لاتؤثر في الجســم او الشكل ولذا ننصح الأمهات اللواتي تخاف وتحرض على الناحية الجمالية للجسم. عدم الخوف من الرضاعة على جمالهن وقد ثبت علمياً ان الأصابة بسرطان الثدي هو اقل حدوثاً عند الامهات اللواتي يرضعن اطفالهن من الثدي منه لدى اللواتي لم يمارسن الرضاعة في حياتهن. من المؤسف ان المرأة في الغرب والمتعلمة في بلادنا قد عدن الى الرضاعة من الثدي بينما نجد الكثير من الامهات الغير عاملات وربات البيوت في العراق هن اللواتي يعزفن عن الارضاع من الثدي ويتحملن مرض الطفل والكلفة المادية للرضــاعة من الممية على ميزانية العائلة بينما كان بأمكانهن الارضاع من الثدي وهي الطريقة التي مارستها امهاتنا من زمن جدتنا حواء عليها السلام. الشعوب لم تعرف الرضاعة الصناعية الا بعد الثورة الصناعية والذي دفع بالام الى سوق العمل وبدأت شركات الأغذية مثل شركة نستله بحصد الملايين من الدولارات من بيع الحليب لدرجة تم تســميتها قاتلة الاطفال ثم منع الدعاية للحليب الصــناعي ومنعها من توزيع الحليب والمميات في ردهات الولادة مجاناً وبعد الولادة مباشرة حتى تفشل عملية الأرضاع من الثدي. ان نسبة قليلة من النســاء بالرغم من الحمل والولادة لم يتطورالثدي لينتج الحليب الطبيعي لديهن وفي هذه الحالة فقط يجب إستعمال الحليب الصناعي ولقد ضربت لنا مرضعة الرسول محمد (ص) حليمة السعدية المثل الأعلى في اهمية الرضاعة الطبيعية.

تغذية الطفل

إن الحليب من الثدي او الممية لايكفي لنمو الطفل ولذا وجب البدء باعطاء الطفل بعض الاطعمة الاضافية الى الحليب ولتوفر له الرضا والقناعة والنمو الطبيعي.

ويستحسن أن تكون الاطعمة موجودة في الدار وليست مصنعة تقوم الام بتحضيرها دون عناء إضافي وهي جزء من الاكلات التي تقوم الام بتحضيرها لغذاء العائلة وهي في هذه الحالة تكون طازجة لاتحوي الحوافظ ولا الأضافات والملونات وغير مكلفة لميزانية العائلة ولاتسبب حساسية للطفل نتيجة تلك المواد الكيميائية المضافة لها.

ان الوليد الجديد لديه الامكانية الجسدية في هضم كافة الاغذية المعطاة له ولكن المشكلة الرئيسية في تعلم عملية البلع حيث انه يعرف المص والرضاعة وعلينا تعليمه عملية البلع. من الناحية الفسلجية نجد ان اللسان مقسوم الى نصفين النصف الامامي منه عملية البلع أرادية اي أن الشخص يستطيع ان يلفظ ماعليه من أطعمة بأن يقوم بالبصق اما الطفل فيدفعها للخارج بلسانه وهذا مايجعل الام تعتقد أ، الطفل لايرغب بالأكل. اماالنصف الثاني من اللسان ففيه عملية البلع غير ارادية حيث اننا نبلع بالرغم منا كل مايقع على هذا الجزء من اللسان والكل قد خبر ذلك ويعرفه من العلك الذي إذا وصل تلك المنطقة وجب علينا بلعه لاارادياً وذلك عمل دفاعي من قبل الجسم حتى لاتصل تلك المواد الى القصبة الهوائية محدثة الاختناق. لذ وجب على الام وضع الطعام عند اطعام الطفل فوق بداية هذه المنطقة من اللسان ولكن ذلك قد يؤدي الى نطلق عليه عملية التهوع وهي حالة دفاعية يقوم بها الطفل لان المنطقة ذات حساسية عصبية شديدة وذلك لمنع دخول الطعام الى القصبة الهوائية وهي مخيفة للام والتي تعتقد أن الطفل قد اختنق بها.

ان عدة الاطعام تشمل ملعقة كوب نظيفة وطاسة أستيل وهذه يجب أن تغسل وتعقم بالغلي مع قيام الام بغسـل يديها بالماء والصـابون قبل عملية تحضـير الطعام وكذلك مرة اخرى قبل إطعام الطفل. يجب البدء باعطاء الطفل الاغذية البسيطة وسهلة الهضم والتي يمكن أن تعطى له اثناء أصابته بالاسهال او النشلة او الانفلونزا فمثلا نبدأ باعطائه الروبة وليس اللبن او المنشف. يعطى ثلاث او أربع ملاعق مرتين باليوم بين الرضعات ولايعطى الطعام بعد الرضاعة او قبلها مباشرة لان معدة الطفل صـغيرة ومملوءة بالحليب كما يمكن اعطاء لطفل المحلبي غير المحلي او التمن المعصود الذي تم هرسـه وجعله كالمحلبي يستطيع الطفل ان يقوم ببلعه بسهولة.

ان كثيراً من العوائل تبدأ اطعام الطفل باعطائه السـيرلاك وهو غالي السـعر ومكلف لميزانية العائلة وهو لايتعدى أن يكون أكثر من بسكت مسحوق محلى بالسـكر وهو مايمكن للام أن تقوم بتحضـيره شـخصـياً في البيت بوضـع بعض البسكت الغير محلى او تضيف كعكعة بدون سمسم غير محلات وتصنع عليها ببعض الحليب والماء فيصـبح سـيرلاك بيتي دون حوافظ ومطعمات والتي تسبب الحساسية وحدوث المغص او حتى حدوث الربو.

أن السيريلاك يتم استيراده من الصين وهو يتعرضن الى مختلف العوامل البيئية من حرارة وخزن غير صـحيح ومرور مدة طويلة على تصـنيعه بينما نجد أن الام التي قامت بطبخ التمن للعائلة تسـتطيع أن تأخذ جزء منه ثلاث او أربع ملاعق تضعها في طاسة الاستيل المغسولة والمعقمة بالماء الحار وتضيف عليها بعض من سـوائل المركة المطبوخة للعائلة من فاصـوليا أو بطاطا او خضـرة ثم تقوم بغلي تلك المواد وهرسـها بالملعقة لتصـبح على شـكل مسـتحلب تقوم بتبريده واعطاءه للطفل. ان هذه العملية لاتضيف عليها جهداً زائداً ووقت للتحضـير وليس هنالك زيادة في كلفة المواد. كما أن المواد الغذائية طازجة وسـوف يقوم الطفل مسـتقبلاً بأكلها عندما يكبر وكنت دائماً أقول للامهات لايمكن اطعام الطفل سيرلاك وعندما يكبر يجب عليه اكل الباميا والفاصوليا والشجر والكوسة والثريد

لذا يجب أن يتعلم على اكلها وتذوقها منذ الطفولة من الشهر السادس عند بدء اعطاءه الطعام. أن شركات تصنع الاغذية مثل شركة جربر تجني الملايين من الدولارات من بيع أغذية الاطفال في الغرب لأن الام منهوكة في سوق العمل وليس لديها الوقت لتحضير الطعام للعائلة فكيف بطعام الطفل بينما نجد أن الام العراقية هي ربة بيت وتستطيع أن تقوم بصنع عدة وجبات وتقوم بخزنها في الفريزر او الثلاجة ثم تقوم بأحمائها واطعامها للطفل ولكن المشكلة هي عدم وجود واستمرارية الكهرباء. تستطيع الام ببدء تعليم الطفل الاكل من الشهر السادس من عمره واعطاءه بعض الفواكه الطازجة مثل مبروش التفاح والعنجاص والخوخ والعنب وحتى مادة الركي والبطيخ بكمية صغيرة مهروسة يستطيع بلعها وعليها تجنب اعطاء الاشياء الحلوة مثل الحلاوة والجكليت والنستلة او الشربت او السوائل من الببسي كولا والكوكا كولا لانها تسبب الأدمان وكذلك سوف يقوم برفض الاغذية التي لاتحوي سكر مضافا مثل الروبة واللبن والجبن مستقبلا ان اللحم المثروم والمغلي لمدة طويلة لايفقد قيمته الغذائية بالطبخ ولذا يمكن أن يمزج مع التمن او حتى اعطاء قطع من السمك المهروس او صدر الدجاج للطفل في عمر 9 شهور.

ويستحسن تقشير بعض الخيار او الجزر وجعله على شكل قلم أو إصبع يعطى للطفل ليقوم هو بمسكه ووضعه في فمه ليتعرف على طبيعة الاشياء الصعبة القطع وكذلك فهو لن يستطيع أن يبتلع هذا الأصبع من الجزر او الخيار ولكنه قد يسبب له بعض التهوّع. ان طعام الطفل هو أحد طرق نقل العدوى المرضية له عن طريق الأمعاء لذا فهو يصاب بالاسهال والتقيء إذا كانت يد الام ملوثة وغير مغسولة بالماء والصابون او كانت الملعقة او الطاسة غير نظيفة وان ملعقة الاكل قد سقطت على الارض او ان الذباب توقف عليها فترة او أن الغذاء ترك لفترة طويلة دون حفظه في الثلاجة او انقطعت الكهرباء ثم تم اعطاءه للطفل.

أن الاصابة بالتهاب الأمعاء الحاد او التسمم الغذائي مؤكدة وهي السبب الاول لدخول الأطفال في العراق لمستشفيات الاطفال او الموت نتيجة الجفاف

واضـطراب الاملاح وهذه يمكن تجنبها بغسـل الايدي قبل الأطفال وأطعام الطفل بادواة معقمة وغير ملوثة. ان تكرر الاسهال يسبب فشل نمو الطفل ويؤخر تطوره ويصـيب عقله بالنقص خاصـة في السـنتين الاولى من لعمر والذي يتم فيها نمو الدماغ وتطوره وقد ثبت علمياً بان مدارك الاطفال في المدرسـة الابتدائية تعتمد على تاريخ الأصابات بالأسهال في السنتين الاولى من العمر. السؤال الذي يرد على الذهن هو لماذا يجب علينا اطعام الأطفال؟

ان الطفل يزداد وزنه بتقدم عمره من الولادة الى السنة او السنتين وبذا تزداد كمية الحليب الذي يجب عليه تناوله لينمو وتصبح كمية الحليب السـائل كمية كبيرة لايسـتطيع الطفل أن يتناولها لتحقق له النمو الكافي لذا وجب علينا أعطاءه الغذاء لتوفر له الطاقة البديلة والمسـاعدة للنمو فمثلا ان الطاقة الموجودة في أربع ملاعق اكل كبيرة من التمن وملعقة من دهن الزيت تعادل رضعـة كاملة من الحليب كما أنها تعلم الطفل التحول التدريجي نحو ترك الممية والرضاعة من الثدي. كنت اثناء الممارسـة الطبية أقوم باعطاء الطفل بعض الفيتامينات ATD والحديد والتي يجب ان تعطى مباشـرة للطفل دون وضعـها في الحليب لأن ذلك يبدل طعم الحليب ويقوم الطفل بترك الرضـاعة. يجب أدخال عصير البرتقال وعصير الطماطة بصورة تدريجية لانها قد تسبب الحساسية لبعض الاطفال كما أن البدء باطعام الطفل البيض المسلوق نصف سـلق يجب أن يبدأ بعمر السنة وأن يبدأ بمادة صفار البيض وليست بياض البيض الذي يسبب الحسـاسية. ان الاسـهال المتسـبب عن الاطعام قد لايكون سـببه قلة التعقيم ولكن قد يكون حسـاسـية لمادة الحفظ الموجودة في بعض الاغذية ويجب عدم اعطاء الطفل الاغذية المتروكة دون حفظ في الثلاجة خوفاً من حدوث التسمم الغذائي بسببها.

فحص الوليد الجديد

الوليد الجديد هو نعمة من الباري عز وجل تنتظرها العائلة تسـعة أشـهر ليدخل البهجة والفرح في قلوبهم ويملأ البيت صـراخاً ثم الضـحك واللعب وكسـر الاثاث والتحفيات. يجب فحصـه بعد الولادة للتأكد من أنه طبيعي القياسـات من الوزن والطول ومحيط الرأس ولون الجلد والتـأكـد من عـدم وجود آثار الولادة عليـه من جروح وكسور وسحجات ونزيف والتاكد من عدم وجود تشوهات خلقية لديه مثل شـفة الارنب او الماء الاسـود والأبيض في العينين او عدم وجود مخارج طبيعية او تشـوهات في الاعضـاء التناسـلية كأن يكون خنثى او وجود خلع ولادي في عظمي الورك والتي تكون معالجته مثمرة مباشـرة بعد الولادة وبأقل التداخل. كما يتم معرفة وزنه وطوله ومحيط رأسه وان قلبه سليم لاتوجد فيه نشوهات خلقية.

ان خروج الوليد من الرحم عملية كبيرة له قد يتعرض فيها الى كسـور في اليد او الرجلين او نزف في فروة الرأس او داخـل العينين او تقطع بعض اعصـاب اليد والتي تؤدي الى شـلل اليد المصـابة إذا لم تعالج او كسـر في العظك الغرابي في الرقبة او نزف في بعض عضـلات الرقبة مؤدياً الى ميلان الرقبة الى الجهة المصـابة مع ميلان الرأس معها ان الفحص يثبت ايضـاً عدم وجود التهابات قيحيـة او علامات الامراض الجنسية وعدم وجود انسداد داخل الأنف او ووجود طفح جلدي او علامات تشـوه خلقي في الجلد. ان لون الجلد يثبت لنا أن الوليد لم يعاني من نزف دمه للأم او التوأم الأخر أو فقدان الدم من الحبل السـري الذي لم يحسـن شـده مما يؤدي الى ظهور فقر دم لديه والذي علينا تتوجب معرفته لمعالجته مستقبلاً. إذا كان الوليد الجديد خديجاً ان وزنه دون الوزن الطبيعي (3,5) كيلو او كان غير مكمل لمدة الحمل او متعديها بعد (42) أسـبوع من الحمل وجب معالجته في المسـتشـفى قبل اعطاءه للعائلة. ان بعض الامهات تحتاج الى رعاية خاصة بالوليد مثل الامهات المصابات بمرض الداء السكري حيث يكون الوليد في هذه الحالة كبير الحجم كبير الوزن قد يتعدى (5) كيلوات مما يجعله عرضـة لاصابات الولادة من كسـور او انخفاض مسـتوى السـكر لديه قد تظهر على شـكل اختلاجات تعالج في المستشفى.

كما أن بعض الامهات اللواتي تناولن فيتامين B6 او حبوب منع الاسـقاط قد تظهر علامات طبيـة على الوليـد الجديـد مثـل الاختلاجات او التشـوهات الخلقيـة في الاعضـاء التناسـلية للوليد مما قد يسـبب خطأ في تسـمية الوليد ولداً او بنتاً. ان الامهات اللواتي يتناولن الادوية الهورمونيـة للدرقية في حالة نقصـها او الادوية المضادة لها في حالة زيادة الافراز هم ايضاً بحاجة الى رعاية خاصة بهم ولذا وجب ان تكون الولادة في المستشفى.

ان بعض الامهات اللواتي يتعاطين أدويـة الصـرع او الادويـة لمعالجـة الحلات النفسـية من كآبة او ازدواج الشـخصـية هن ايضاً بحاجة الى عناية خاصة بهن. أن الوليد الجديد الذي تتم ولادته بعملية قيصرية يحضرها اخصائي الاطفال للاعتناء بالوليد الجديد لانشـغال بقية الكادر الطبي بالعناية بالام وتسـجيل العلامات الحيويـة لـه من نبض القلـب ولون الجلـد والتنفس والحركـة وهو مـانطلق عليـه قياس أبجار والذي يعطى درجة من 1 -10 وكلما كان عالياً في الدقيقة الاولى كلما كان الوليد الجديد بخير وكلما نقص هذا القياس كان هنالك إحتمال إصابته الوليد بنقص الاوكسـجين في الدماغ وتلف الخلايا الدماغية مؤدياً الى التخلف العقلي او الصـرع مسـتقبلاً او حتى الفشـل في الدراسـة والتعلم مسـتقبلاً ولذا تقوم مسـتشـفيات الولادة بمراقبة الوليد اثناء الولادة وقبلها وتقرر التداخل الجراحي عندما يكون الوليد بحالة خطرة ودقات قلبه ضعيفة وقليلة.

يبدأ فحص الوليد في مكان دافي ورطوبة معتدلة ابتداء من الرأس والرقبة والصـدر والبطن والاطراف العلوية ثم السـفلى ثم ظهر الوليد والتأكد من عدم وجود خلع ولادي او تشـوه في القدمين وخلو الجسـم من أي طفح او تشـوه كما أن الوليد وحركاته ولونه وعدم وجود خمول أو كسـل وان دفات قلبه وعدد مرات التنفس هي طبيعية وان الاعضـاء التناسـلية هي طبيعية يعلن بعدها الطبيب أن الطفل الجديد هو ولد او بنت داعياً له بالصـحة والعافية والمسـتقبل الزاهر. إن اخذ قياسات الوزن والطول ومحيط الرأس تسجل الاساس لمعرفة النمو والتطور لدى الوليد في السـنة الاولى من العمر وحتى عمر البلوغ. فمثلاً يتضـاعف وزن الوليد

بعمر (5) أشهر ويصبح ثلاث مرات في عمر سنة ولمعرفتنا بكمية الزيادة في الوزن للوليد الجديد والتي تكون 50غم يومياً فالأشهر الستة الاولى من العمر و30غم في الستة أشهر الثانية التي تليها ويمكن معرفة وحساب الوزن لدرجة دقيقة منها نعرف نموه وهل هو طبيعي وأحد وأهم اسباب عدم زيادة وزن الوليد هو أن كمية الرضاعة لاتستجيب لحاجاته اليومية سواء من الثدي او من الممية ولذا تقرر زيادة التغذية لجعل النمو طبيعي وحسب العمر.

ان قياس الطول مهم ايضاً فالوليد يولد ومعدل طوله 50سم ويزداد بكمسة معروفة شهرياً ومنها نعرف هل ان النمو طبيعي ام هنالك سبب مرضي كنقص في هورمونات النمو او الدرقية او ان النمو طبيعي حسب اطوال الام والاب.

ان اهم قياس من قياسات الوليد الجديد هو محيط الرأس لانه إنعكاس لنمو الدماغ داخل القحف فإذا كانت الزيادة في الشهرين الاولى من عمر الوليد أكثر من الطبيعي يعني ذلك حالة مرضية نطلق عليها استسقاء الدماغ وان دورة سوائل الدماغ غير طبيعي مما يؤدي الى زيادة حجم رأس الطفل وتبدل نظرته حتى يصبح شكل العينين مما نطلق عليه غروب الشمس وهي حالة تحتاج الى تداخل جراحي مستعجل لانقاذ الدماغ من التلف اما إذا كان قياس محيط الرأس دون الطبيعي فهي حالة تخلف عقلي او عائلي أو التحام فواصل القحف لاثناء الحمل وهي حالة قد تحتاج الى تداخل جراحي يسمح للدماغ بالنمو والتطور ويبقى على نمو الدماغ ان قياس محيط الرأس في الأشهر الثلاث الاول كبير الأهمية وعليه تبنى القرارات العلاجية ولذا يجب قياس محيط الرأس ثلاث مرات واخذ المعدل منها لتجنب الوقوع في الخطأ.

ان أمراض الدماغ من نقص وزيادة تظهر في الأشهر الاولى على شكل اختلاجات وتأخر في التطور من مناغات وتكلم وضحك ولعب وجلوس ومشي لذا وجب استمرار العائلة بزيارة المركز الطبي لمتابعة النمو والتطور لدى الوليد الجديد.

ان المركز الطبي يزود العائلة ببطاقة تشمل الوزن والطول ومحيط الرأس وهو ايضاً يقوم بتعليم الامهات طرق تحضـير الطعام وطرق البدء بتعليم الوليد الجديد مسـتقبلاً بتناول الطعام، وكذلك اجراء اللقاحات. واثناء زيارتي للقطر اليمني الشقيق اعجبني تصميم وبناء المراكز الصـحية للرعاية الأولية للامهات والاطفال فهو مقسـوم طولياً لقسـم علاجي معزول عن قسم التلقيحات وفحص الوليد ومتابعة حالته الصحية من ناحية زيادة الوزن او نقصه وتقوم الامهات بجلب كارتات النمو وهن يعرفن تشخيص الخلل في النمو وكذلك متـابعـة زيـادة الوزن على الخط البيـاني كمـا أنهن يجلبن معهن طعـام الطفـل ويقمن بتحضـيره في المركز الذي وفر موقد غازي للطبخ وارضـية مفروشـة لجلوس الامهات واطعام الطفل تحت رعاية مسؤولة التغذية.

من المؤسـف حقاً ان العائلة العراقية لاتكلف نفسـها شـراء دفتر مذكرات صـغير تسـجل فيه يوم الولادة أو وزن الطفل ومتى ابتسـم ومتى ظهرت أسـنانه ومتى جلس ومتى مشـى معلومات مهمة لمعرفة نمو وتطور الطفل وهل كان طبيعياً او متخلف عن اقرانه ويصـبح ذلك مشـكلة إذا كان لدى العائلة 4 – 5 اطفال ويبقى ذلك مسـؤولية طبيب الاطفال معرفة تاريخ الولادة بربط ذلك بالأحداث اليومية مثل يوم العيد ويوم رأس السنة وافتتاح ملعب الشعب وإذا كانت العائلة تحسـب العمر بالأشـهر القمرية فالمأسـاة أكبر حيث على الطبيب معرفة في اي شـهر حدث رمضـان واي شـهر حدث رجب ومتى كان العيد الكبير لمعرفة موعد وتاريخ ولادة الوليد الجديد. ان تقدير الحالة العقلية للطفل وهل هو طبيعي ام ضـعيف التعلم وهنالك دراسـات كثيرة تتبع الوليد من الولادة وحتى عمر دخوله الكلبية وتشـير الى وضـعه وعلاقاته في المجتمع إنعكاسـاً على تلك المعلومات الاولية. نحن ولله الحمد لاتوجد لدينا مثل هذه الدراسات ولانقيم وزن لها بل تركنا تطور الطفولة لرحمة الخالق فهو المسـؤول عنها بينما تجد ان الامم المتقدمة تعتبر الطفولة استثماراً للمستقبل وترصد الاموال في مساعدة العوائل التي لديها اطفال وتشـجع الانجاب بالحوافز لخلق جيل يقوم برعاية للجيل الذي رباه وكبر ليتقاعد معززاً مكرماً وهو يحمل همومه.

الســؤال هو كيف يجب أن ينام الطفل وهل يقمط وهل تترك يداه طليقة. إن أحســن الطرق لنوم الطفل هو النوم على الظهر وليس على اليبطن والذي ثبت علمياً انه يقلل حالات الموت الفجائية في الســرير والان تنصــح به جمعية اطباء الاطفال الامريكية اما القماط فله فائدة وأحدة فقط وهو تقليل التحفزات الولادية مثل انعكاس مورو الذي يستمر للشهر الثالث من عمرالطفل وهو عبارة عن حركة لا ارادية عندما ينخفض رأس الطفل تتمدد يداه واتطرافه السفلية للخارج مسبب ايقاض الوليد اما عن الحقيقة التي يدعيها اباؤنا وهي ان القماط يعدل الرجلين فتفسـير ذلك علمياً ان الاطفال الفقراء من ابناء العراق يصـابون بمرض الكسـاح وفيه تتقوس الرجلين والشـد عليهما بالقماط يجعلهما يسـتقيمان ولكنه يشـكل ايضاً طريقة لحفظ حرارة الوليد خاصة في بيوت الفقراء الخالية من التدفئة.

اما إسـتعمال الحضـائن النبيذة فهو مكلف ويشـكل عبأ مالياً على ميزانية العائلة العراقية ذات الدخل المحدود ويســتحســن إســتعمال الحضــائن من القماش وغسلها بالصابون العادي مثل سن لايت وليس الصابون الوكس الغالي او صابون التآيدؤ والذي يسبب تلف الجلد عند الوليد الجديد. ان الحضائن تكون على شكل حضـائن صـغيرة نطلق عليها لكافة لايتعدى طولها المسـطرة توضـع مباشـرة على مخارج الوليد وتغطى بقماط كبير مثلث الشــكل يلف الطفل لفاً كاملاً ودون الحاجة الى اســتعمال الحبل للشــد ولو أخذ متر مربع واحد لحصــلنا منه على 8 لفافات وعلى حضـينتين كبار بتقسـيمه على شـكل مثلثات. ان مشـكلة الحضـائن هو البلل بســرعة ولو تركت لفترة طويلة مثلاً الليل لســببت للوليد ظهور الطفح الجلدي عليه – الجلد المهلوك – والوليد سـوف يبكي كلما قام بعملية التبول لان الجلد حســاس للاملاح الموجودة في البول وهو مانطلق عليه ينســمط مؤدياً الى البكاء وعدم النوم وقلة الراحة لدى الام والاب. ان الام تكون متعبة ويكون نومها ثقيلاً في الليل ويأخذها التعب ولذا يبقى الوليد مبللاً طيلة الليل بالبول والغائط مؤدياً الى الطفح الجلدي: ان جلد الوليد رقيق اشـبه مايكون بالورقة اما جلد الكبار فهو يشبه جلد الكتاب مقارنة.

ان وجود الماء في البول يؤدي الى ذوبان مادة الجلد الوقائية وهي مادة الكيروتين العازلة على الجلد وهو ماتشـاهده في ايدي النسـاء اللواتي تغسـل الملابس بالصابون تصبح اليد ناعمة وملساء فتختفي اول درجات المقاومة الجلدية. يوجد في البول مادة اليوريا ويوجد في الغائط ميكروبات تقوم بتحويل هذه المادة الى امونيا تذوب في الماء الموجود في البول لتصـبح مادة قلوية حارقة تقوم باتلاف الجلد وهو مانطلق عليه التهاب الجلد الامونياكي كما أن الغائط يحتوي على الاحياء المعروفة بالكانديديا وهي تتكاثر نتيجة الرطوبة والحرارة مؤدية الى التهاب الجلد الطفحي المعروف بالتهاب الكانديدا وقد يحدث الاثنان في نفس الوقت فيصـبح الجلد بدون مقاومة ولذا وجب تبديل الحضـائن ليلاً او نهاراً وعدم جعل الوليد ينام ليلة كاملة على حضـائن مشـبعة بالبول والغائط وننصح باسـتعمال زيت الزيتون كمرهم مرطب للمنطقة او اسـتعمال مرهم الزنك المخلوط بدهن الخروع ودهن الاعضاء التناسلية عدة مرات باليوم وكذلك ننصح بعدم استعمال اي مرهم يحتوي على مادة الكورتيزون وحتى لو وصـفها طبيب أطفال لأن جلد الطفل يقوم بامتصـاص تلك المادة لتصـل عن طريق الدم للغدة الكظرية مؤدية الى متلازمة كشـن وظهور السـمنة على الوجه وحب الشـباب وإرتفاع ضـغط الدم وزيادة الوزن وظهور الوجه القمري اضافة الى هشاشة العظام وقلة المقاومة.

ان أحسـن طرق معالجة الطفح الجلدي لدى الاطفال هو اسـتعمال حضـائن القماش وغسـلها بصـابون عادي وليس طبي او صـابون تايد مع شـطفها شـطفاً جيداً للتأكد من عدم وجود بقايا صـابون فيها. والتوقف عن اسـتعمال الحضـائن البديلة وننصـح باضـافة نصـف إسـتكان خل ابيض لماء الشـطف للحضـائن وتجفيفها بالشـمس ويترك الطفل معرضـاً للهواء في منطقة الحضـائن ويغطى جسـمه حتى لايصـاب بالبرد حيث ان الهواء والجفاف يقتل الكانديدا كما أن الميكروبات تموت لتعرضها للاكسوجين وتوقف إنتاج مادة الامونيا والتي سوف تتبخر ان انتجت مع اسـتعمال زيت الزيتون او الزنك ودهن الخروع بعد تعريض الجلد لمدة نصف ساعة للهواء ولعدة مرات في اليوم.

يمكن استعمال الدواء الأزرق – جنشن فايوليت – وهذا يسبب تلون الحضائن ويلون الجلد كما يجب عدم استعمال المركركروم او الزيرقون لانها سامة مؤذية ولاتفيد وان تعريض جلد الطفل للهواء وحده قد يكفي لعلاج اشد حالات الالتهاب. قد يكون التهاب الجلد جزء من التهابات جلدية عامة مثل الاكزيما او السورايسز او بعض الالتهابات الفيروسية او حتى التهابات الجنسية مثل السفلس وهو دائماً تكون في بال الطبيب الاختصاصي بالتشخيص التفريقي وهي سهلة التشخيص ومعالجتها تختلف عن الطفح الجلدي العادي يجب الانتباه ان باقا الصابون او التايد من الحضائن قد يكون سبباً لالتهاب الجلد ولذا وجب التأكد من ان عملية الشطف كاملة لاقمشة الحضائن وعدم ترك الحضائن مبتلة لفترة طويلة وعدم اللجوء للمراهم الطبية المركبة والوقاية خير من العلاج وكثيراً من العوائل العراقية تجفف الحضائن شتاءً باستعمال الصوبات المستعملة للتدفئة.

الخلع الولادي

عدم انتظام تطور عظام الورك ان المقصود بالخلع الولادي هي حالة يكون فيها رأس عظم الفخذ خارج المحل المخصص له في عظم الورك حفرة الحق Acetabulum وهو ولادي الحدوث في الغالب حدوثه لدى الأناث أكثر منه لدى الذكور أو قد يكون مكتسباً نتيجة حادث كتصادم سيارة بأخرى.

ان اسباب الخلع قد تكون وراثية فهو مودجود في بعض العوائل او قسم من اجناس البشر الذي يحدث لهم أكثر من حدوثه في اقوام اخرى او قد يكون نتيجة الحمل الجنيني المستعرض في بعض الاحيان.

تتبع اهمية تشخيص الخلع الولادي بعد الولادة مبارة او بعد ثلاث أشهر أن عملية العلاج تكون بسيطة عند التشخيص المبكر فمعالجة الطفل من الأشهر الاولى لاتوجب التداخل الجراحي بينما إذا تم التشخيص من عمر سنة او سنتين قد يحتاج الطفل الى تداخل جراحي لأعادة عظم الفخذ الى محله الصحيح في الورك

في البلدان المتقدمة يتم التركيز على عملية التشخيص المبكر بفحص الوليد مباشرة بعد الولادة والفحص سهل الاجراء ويتطلب فحص الحركة للاطراف السفلية بوضعية تسمح بمعرفة درجة تحدد الحركة للفخذين او سماع صوت دخول وخروج عظم الفخذ داخل الورك كما يمكن التأكد بأخذ اشعة للاطراف السفلى في منطقة الحوض او اجراء فحص السونار للوليد الجديد. إن بعض العلامات السريرية قد تشير الى وجود الخلع مثل عدم تناسق طبقات الجلد في منطقة الفخذين وعدم تناسقها او حدوث المشية العرجاء عند الطفل في عمل 9 – 12 شهر او المشي على أطراف الاصابع وإذا كان الخلع مزدوجاً شامل للطرفين فالمشي يكون كالبطة ولاننسى تلك المشية لأن أحد الممرضين في مستشفى مدينة الطب كان مصاباً بخلع ولادي مزدوجاً لم يعالج في طفولته.

ان مضاعفات الخلع الولادي تحدث عندما يقوم الطفل بالمشي او عند الكبر هي تلف سطح عظام الفخذ وتآكلها مما يؤدي الى الألم ويستلزم تبديل عظم الفخذ بآخر صناعي.

ان عملية العلاج سهلة وتبدأ بوضع وسادة بين رجلين الطفل فوق الحضينة وتقميطه بقطعة قماش كبيرة وعندما تتقوى أطراف الطفل نقوم بوضع شداد بافيلاك عدة Pavlik Harness وهو عبارة عن رباطات تربط الرجلين بوضعية توضع عظم الفخذ ن المكان المخصص لها في عظم الورك مما يسمح لها بالتطور الصحيح وتسمح للطفل مستقبلاً بالمشي الصحيح ودون مضاعفات الخلع الولادي. إذا اكتشف الخلع بعمر سنة او أكثر قد نحتاج الى وضع الطفل في قالب الجبسونا ويناء ذلك حول منطقة الورك باكملها وهي عملية مزعجة للطفل في جو العراق الحار صيفاً ولمدة سنة كاملة.

ان فحص الوليد مع الاسف الشديد في العراق لايتم على جميع المواليد ولذا فأن هنالك حالات تكتشف بعد عمر سنة عندما يبدأ الطفل بالمشي.

ان تقرير اخصائي الاشعة لاينتفي وجود الخلع إذا كان هنالك علامات سريرية على الخلع وقد تجمع لدي حوالي 180 حالة خلع ولادي لاطفال ولدوا في المستشفيات الحكومية والاهلية ولكن حالتهم لم تكتشـف بسـبب عدم اجراء الطبيب للفحص العام للوليد والذي يشمل فحصه من قمة رأسه الى أخمص قدميه.

هنالك بعض التشـوهات الخلقية الاخرى التي تصـيب الوليد الجديد فقد تكون قدماه ملتويتان حنف القدم Foot Club والتي يمكن معالجتها بسـهولة بوضـع الطفل في قالب يسـمح للقدم بالتطور الصـحيح ويجنب الطفل عاهة مسـتديمة تستوجب عليه ارتداء احذية تفصل له في جميع مراحل حياته.

قد تشـتكي العائلة من ان الطفل يمشـي على رؤوس اصـابع قدميه وهنا يجب فحص روابط الرجل والتـأكـد من عـدم وجود قصـر في رابط الاكليلي (العرقوب) Achiles Tendon والتي قد تحتاج الى عملية تطويل ليسـتطيع الطفل المشـي بصـورة صـحيحة. او قد تكون رجل الطفل مانطلق عليه بالرجل المسـطحة (Flat Foot). شـقة القدم من التشـوهات الاخرى وهي ماتصـيب اصـابع اليد التي قد تكون ستة أصابع أو ان تكون متلاصقة مع بعضها البعض او عدم وجود الاطراف العليا ولادياً كما حدث في مأسـاة دواء الثاليدومايد ومن هنا وجب على الام عدم تناول الادوية دون اسـتشـارة طبيبة في الأشـهر الاولى من الحمل خوفاً من حدوث تلك التشوهات.

ان واجب العائلة يحتم عليها مشـاهدة جميع اعضـاء الجسـم وعليها ان تلاحظ إذا كان هنالك فرق بين اخاديد الجلد عند تبديل الحضـائن او صـعوبة فتح الرجلين لتبديلها او غسل منطقة العجز. كما أن عليها ان تأخذ الطفل مباشرة بعد الاسبوع الاول من عمره وعرضـه على طبيب الأطفال والتأكد من سـؤاله هلى أن رجليه طبيعيتان وهل لديه خلع ولادي ام لا وبهذه الطريقة تشير للطبيب بأن عليه واجب فحص المنطقة وليس الاكتفاء بوضـع السـماعة على صـدره او اخذ حرارته وقياس وزنه عليها أن تسـأل عن قياسـاته جميعها وتسـجلها امامه في دفتر خاص يخص الوليد الجديد وبهذه الطريقة تشـعر الطبيب أن لديها معرفة مسـبقة بما يجيب

عليه القيام به من فحص للوليد الجديد وبهذه الطريقة يقيم الطبيب وجديته ومعرفته الطبية اما إذا ولد الطفل في مستشفى حكومي وجب على العائلة أن تطلب من الممرضة عرضه على طبيب الاطفال المسؤول عن حديثي الولادة ليقوم بفحصه قبل اخراجه من المستشفى على العائلة أن تعرف ان ذلك ليس فضلاً عليها بل هو واجب الأختصاصي المكلف بفحص حديثي الولادة والذي يتغاضى راتبه من هذا العمل الذي يؤديه.

إن فرح العائلة بسلامة الام والوليد الجديد يجب أن لاينسيها واجباتها تجاه هذا الوليد فهو لن يستطع أن يقول للعائلة ارجو عرضي على طبيب الاطفال ليتأكد من انني ولد او انثى طبيعية وان حالتي جيدة وان تعذر عليها طلب هذا الفحص عندما تذهب به في عمر شهرين للتلقيح علماً بأن التلقيح يبدأ مباشرة بعد الولادة.

الختان

من الانسب أن نتكلم عن الختان (Circumcision) بعد فحص الوليد لأنه أنسب الاوقات لعملية الختان هو من الشهر الاول من عمر الوليد لبساطة العملية وسهولة اجراءها وعملية الاعتناء بالوليد تكون أسهل وهي لاتترك أثاراً نفسية وذكريات مؤلمة للطفل عندما تجرى له بعمر يتذكر تلك العملية وما سببته له من آلام بالرغم من الحفلة التي أقيمت والموسيقى التي اطلقت فيها الزغاريد وأطلقت فيها العيارات النارية ولدي اصدقاء اجريت عملية الختان لاطفالهم مجاناً في مستشفى الأطفال لاجد ماصرف على الاطلاقات النارية من اموال يكفي لختان اولاد العشيرة من قبل طبيب اختصاصي دون ذكر الذبائح والعزيمة وهي أحدى الطرق للتباهي الاجتماعي للمهوسين به في هذه المناسبات. المعروف ان عملية الختان عملية معروفة منذ آلاف السنين من زمن نبينا ابراهيم عليه السلام وهي تمارس لأسباب دينية عند المسلمين واليهود او لاسباب قبلية في افريقيا وتجرى للمواليد الذكور فقط ومن مختلف الاعمار من عمر اسبوع لدى اليهود وحتى عمر

البلوغ لـدى البعض الغير محظوظ في طفولتـه. يقوم بعمليـة الختـان انـاس معروفون وهم مانطلق عليه الزعرتي او المطهرجي وعادة يكونوا حلاقين اضـافة الى مهنة الختان او تقوم العوائل بختان اطفالها في المسـتشـفيات او العيادات الخاصة.

ان عمليـة الختان على بسـاطتها لا تخلو من مضـاعفات منها النزف الدمور خاصـة للذين لـديهم مرض النزف الوراثي المعروف بالهيموفيليا وقد يكون الختان اول فحص يظهر النزف إذا كانت الحالة نتيجة طفرة جينية تحدث لاول مرة في العائلة وهنا يتطلب العلاج في المستشفى لايقاف النزف او قد يكون النزف من شـريان القضيب والذي يحتاج الى ايقافه المضـاعفات الاخرى هي اخذ الجلد من فوق ظهر القضـيب مما يسـبب آلاماً في الكبر عن الجماع او اخذ كمية قليلة من الجلد مما يوجب اعادة الختان. ان العملية توجب فصـل الجلد عن ما نطلق عليه الخلالة ويتم ذلك بطريقة غير مؤذية ثم وضع آلة الطهور على الجلد الزائد وقطفها وتركها لعدة دقائق يتم ايقاف النزف الدموي ثم تضـميد الجرح بلفاف مع مرهم طبي لايشد بقوة حتى يسمح للطفل بالتبول وتبديل تلك الشدادات حتى شفاء الجرح إذا لم يتم اخذ المقدار الكافي يترك الجلد فوق الخلالة وتتجمع مادة بيضاء تسبب حكة للطفل فيقوم بسـحب قضـيبه ليكتشـف انها تعطيه بعض اللذة فيقوم بتكرارها وهو مايشبه حالة العادة السـرية لدى الكبار وهذا يحرج العائلة اجتماعيا حيث يقوم الطفل بهذا العمل اثناء وجود الضـيوف (الخطار) من اناث وذكور مما يسـبب احراجاً للعائلة وقد يتطلب ذلك علاجاً طبياً. وقد مرت عليَّ عدة حالات كان قسم منها شديد الوقع على العائلة والطفل بريء من ذلك.

من المستحسـن اجراء الختان في الشهر الاول من العمر لأنه سوف لن يتذكر آلام الختان مع سـهولة الاعتناء بالوليد كما أن الجرح صـغير ويلتأم خلال أربعة او خمسـة أيام لكن في هذا العمر يجب ان تتم العملية من قبل طبيب جراح يقوم بعزل الخلالة عن الجلد لانها ملتصقة ثم يسـحب الجلد ويقوم بقطعه بالسكين. قد تتم عملية الختان بوضع مانطلق عليه الحلقة وترك الجلد يسقط من نفسـه وقد

يتطلب ذلك احياناً شق الجلد لوضع الحلقة في محلها لتترك حتى تقع من نفسها بعد عدة ايام. قد تقوم بالختان عند وجود بعض التشوهات الخلقية مثل ضيق فتحة الحشفة المغطية للخلالة والتي تؤدي ان تجمع البول مسببة زيادة الضغط على المثانة وهذا يوجب الاسراع بالختان.

قد يقوم الطفل باللعب في اعضاءه التناسلية ويقوم بارجاع الحشفة على الغلفه مما يسبب حدوث ورم في الحشفة لانقطاع عودة الدم الى القضيب مانطلق عليه حالة جلاع – Paraphimosis – وهنا يعاني الطفل من عدم امكانية التبول مما يوجب شـق الغلفة ثم القيام بالختان بعده عدة ايام. ان تكرر حدوث الالتهابات البولية لدى الذكور من الاطفال قد توجب القيام بعملية الختان لمنع تكرار ذلك. إن اهم الاسباب الموجبة لعدم القيام بالختان هو وجود داء الصفراء الولادي لدى حديثي الولادة لأن ذلك يسـبب النزيف كما ان وجود اي تشـوه خلقي في العضـو التناسلي فيما يخص فتحة البول التي قد لاتكون في الموضع الصحيح كأن تكون على ظهر القضـيب او على بطن القضيب ومن مناطق قريبة من الخصيتين مما يوجب عدم الاسـتعجال في اجراء الختان لأن الجراح قد يحتاج الى ترميم العضـو التناسلي وننصح أن يتم الختان من قبل إختصاصي تجميل وليست من قبل مطهرجي او حتى اختصاصـي جراحة لأهمية الموضـوع. لقد ثبت علمياً ان معدل الاصابات بمرض نقص المناعة اقل حدوثاً منه لدى الاشـخاص الذين تم ختانهم من الـذين لم يتم ختانهم ولذا قررت هيئة الامم المتحدة اجراء الختان لجميع الذكور في القارة الافريقية.

ان بعض البلدان الأسلامية والعربية لأسباب اجتماعية وليست دينية تقوم بختان الاناث مع الاسف الشديد بازالة البظر والشفرتين مسببة آلام نفسية كبيرة وكذلك مضـاعفات جمة اثناء الولادة والاسباب هي تقليل الشهوة الجنسـية لدى الانثى واستعمالها ودعاء للتفريغ الذكري وهي همجية قبلية مكروهة ولكنها مع الاسف الشديد لازالت ترتكب بحق بعض البنات في مصر والسودان وشمال القطر العراقي ولازالت مستمرة بالرغم من التقدم والتعلم ولكنها كما قلت عادة اجتماعية سيئة

يجب محاربتها لما لها من مضاعفات نفسية وولاية للانثى المسكينة التي تولد في مثل هذه المجتمعات المتخلفة.

النمو والتطور

يعتبر النمو والتطور (Growth and Development) أمـل العـائلـة الكبير في أن ترى الوليد الجديد وقد نمى وتطور وكبر بصورة طبيعية ليدخل الروضة، المدرسة والكلية ثم العمل والزواج وإنجاب الاطفال ليعيد دورة الحياة وإذا حدث عكس ذلك فهي الطامة الكبرى. وفي مجتمعنا الذي لايرحم وغياب المؤسسات الصحية والمدرسية المهيئة للعناية بطفل لديه عوق بأن يكون اخرساً او بصير او أطرش او متخلف عقلياً ولديه مشاكل او أن يكون متوحداً. فالعائلة وحدها تتحمل وزر ذلك بمفردها والام هي حامل الآلام والمعانات وقد يكون ذلك سـببـاً للطلاق لأن الام هي المســؤولة عن ولادة البنات وولادة المعوق حتى ولو كان العوق وراثياً من جهة الاب.

واجب الام هي ولادة الاولاد حاملي لقب العشـيرة ومسـؤولي المسـتقبل من اعالة الوالدين عند الكبر ولا الوم هذا التفكير بسـبب غياب التكافل الاقتصـادي من قبل الدولة لعديمي الدخل وكبار السن والعاطلين عن العمل.

ان ديننا الحنيف يوصي بالعطف وصلة الرحم والرحمة ولاجود لمثل هذه الصفات مع الاسـف الشـديد لدى عامة المجتمع. وهو الذي يعطي الالقاب مثل الأعيمش والأطيرش والاخيرس والاعيرج والمخيبيل دون معرفة ماتسـببه هذه التسـميات من أذى نفسـي للطفل والعائلة ومن الم وحسـرة أضـافة الى ماتعانيه من رعاية هذه الطفل والذي كانت قسـمته في الحياة هي العوق وليس لدينا مراكز كثيرة للمعوقين ومدارس العميـان والصـم والبكم وهي ان وجدت تكاد تكون مراكز لتجمع هذه الشريحة من غير المحظوظين في عدة غرف ليقضوا النهار ويعودوا الى منازلهم دون اعداد او تدريس او تحضـير لمسـتقبل قد يسـتطيعوا فيه المشـاركة

واعالة انفسـهم بتعلمهم صـنعة مثل النجارة او الرسـم او بعض الاعمال اليدوية الاخرى.

ان الحمل والولادة الطبيعية تمنع حدوث كثيراً من هذه الحالات وحدوثها فمثلاً التلقيح ضد الحصبة الالمانية يجنب الام ولادة طفل معوق كما أن سرعة معالجة داء الصفراء الولادي الناتج عن اختلاف الدم RH+ و RH- بين الام والطفل وأعطاء الام حقنه عظلية من مضاد الحساسية الخاصة (ANTI D) مباشرة بعد الولادة يمنع حدوث التخلف الناتج عن داء الصـــفراء نتيجة تكســـر الكريات الحمر لدى الوليد واصابته بتخلف عقلي نتيجة تلف الدماغ. كما أن معالجة الخداجة ومعالجة نقص الكالسـيوم والمغنيسـيوم والسـكري لدى الوليد الجديد يمنع حدوث تلف الدماغ والتخلف العقلي. كما أن منع الازرقاق الولادي والاعتناء بالوليد وهو في بطن امه اثناء الولادة ومنع إلتهابات الدماغ – السـحايا – تمنع حدوث التخلف ويبقى التخلف الناتج عن عيب ولادي خلقي او وراثي مثل صـغر حجم الدماغ أو الاسـتسـقاء الدماغي وتشـوهات العمود الفقري والحبل الشـوكي وحتى هذه تم الوقاية منها في الغرب باعطاء الام حامض الفوليك اسـيد (5 ملغم) قبل ثلاثة أشـــهر من بدء الحمل او اخذه بصـــورة دائمية عند عدم معرفة وقت الحمل ويســـتحســـن أن يضـــاف اليه الحديد وهو مانطلق عليه فلي فول ليمنع حدوث الانيما لدى الام ايضاً والوليد في بطنها.

ان زواج الاقارب هو أكثر عرضة لحدوث الامراض الوراثية المسببة للتخلف العقلي كما أن غياب الاســتشــارات الوراثية وعدم معرفة نســبة حدوث هذه الامراض مسـتقبلاً يجعل تكرار الاصـابة لدى العائلة من أكثر من طفل او حتى ثلاث اطفال ولا أنسـى في حياتي أحد الامهات من شـط العرب والتي جائت ولديها خمسـة اولاد مصابين بمرض ضمور العضلات والشلل والعوق الجسمي. ولاحالة عائلة فقدت ولد وبنتان بتكرار حالة التحوصـــل الرئوي عند اطفالها ووفاتهم والتي انتهت بالانفصـــال وتزوج الاب من امرأة غريبة انجبت له ولدان أصـــحاء وهي تزوجت بغريب وانتجت طفلين طبيعين من زواج من شخص غريب.

ان مراحل النمو والتطور مدروسة ومعروفة للطبيب الاختصاصي ولديه جداول للوزن والطول ومحيط الرأس لكل عمر من عمر الطفل وهو يستطيع معرفة اي تحول عن هذا المعدل وكذلك معرفة تطور الطفل من ناحية الكلام والسمع والنظر والجلوس والمشي ويعرف السبب وتشخيص الحالة المرضية والبدء بالمعالجة فقد يكون السبب نقص هورمون الدرقية والنخامية او زيادة في افراز الغدة الكظرية من مادة الكورتيزون او هورمونات الجنس مؤدية الى ظهور العلامات الجنسية الثانوية من كبر الاعضاء التناسلية او ظهور شعر العانة وكبر حجم العضو الذكري.

ان امراض نقص الدرقية تمنع حدوثها باضافة مادة اليود الى ملح الطعام في المناطق التي لايكثر فيها اكل السمك مثل الموصل والمنطقة الشمالية من العراق ولكن يبقى النوع الولادي إن بعض الامراض الناتجة عن مايعرف بامراض التآيض الولادية تشخص بفحص البول لوجود بعض الحوامض الأمينية فيه. وتجنب اعطاء الطفل الحليب الحاوي على تلك المواد التي تؤثر على تطور الدماغ ونحمد الله ونشكره ان حدوثها قليل ولكن المأساة هي تكرر تلك الولادات في نفس العائلة وان قسم من هؤلاء قد يعيش لمدة 20 عاماً عالة على الوالدين او قد تكتفي العائلة بطفل وأحد تعتني به طول حياتها وعدم المحاولة مرة اخرى.

ان الوليد الجديد يبدأ بالنظر للضوء بعمر شهر واحد ويبدأ بالتناغي بعمر أربع أشهرويعرف امه بعمر خمسة أشهر ويستغرب بعمر تسعة أشهر ويبدأ بالجلوس بعمر ستة أشهر دون إسناد وبعدها يجلس لوحده بعمر 6 – 8 أشهر ويبدأ بالوقوف في عمر تسعة أشهر ويمشي بعمر 12 – 14 شهر ويقول كلمة بابا او ماما بعمر سنة وفي عمر سنتين يشكل جملة مفيدة مثل أريد ماء او جوعان وتظهر اسنان الطفل الامامية العليا او السفلى بعمر 8 – 10 أشهر وتتبعها بقية الاسنان اللبنية التي تبدأ بالتساقط بعمر 7 - 8 سنوات ويكملها طيلة فترة بلوغه.

ويستطيع الطفل السيطرة على التبول والتغوط بعمر سنتين ويبقى يابساً ليلاً بعمر سنتين ويجب تدريبه على ذلك. يذهب الطفل للروضة بعمر 2 – 3 سنة

والابتدائية بعمر 5 – 6 سنة والثانوية بعمر 12 – 13 سنة والى الكلية بعمر 17-18 سنة. يصل طول الطفل ضعف طوله بعمر أربع سنوات.

وتظهر العلامات الثانوية للجنس مثل الشوارب وشعر الابط وشعر العانة من عمر 14 – 18سنة. ان اي انحراف عن هذه الاوقات سلباً او ايجاباً يوجب عرض الطفل على الطبيب فمثلاً قد يحدث البلوغ السريع لدى البنات بعمر 7 – 9سنوات مع الطمث وهي حالة مرضية تستوجب التشخيص والمحافظة على الطفلة من الحمل وهي بهذا العمر وقد يتأخر بلوغ الشباب بسبب نقص هورمون النمو لديه والذي يجب تعويضه بالحفن او أن قصير القامة وقد يكون ذلك عائلياً او تكوينياً وهي امور يعرف الطبيب التفريق بينها. لايعتبر التخلف العقلي الا إذا كانت جميع الامور التي تم ذكرها متأخرة فليس متخلفاً من تكلم في عمر 3 – 4 سنوات وليس متخلفاً من لم يمشي بعمر سنتين وعلى العائلة تكرار زيارة الطبيب لفحص السمع والنظر للتأكد من عدم وجود نقص جزئي في السمع او وجود قصر او بعد نظر عند الطفل حيث أن اكتشاف هذه الامور مبكراً يساعد الطفل على لبس وقبول النظارات بصورة سلسة ودون معاندة.

من المؤسف حقاً ان اذكر انه طيلة فترة ممارستي لطب الاطفال والتي قاربت على 45 عاماً لم اصادف في يوم من الأيام عائلة عراقية جلبت اطفالها لفحص دوري او لفحص النمو والتطور او اسباب تأخرهم في المدرسة الابتدائية او الثانوية وكأن واجبي مقتصر على معالجة الحالات المرضية فقط ولم أجد عائلة قامت بالاستشارة الوراثية ومعرفة نسبة حدوث المرض مستقبلاً لم أجد ذلك لدى العوائل المتعلمة او غير المتعلمة وحتى إذا قمت بالتطوع واخبار العائلة تقول الامر بيد الله عز وجل. هذا الكلام صحيح ولا إعتراض لي عليه ولكنه قال علمنا الانسان ما لم يعلم وعلمه التفكير وقد تم القضاء على مرض الدم المعروف بالثالاسيما في قبرص واليونان بطرق لايقرها ديننا مثل الأجهاض ولكن معرفة حاملي الوراثة في الاقارب وعدم تشجيع الزواج بينهم يقضي على المرض دون الحاجة للاجهاض.

في البصـرة وحيث يكثر مرض فقر الدم المنجلي نجد 3 – 4 اطفال لدى العائلة الوأحدة مع عدة حالات اسـقاط كان من الممكن منع حدوث تلك الامراض بتشـخيص المرض لدى الآباء والامهات قبل الزواج والزواج من غير الاقارب منعاً لحدوث تلك الامراض.

عمر المراهقة يشكل هذا العمر صعوبة في التعامل مع الأبناء ويجب الاقرار بذلك حيث ان المراهق قد ينسـاق الى ارتكاب مخالفات قانونية توقع به وتحرمه من مستقبله ولذا وجب تفهم التبدلات التي تحدث في هذا العمر من عمر الشباب.

ان لكل طفل نوع خاص من المراهقة فهنالك الشـاب السـريع المتهور وهنالك الخامل المنطوي على نفسه. وتمر المراهقة باطوار عدة حتى عمر البلوغ وهو عمر 25سنة. يجب أن نضع فرضاً صورياً بين البلوغ والمراهقة فان تطور الثدي وظهور العادة الشـهرية وظهور الشـارب واللحية علامات من علامات بدء البلوغ الجنسـي ولكن ظهور بعض التصـرفات بين عمر 12 – 14 سـنة هي علامات المراهقة مثل المعاكسـة والمشـاكسـة وعدم إطاعة الاوامر وقلة الاحترام ومحاولة العبور على الموروثات الاجتماعية التربوية وقد تكون تلك العلامات على شكل تصرف عفوي كالابتعاد عن الام والاب والاعتماد الزائد على النفس وزيادة الاختلاط باقرانهم من نفس العمر وقد يقوم الطفل بتقمص عدة شخصيات قبل أن يستقر على وأحدة تختلف عن اقرانهم وهذا ماقد يؤدي الى شعور الوالدين بالمرارة والاحباط او حتى الى المشادة الكلامية.

ان اهم العلامات هي محاولة خلق الاسـتقلالية الشـخصـية والاصـرار على الرأي الشـخصـي والاعتقاد بوجهة النظر الشـخصـية والتي قد تتطور الى الثورة على سـيطرة الوالدين وهذا يطرح على الوالدين السـؤال هي هل أنا أب مسـيطر وهل اصـغي الى ولدي او ابنتي وهل اسـمع باختلاف الرأي والذوق وهذا يوجب على الوالـدين القيـام ببعض الامور مثلاً قراءة بعض الكتـب عن الشـبـاب والمراهقـة والاباء الذين يعرفون ماذا يتوقعوا من اولادهم هم أكثر نجاحاً في حل مشـاكلهم ومصـادقتهم وقد قيل إذا كبر ابنك خاويه اي أصبح اخ وصديق له. لتضع العائلة بعض التوقعات الجيدة مثل الحصـول على درجات عالية من الثانوية والتصـرف

المقبول والالتزام بقواعد التربية البيتية فأن الشباب يحاول جاهداً التمسك بهذه التوقعات حيث أن عدم وجود مثل هذه التوقعات تظهر أن العائلة لاتبالي بتطور الشاب وغير مهتمة به. ان عمر الشباب هو عمر اجراء التجارب في الحياة والتي قد تشمل بعض التصرفات الخطرة لذا يجب عدم تجنب الحديث عن الجنس والشرب والتدخين وتناول العقاقير المخدرة والمدمنة والمناقشة المسبقة لهذه الأمور قد تجنب الشاب او الشابة الوقوع في المهاوي قبل حصولها. على العائلة معرفة اصدقاء ابناؤها او معرفة آباء اصدقائهم والتواصل بين الأباء قد يجنب أبناؤهم الوقوع في المشاكل كما أن التعاون بينهم يجعل اولادهم يشعرون بأنهم تحت المراقبة من قبل آباؤهم. ان مراقبة بعض التحولات والتي هي تحولات طبيعية في هذا العمر يجعل العائلة تكتشف التحولات الغير طبيعية والتي لها تأثيرات ضارة في الشخصية او التصرفات التي تشير الى توقع حدوث المشاكل مستقبلاً والتي تحتاج الى المداخلة العلاجية ومن هذه الامور:

1- زيادة او نقص شديد في الوزن.
2- مشاكل في النوع.
3- تبدلات مفاجئة وسريعة في الشخصية.
4- تبدل مفاجىء في الاصدقاء او الزملاء.
5- الغياب المتكرر من المدرسة.
6- التكلم او الاستهزاء بالانتحار.
7- علامات التدخين والشرب واستعمال الادوية.
8- مشاكل مع الدولة والاستهتار بالقانون.

يتوجب على العائلة احترام الخصوصية الفردية للشاب والتدخل عند استشعار الخطر فقط. مما يعني أن كتبه ومجلاته وبريده الالكتروني ومراسلاته يجب أن تكون خاصة وأن يحترم ذلك لكن العائلة يجب أن نعرف متى ذهب الشاب خارج البيت ومتى عاد وماهي طبيعة اصدقاءه دون التدخل السافر في ذلك.

لوجود الانترنيت في العراق يجب عمل العائلة مراقبة ماذا يشاهد وماذا يقرأ فيها ويجب تحديد وقت تلك المشاهدات وتحديد وقت للجلوس على الحاسوب والتلفزيون ويجب أن تعرف ماذا تعلموا وماهي طبيعة اتصالاتهم ويحب منهم من السهر بعد الساعة العاشرة ليلاً وتحضهم على الحصول على كمية كافي من ساعات النوم لاتقل عن 8 – 9 ساعات من النوم يومياً وتشجعهم على قضاء ساعات كثيرة مع العائلة. على الاب ان يتذكر ايام مراهقته وكيف تصرف والده معه واوصله الى رب عائلة وعليه مسؤولية الحفاظ على اولاده وعدم تشجيعهم على الجلوس كثيراً على التلفزيون حيث اثبتت الدراسات ان كثرة المشاهدة تشغل الطفل عن القيام بواجباته المدرسية ولكن مع الاسف الشديد كانت بعض العوائل تستمر بعد منتصف الليل بعد انقضاء وقت البث باستعمال اجهزة التسجيل، مما يسبب الوهن والضعف وقلة المقاومة وكثرة حدوث التهاب اللوزتين لدى الاطفال الذين لايحصلون على قسط كاف من النوم مع الفشل في الدراسة والرسوب المتكرر.

الطفل والمدرسة

ماهي الاسباب التي تجعل أختصاصي طب الأطفال مهتماً بالطفل والمدرسة. إن السبب الرئيس انه توجد مشاكل كثيرة تعيق الطفل من الدوام المستمر والخوف من المدرسة – رهاب المدرسة – رهاب الامتحانات مشاكل السمع والنطق والتركيز ومعرفة ذكاء الطفل ووجود بعض الامراض التي يجب أن يستمر الطفل باخذ العلاج لها في المدرسة مثل الصرع والربو وامراض الحساسية والقابلية النزفية كل هذه الامور وغيرها تستطيع العائلة الاستفادة منه كل بعض تلك المشاكل.

ان مشاركة العائلة العراقية لأطفالها بالمدرسة قليلة جداً بالمقارنة بما تقوم به العائلة بالغرب صحيح أنها توفر له الملابس والاقلام والدفاتر المدرسية ولكن

مجالات مشاركتها لاتتعدى لأسناد الطفل عاطفياً عند دخوله اول مرة للروضة او الابتدائية وقد يتوجب عليها حضور أيامه الاولى لرفع الخوف من المجهول لديه وماذا سوف يواجه من تحدي اجتماعي جديد عليه. ويجنبه الضغط النفسي ويحبب المدرسة له وعليها تحضيره مستقبلاً حيث يمكن ان تبدأ العائلة بخلق الاهتمام عند الطفل من عمر سنتين كوضع بعض الدفاتر أمامه وتزويده باقلام الماجك ليقوم بالكتابة والتي لاتتعدى الشخابيط كما نطلق عليها حتى يتعود على رؤية الاقلام والدفاتر وتذكره دائماً بأنه سوف يكبر ويذهب للمدرسة وسوف يتعلم ليصبح طبيباً او مهندساً او فنان او حتى تعلمه بعض الامور مثل العد من 1 – 10 او تحفيظه الألف باء ويقوم الاب بالقراءة أمامه ويجلسه بجانبه عند قراءته القرآن الكريم او كتاب أدبي وخلف مكتبة صغيرة في الدار ليتعلم منها الطفل رؤية الكتب واهمية المحافظة عليها وخلق الرغبة لديه في تقليد الوالدين عند دخوله المدرسة.

ان المدارس يجب أن تجبر الاباء والامهات على مرافقة ابناؤهم عند ذهابهم لاول مرة للمدرسة في حياتهم ويمكن أن تقوم المدرسة باستقبال الجميع في يوم جمعة من أيام الاسبوع حيث لايتعارض ذلك مع دوام الاباء والامات ويظهر اهتمام المدرسة والمعلمين بالجيل الجديد. ويتم التعارف بين الاباء والامهات وخلق صداقات جديدة بسبب الاولاد والتي تتطور بين الطلاب لتصبح صداقات ممتدة أصلها الابتدائية ونهايتها الجامعة والزواج وصاداقات العمر هي تلك الصداقات التي تنشأ بعمر الزهور. على العائلة التأكد من ان الطفل قد أفرغ أمعاءه قبل الذهاب للمدرسة لأن من المؤسف لا توجد في المدارس العراقية مرافق صحية قابلة للاستعمال وان وجدت فهي سيئة يتقزز من رؤيتها الأطفال وهذا مايؤدي بهم للامتناع عن استعمالها مؤدياً لاصابتهم بالامساك والذي قد يؤدي الى حدوث فطر في الشرج وهو حالة مؤلمة جداً قد تصعب معالجتها حيث يخاف الطفل من معالجتها حيث يخاف الطفل من عملية التغوط لأنه يعرف أنها مؤلمة جداً فيمتنع عن ذلك وهذا يؤدي الى تصلب الغائط من القولون وتحلل الطبقة الخارجية منه وسيلانه للخارج لأارادياً ما يؤدي الى تلوث الملابس وظهور رائحة نتنة من الطفل

والتي يجعل الاطفال يطلقون عليه لقب الجايف والتي تخلف له مشكلة نفسية دون أن يعرف انه لاذنب له في ذلك.

إن هذه المشكلة تحدث لدى العوائل الكبيرة والتي يتسابق فيها الكبار لاستعمال المرحاض قبل الأطفال صباحاً كما أن عملية التغوط هي عملية ارادية ويمكن منع العملية ولكن الرغبة في ذلك سوف تتقدم في المستقبل القريب وهذا ايضاً يشجع على حدوث الامساك لدى الطفل. ان التعارف بين الاباء والامهات مع المعلمين والمعلمات وذهابهم للمدرسة يزيل الخوف والرهبة من الطفل وخاصة المعلم الذي لايعرف عنه الطفل اي شيء كما أن البعض منهم مع الأسف الشديد قد يواجه الاطفال بالشدة من أول يوم لدخولهم المدرسة وذلك لصعوبة السيطرة على الاطفال الذين هم ميالين للتمرد في هذا العمر كما أن مدارسنا ولله الحمد لامثيل لها حيث أن الصف الوأحد يحتوي حوالي 60 – 70 طفلاً لأن البلد فقير الامكانيات ولايستطيع بناء مدارس وفي أحد البحوث التي قمت بها في البصرة تبين ان 20% من الاطفال في المدارس حاملين للمكروبات المسببة لحمى الروماتزم والتي لازالت تحدث في العراق وقد اختفت من الغرب لسرعة معالجة الطفل وعزله قبل دخوله المدرسة من قبل ممرضة فنية تقف في باب المدرسة تمنع من لديه حمى من دخول المدرسة وعدوى الطلاب الباقين.

ان اليوم الاول في المدرسة قد يعرض الطفل لبعض الأطفال الأكبر سناً المعروفين بعدائيتهم ومشاغباتهم وقد يحاول البعض منهم الاستهزاء بهؤلاء الطلبة الجدد الذي يخلق الرعب لديهم. كما أن البعض منهم لايعرف طريقة الدفاع عن نفسه ولي صديق طفولة من مدرسة معقل الابتدائية تزوج من امرأة اجنبية وعاد للقطر وعندما ضرب أحد الأطفال ابنته ذات الست سنوات من العمر وسبب تشقق غشاء طبلة الأذن لديها وخروج الدم من الاذن ذهب للمديرة شاكياً والتي اجابته ان أبنتك لا تعرف كيف تدافع عن نفسها فما كان منه الا ان يأخذ عائلته وترك البلد فهل يعني أن العائلة العراقية وحسب قول المديرة المربية الفاضلة أن تعلم اولادها الكراتيه قبل ارسالهم للمدرسة جواب غريب في الغرب يجب أن

تكون مؤهلات معلمي الابتدائية وخاصــة الصــف الاول منها أن يكونوا حاملين لدرجة الماجستير في علم النفس لانه ســوف يكون ناجحاً في خلق حب التعلم عن هؤلاء الأطفال لانهم عماد المستقبل وثروة البلد الاقتصادية ويتوجب على العائلة فحص الطفل ومعرفة إذا كان لديه ارتفاع في الحرارة او جريان الســوائل من الانف والرشح مما يعني انه مريض وهو معدي عليها أن تبقيه في البيت.

المشــكلة هي إذا كان الابوين من الموظفين ولايســتطيعوا أن يتركوا الطفل في البيت وقد شــاهدت اطفالاً مصابين بالحصبة في روضــة الاطفال في البصــرة من قســم الأطفال في الكلية القيام بفحص الأطفال في الروضة يومياً فكان جوابي هل هي روضة اطفال او ردهة مستشفى اطفال. هذا بســبب عدم استطاعة العائلة ابقاء الطفل في البيت وعلى المشــرع العراقي منح الأم إجازة مرضــية عند مرض الأطفال للرعاية بهم في البيت إذا كانت موظفة.

من المشــاكل الاخرى هي إنتشــار القمل بين طلاب المدارس وكذلك عدوى الديدان الخيطية والتي من اعراضها حدوث حكة في الخاتم اثناء الليل تمنع الطفل من النوم فيقوم بالحك ويدخل البيوض اظافره ليقوم بعدوى بقية الاطفال وافراد العائلة. وقد عرفت سبب حلاقتنا بما يعرف بدرجة الصفر والتفتيش الصباحي عن طول الاظافر والذي كنا نخضع له في العهد الملكي قبل ستين عاماً لانها الطريقة المؤكدة في عدم انتشــار القمل وانتشار الديدان الخيطية وذلكم بنقلها الى الدفاتر والرحلة مما يوجب معالجة جميع افراد العائلة عند اصــابة أحدهم بهذه الديدان لان الطفل قد نشر العدوى بين افراد العائلة.

ان معالجة القمل عملية ســهلة لدى الاولاد بقص الشعر بدرجة الصفر اما البنات فهي بأســتعمال مزيج من النفط وزيت الزيتون النصــف من كل واحد منهم واستعمال مشط الخشب الذي كانت جداتنا وامهاتنا يستعملوه بالتمشيط ويشد عليه خيط كتان والتأكد من ازالة الصواب – بيض القمل. وقد قال الشاعر العراقي كمل الفقر لو دبي جم دوب أكصــع بيه اي قتل القمل هو ايضــا من الطرق

المعروفة لدى الفقراء اضافة الى تفلية الشَعْر عن الصواب والذي هو بيض القمل. والذي يجب أن يزال من الشعر لمنع تكاثره.

قد تواجه العائلة تمارض الطفل وعدم رغبته في الذهاب للمدرسة وتصنعه المرض في ايام محدودة في الاسبوع وعليها اكتشاف السبب لذلك فقد يكون الطفل متخوفاً من أحد المعلمين لعدم حفظه جدول الضرب او حفظ قصيدة شعرية او أن المعلم الفلاني يقوم بإرهاب الأطفال. وقد عايشت مثل تلك الحالات والحوادث في ايام الحصار على العراق حين عانى المعلم والمعلمة من شظف الحياة لقلة الراتب ورغب البعض منهم في التقاعد لعدم تمكنه من أعالة عائلته براتبه ليعمل في عمل آخر يدر عليه بعض المال فكان يقوم بسبّ الطلاب عند تحيته وعند شكاية الآباء للمدير حول هذا التصرف اجابهم ليس لدى حيلة لا أستطيع أن احيله على التقاعد والعقوبة لاتردعه وهو يعمل ذلك ليحال على التقاعد.

ومن الامور الاخرى التي تواجه العائلة هي الهروب من المدرسة وهنالك عدة اسباب لذلك منها أن سقف توقعات العائلة من الطفل لايتماشى مع امكانياته الذاتية فهي في الوقت التي تطلب المستحيل من الطفل لأن والده قد حرم من التعليم والتوظيف فتقوم بالضغط على الطفل ليحقق لها ماتصبوا من تقدم ولكن امكانياته العقلية والتعليمية لاتسمح له بذلك فيلجأ للهروب من المدرسة او تركها.

السبب الآخر هي الرفقة السيئة للاطفال الأكبر سناً قد يكون السبب فيها قصر قامة الطفل او ضعفه الجسدي فهو يقلد الكبار ليرضيهم في الغياب من المدرسة خاصة في الثانوية او يجاريهم في التدخين او السرقة.

ان عدم وجود الرغبة لدى الطفل في التعلم وانشغال الابوين عن متابعة الطفل في دروسه وتقدمه في الامتحانات ومعرفة نقاط الضعف في بعض الدروس واهتماالاب بعمله الذي يؤدي به الى البقاء طول أيام الاسبوع ليأتي الى البيت ويراهم نياماً ويكتفي بمراقبة الام التي قد تكون غير متعلمة او لاترى طريقها من

العناية بالأطفال والطبخ والتنظيف والغسل وتهيئة الطعام والنوم متعبة لذا يفقد الطفل تشجيع العائلة الذي يخلق لديه الحماس ليتفوق في الدراسة وتعزيز ذلك بمدحه واظهار الاعتزاز بتفوقه على اقرانه اما العائلة المنشغلة بامور الحياة يحدث العكس للطفل والذي يقوم بالغياب من المدرسة.

ان الاب الذي لا يرى بطاقة ابنه المدرسية الا عندما يطلب منه التوقيع عليها لايعلم ماذا يفعل ابنه في المدرسة ولا يعرف مدى تقدمه وماذا هي النتيجة النهائية ليفاجأ بسقوط ولده في الامتحانات او فصله من المدرسة. مما يؤسف له أن البلاد العربية يدخل فيها عشرة ملايين طفل للمدرسة الابتدائية ليصل مليون وأحد فقط منه للمدرسة الثانوية ونحن نتسائل لماذا تتقدم الدول علينا في الغرب والهند والصين ولماذا تتفشى لدينا الامية.

المفروض أن يتعلم الطفل في المدرسة احترام اموال الدولة من رحلات وشبابيك وسبورات وكذلك حب الوطن ولكن مع الاسف الشديد نجد أن جميع مدارسنا مدمرة الزجاج مكسورة الرحلات. كما أن الطفل يجب أن يتعلم التعاون وحب العمل الجماعي وحب المنافسة وقبول الرأي الآخر وعدم التعصب واحترام علم البلاد ولكننا مع الاسف الشديد استبدلنا ذلك بالعطل وتغليب المناسبات الدينية وهي عاهات يحملها الطفل في شبابه ويحملها مع الاسف الشديد حتى في غربته خارج الوطن وهو مايريده العدو لنا ونحن لم نستفيد من تلك المناسبات الدينية والهدف السامي ورائها وتعلم الاطفال محاربة الظلم وعدم السرقة ومساعدة الغير وحب الغير والتفاني والصدق والأمانة التي قام بها اصحاب هذه المناسبات والسبب الذي من اجله فقدوا حياتهم في سبيل الدين والفقير ومحاربة الظلم.

تنبع أهمية الممرضة الفنية في الصحة المدرسية وهو مانجده في الغرب او في بعض بلدان الخليج العربي من انها تقوم بفحص الطلاب عند دخولهم للمدرسة وهي تعيد من تجده مصاباً بالحرارة والرشح او الانفلونزا الى بيته كما أن لديها صندوق اسعافات اولية تقوم بمعالجة الجروح البسيطة لدى الأطفال نتيجة

اللعب وتمنع بذلك الالتهابات وةمرض الكزاز من الحدوث لديهم. كما أنها تقوم بفحص النظر والاسنان والتسوس وقياس الطول والوزن وتتابع هذه الحالات سنوياً وتسجل ذلك في بطاقة الطفل منذ دخوله الابتدائية وحتى وصوله للجامعة وهي تقوم بذلك مرتين في السنة وإذا وجدت ميلان او ابتعاد عن المعدل الطبيعي للعمر تكتب العائلة وتنصح بمعالجة الموضوع لدى الأختصاصي كما انها تستطيع اكتشاف الكآبة البسيطة والانطواء والتصرف العدائي والروح العدائية لبعض الطلبة وتخبر الادارة بذلك.

وقد اقترحتُ على وزارة التربية ايجاد مثل هذه المهنة لدى بعض المعلمين والمعلمات وتدريبهم في العطل الصيفية للقيام بتلك المهمات وتطلق عليه المعلم الصحي او تعيين خريجي كليات التمريض في المدارس واناطة هذه الاعمال بهم والعناية بعدد يبلغ ربع سكان العراق وهم طلبة الابتدائية والثانوية والذي يبلغ عددهم 6 – 8 مليون طفل وعدم ترك ذلك للصحة المدرسية التي لايتعدى عدد اطبائها في عموم القطر لــ 100 طبيب جل واجبهم اعطاء الاجازات المرضية للمعلمات والمعلمين كما أنه يمكن الاستفادة من هؤلاء المعلمين والمعلمات في حملات التلقيح الوطنية وكذلك استفادة اهالي الطلبة من خبرتهم في زرق الابر والمعالجة في المناطق النائية والتي لايوجد فيها طبيب إن المدارس العراقية تخلو من المرشد النفسي والذي يقوم بمساعدة الأطفال ومتابعة حالتهم الدراسية ومعرفة من هم ضعاف التعلم ليتم عزلهم في صفوف خاصة بهم وتعليمهم بطريقة تناسب امكانياتهم العقلية والتعليمية دون ضياعهم في الصفوف الكبيرة او معاقبتهم من قبل المعلم والمعلمة لعدم اللحاق باقرانهم لعدم معرفة انهم بالاساس ضعاف التعلم.

ان مديرية تصميم وأنشاء المدارس قد ظلمت الطالب العراقي ظلماً كثيراً فمدرسته مبنية تحت مستوى الارض بمتر تفيض عند نزول الأمطار عليها ويصعب الوصول اليها من بيوت الطلبة وظلمتهم بعدم بناء ساحات للعب والرياضة وظلمتهم بعدم وجود مرافق صحية وماء للشرب وعدم وجود مختبرات

فهي عبارة عن غرق كبيرة تتسـع لــ60 رحلة وفي المقدمة توجد سـبورة لازالت تستعمل الطباشير الذي اكتشف قبل 200 عام كما أن ارضية المدرسة ومداخلها غير مبلطة ويتم كنسـها بمكانس من الخوص تسـبب حدوث عاصـفة من الاتربة وكذلك تراب الطباشـير الذي يسـتقر على الرحلات ومن المؤسـف تجد أن البيوت الكبيرة تحولت الى ثانويات خاصـة تقوم بتلقين الطلاب المعلومات الدراسـية لوضعها في ورقة الامتحانات والنجاح للدخول بمعدلات عالية للجامعة يضاف اليها التعليم الخاص وفي دراسـة لاولاد حزب العمال في بريطانيا وجد أن 12% من ابنائهم يصل للجامعة وأن 62% من ابناء المحافظين الذي ينحدرون من مدارس خاصـة غالية الاجور يصـلون للجامعة وهذا ماهو حاصـل في القطر حيث ان أبناء الفقراء وابناء القرى والارياف في العراق لا أمل لهم بالوصـول للجامعة والحصـول على شـهادة جامعية يرفع بها مسـتوى معيشـة عائلته كما أن الشـهادة الآن في القطر لاتساعد صاحبها في الحصول على وظيفة حكومية فمن لاسند له لاوظيفة له.

ان البلد سـوف يسـير إن نجح طلابُه او لم ينجحوا إن تعلموا أو لم يتعلموا فأن واردات النفط سـوف تغطي جميع نفقات الدولة بما فيها النفقات الكبيرة. لو أن السياسيين في العراق قاموا بتقليص عدد نواب البرلمان من 335 الى 100 نائب فقط ووفروا رواتب ومخصـصـات البقية وثم تخصـيص تلك المبالغ للتعليم لو أصبح التعليم في القطر بمستوى ماليزيا كما أن 100 نائب الباقون يكفون للظهور في التلفزيون والأعلام والجرائد ولايشـعر المواطن بهذا الفرق حيث أن واقع الحال منذ إنشـاء البرلمان لم يحضـره أكثر من 100 نائب ولايعقل ان الهند لديها 500 نائب ونفوسها مليار و200 مليون والعراق لديه 335 نائب ونفوسة 30 مليون.

لقد سـألت رئيسـة وزراء المانيا مركل لماذا رواتب المعلمين اعلى من رواتب الاطباء والحكام فقالت هل يعقل ان يتساوى من علمهم وساعدهم للوصول الى هذه الوظائف مع معلميهم هذه نظرتها للمعلمين ولذا تعتبر المانيا من انجح الدول اقتصادياً وعلمياً.

ان البلدان التي تقدمت مثل كوريا الجنوبية وماليزيا والهند والصين لم ينزل عليها ذلك التقدم من السماء ولكنها عرفت ان الأستثمار في الجيل الجديد فاغدقت على التعليم ميزانية كبيرة وتقدمت على امريكا وأوربا. ان نيوزلندا وفنلندا مثل جيد في التعليم ومناهج التعليم وتستفاد الدول في العالم من هذه التجربة وترسل الوفود للتدريب فيها والاطلاع على تجربتهما وخلق جيل الجامعة جيل الابتكارات ورفع الانتاج ورفع شأن البلد. ومتى ما اعتبرت وزارة التربية والتعليم العالي من الوزارات الانتاجية بما تمثله من استثمار في العقول للمستقبل تقدم البلد وأصبح آمناً لايعتمد على سلعة وأحدة في بقائه وهي تصدير النفط بل الزراعة والثروة الحيوانية والمائية والسياحية والتصنيع واستثمار العقل والتكنولوجيا الجديدة.

ان نعمة النفط الذي حَبَى به الله البلادَ العربية أسيء استعمالها وأصبح البشر لايعرف غير الاكل والاجترار والسمنة واصيب بامراض السكري وامراض القلب وليس لديه مشاركة في التقدم البشري بعد ان كان منارة له وانتقل العلم من الشرق الى الغرب وأصبحنا كما قال المتنبي "امة ضحكت من جهلها الأمم."

أن البلد الذي تعتبر فيه وزارات الصحة والتربية والتعليم العالي وزارات غير منتجة لانتوقع له ان يحتل مكانة بين الامم حيث لايعترف بأن الاستثمارات هي في الجيل الجديد وليس في وزارة النفط والنقل وان بلداً فيه تخصيصات البحث العلمي صفراً سوف لن يكتشف شيئا يساهم فيه في خير البشرية.

ويبقى لدينا الاعتزاز بالماضي واننا اول من علم البشرية الكتابة واول من سن القوانين وليس أنه لاينتج طعامه ويستورد كل شيء ويعاني من الأمية وسوء البنية التحتية بالرغم من توسع التعليم فيه فامل المتعلم هي الشهادة الجامعية والتوظف لدى الدولة وبعد التزوير أصبح البلد لايحتاج حتى الى مثل هذا الخريج وأصبح يفتش في الهند عن اطباء ليسد بهم نقصه في الكوادر الطبية وأهله تتعالج في الاردن والهند ان الطفرة الاقتصادية التي حدثت في ماليزيا هي نتيجة لزيادة المخصصات المالية للتعليم والبحث العلمي ولم تنزل عليها من السماء.

ان حصـة التعليـم والصحة في اي بلد من الميزانية العامة سـوف تنعكس إيجابياً على المستوى التعليمي والصحي وهذا بدوره سـوف ينعكس على انتاجية الفرد وزيادة الناتج القومي العام من مجموع انتاجية الشـعب ككل وليس انتاجية وزارة النفط.

ان مسـتقبل الأمم وفي هذا الزمان يعتمد علبى تكنولوجيا الأتصالات واسـتعمال الحاسـوب في جميع نواحي الحياة وأحسـن مثال للتخلف لدينا هو اننا لا زلنا نستعمل الاضبارة في جميع نواحي الحياة من بنوك الى مستشفيات الى تعليم الى اتصـلات وان حدث بعض التطور فمصـدره الاسـتيراد وليس التصـنيع في القطر نسأل الباري عز وجل خيراً للبلد واهـله.

التوحد

التوحد (Autism) هو اضـطراب في النمو والتطور والامكانيات العقلية يظهر في السـنوات الثلاث الاولى من عمر الطفل ويؤثر على تطور الدماغ مؤثراً على الناحية الاجتماعية ومهارة الاتصال والتواصل الاجتماعي ان السبب في ذلكم غير معروف ولكن هنالك بعض الامور المعروفة مثلاً العوامل الوراثية والتي تظهر في التوأم المتشـابهة او الاخوة الاخرين في العائلة كما أن مشـاكل الكلام والنطق عند اقارب الاطفال الموحدين أكثر حدوثاً منها في غيرهم.

ان حدوث المشـاكل الجينية والمشـاكل العصـبية أكثر منها في هذه العوائل وهنالك بعض الأشـارات ان بعض الامور الاخرى تعتبر أسـباباً مثل التغذية، اضـطرابات الجهاز الهضـمي، التسـمم بالزئبق، عدم اسـتفادة الجسـم من الفيتامينات والأملاح واخيراً الشك بان التلقيح الوقائي عند الاطفال قد يكون سبباً لحدوث التوحد ولكن لم يثبت ذلك علمياً وان فوائد اللقاحات بصـورة عامة تتعدى تلك المخاوف وربط التوحد باللقاحات.

ان بعض الاطفال المصابين بالتوحد قد يظهر عليهم علامات التحسس الزائد من النظر او السمع او اللمس او الرائحة او بعض المذاقات وقد يرفضون بعض الملابس او يظهر عليهم الهيجان عند اجبارهم على لبسها. كما أن البعض منهم لايحب التبديل في الروتين الحياتي اليومي ويكرره بصورة مستمرة ولذلك بعض حركات الجسم او التعلق ببعض الحاجات او اللعب ويتمسك بها بشدة.

إن اعراض التوحد قد تكون بسيطة او شديدة:

1- مشاكل الاتصال الاجتماعي لايستطيع البدء او التواصل الاجتماعي بالكلام.
2- يحاول الاتصال بالايماءات دون الكلمات.
3- تأخير في تطور الكلام او عدم الكلام بتاتاً.
4- لايستطيع النظر الى من ينظر اليه وهو في عالمه الخاص.
5- لايمكن الاشارة الى نفسه كأن يقول انا أريد ماء بل يقول انت تريد ماء.
6- يكرر نفس الجمل كاعلانات التلفزيون مثلاً.

فشل التفاعل الاجتماعي يكون على شكل:

1- عدم خلق صداقات.
2- عدم اللعب مع الأخرين.
3- الانطواء على النفس.
4- لايستجيب للنظرات من الغير وقد يتجنب النظر في عيون الاخرين.
5- قد يعامل الآخرين كقطع الاثاث او الحوائج.
6- يفضل قضاء الوقت بمفرده دون مشاركة بقية الاطفال.
7- لايعرف معنى التعاطف مع الآخرين.

اما استجابته للمعلومات او الأتصالات فقد ينعزل عند سماعه اصوات عالية ويضع يديه على أذنيه او يقوم بالحك على الحاجيات او يقوم بلطع بعض

الحاجيات او اللعب ولايحاول تقليد غيره او يكرر نفس طريقة اللعب دون ملل. كما انه لايعرف التخيل في خلق لعلبة جديدة وقد تكون تصرفاته عصبية. أن مدة تركيزه قصيرة وقليل الاهتمام قد يكون كثير الحركة او منطوباً.

لا أحد يعرف بالضبط نسبة حدوث التوحد ولا أحد يستطيع القول أن هنالك زيادة التوحد يمكن ان الامر يعزى لاكتشاف التوحد بصورة أكثر في الوقت الحالي.

ان التوحد يصيب الذكور أكثر من اصابته للأناث كما أن هنالك بعض الامراض التي تشبه التوحد مثلاً:

1- متلازمة اسبركر Asperger Syndrome وهي حالة تشبه التوحد ولكن تطور الكلام فيها طبيعياً.

2- متلازمة رت Rett Syndrome تختلف عن التوحد وتصيب الأناث.

3- اضمحلال التطور الطفولي وفيها يتعلم الطفل المهارات ويفقدها بعمر عشر سنوات.

ان كثيراً من العوائل تكتشف ان الطفل غير طبيعي بعمر 18 شهراً وتبدأ بطلب المساعدة عندما يصل الى عمر سنتين او قد تكون البداية فشل في قابلية التكلم او التواصل بعمر سنة او سنتين.

ان بعض الاطفال قد يكون طبيعي بعمر سنة او سنتين ثم يبدأ بالتدهور ويفقد الكلام او التواصل الاجتماعي وهذا مانطلق عليه التوحد التراجعي.

ان مشكلة التوحد مشكلة عائلية حيث لايوجد علاج شافي ولاتوجد مؤسسات للعناية بهؤلاء الاطفال في بلدنا ويصبح الطفل عبئاً على العائلة وقد يدمرها لصعوبة العناية به خاصة إذا كان لديه اخوة قبله. من الصعب العناية به مع بقية الاطفال في الروضة او المدرسة الابتدائية لعدم استطاعته التكلم والتأقلم ومصاحبة بقية الاطفال وانفصام في الشخصية ولكن بعمر الطفولة.

ان المجتمع غير مستعد لقبول هذه الشريحة وخاصة من قبل بقية الاطفال. قد يتعاون اختصاصي الامراض النفسية مع العائلة ويشرح لهم طريقة التعامل مع الطفل ولا توجد ادوية علاجية معروفة لمثل هذه الحالة.

السمع والنظر والنطق

ان الباري عز وجل أعطى هذه الحواس والقدرات وهي السمع والنظر والنطق (Hearing-Sight-Talking) للاستفادة منها في الحياة وبدون تطورها يعاني البشر في حياته اليومية والمعاشية والتعليمية خاصة في بلدان غير مؤهلة علمياً وطبياً واجتماعياً لتقبل مثل هذه الشرائح من المواطنين الذي حرم البعض منهم أحدها وجل ماتقوم به هو الصدقة لمن يقوم بامتهان التسول علماً بان اي منها لايمنع صاحبها من الوصول الى اعلى المراتي التعليمية والمراكز الادارية.

نجد أن طه حسين رحمه الله كان بصيراً ولكنه أصبح وزيرا للتعليم العالي في مصر والبصير كان شاعراً عراقياً يشار له بالبنان وكم من أخرس أو أطرش أبدع في الفن والموسيقى والتصوير فمثلاً كان بتهوفن اصم ولكنه كتب وألّفَ السمفونيات الموسيقية التي خلدت ذكره.

يجب فحص الوليد الجديد مباشرة عن السمع ويمكن للعائلة معرفة ذلك بأن تنتبه الى ان الرضيع يفز من صوت إغلاق الباب بشدة ام لا. يمكن اجراء فحص السمع بأن يقف شخص خلف الطفل ويقوم بالتصفيق او تحريك مانطلق عليه خرخاشة فإذا استدار الرضيع او الطفل نحو مصدر الصوت فهو يسمع وان لم يسمع يجب عرضه على طبيب الاطفال ليقوم بفحص السمع لديه.

يمكن للاب أن يضع ساعة يده ان كانت من النوع الذي يصدر اصواتاً وينظر لتعابير وجه الطفل الذي يستغرب من الصوت مما يدل على انه يسمع صوت الساعة. إن اكتشاف فقدان السمع (الطرش) مبكراً يساعد على علاجه

بالسماعات الطبية قبل بدء الكلام حيث ان الطفل يسمع الكلام ثم يتعلم النطق به ولذا فالاطرش لاينطق وهنا تعتقد العائلة أن الطفل أطرش وأخرس بينما هو أطرش فقط.

ان تقبل لبس السماعات الطبية عند الطفل يكون أكثر في عمر صغير بينما يرفض لبسها إذا كان كبيراً في العمر. قد يكون فقدان السمع فقدان جزئي يظهر على الطفل بأن تكون كلماته مجزءة او ان لايلفظ بعض الاحرف وتعتقد العائلة انه سوف يتغلب على هذه المشكلة مستقبلاً ولكنه يجابه صعوبة النطق والتكلم في المدرسة او ان يشكل ذلك مشكلة اجتماعية له بان يكون محل الاستهزاء به من قبل اقرانه والتقليد عليه.

أن الطفل يحاول الكلام من عمر ثلاثة أشهر بما نطلق عليه المناغات وبعمر سنة يقول ماما او بابا وفي عمر سنتين يستطيع أن ينطق ماءً او طعاماً او يشكل جملة مفيدة. وتتطور قابلية الكلام لديه حسب تطور عمره قد يتأخر الكلام عند بعض الاطفال الاذكياء وتأخر النطق وحده دون التأخر في المشي والذكاء والاتصال الاجتماعي واللعب لايعتبر تخلف عقلي.

نحن نجد أن الطفل يشير الى كافة اعضاء جسمه من عين وفم واذن وانف ولكنه لايستطيع أن يتكلم او ان يقول عيني او انفي. ان تأخر الكلام والنطق قد يكون العلامة الاولى في مرض التوحد او العوق العقلي ولذا يجب عرض الطفل على اختصاصي الاطفال الذي يمكنه ان يشخص مرض الطفل وهل هو تأخر في الكلام ام توحد ام متخلف عقلياً.

ان البعض من الاطفال الذين يتأخرون في الكلام سوف يكونوا لغويين عندما يتكلموا وتصبح العائلة كما نقول منهم الداد فرياد لكثرة كلامهم. ان اسباب الطرش قد تكون وراثية او خلقية او بسبب تكرار التهاب الأذن الوسطى او التهاب السحايا الحاد او اصابة الام بالحصبة الالمانية اثناء الحمل ويبقى التشخيص المبكر هو الطريق الوحيد لمساعدة الطفل في التغلب على هذه العاهة.

ان استعمال بعض المضادات الحيوية قد يسبب الطرش وفقدان السمع ولذا وجب مناقشة الطبيب وهل أن هذه الادوية فيها مضاعفات وهو حق من حقوق العائلة إن الاطباء لايستعملون تلك المضادات الا في الحالات الخطرة مثل التهاب السحايا وامراض التدرن وهي التي تسبب فقدان السمع بسبب استعمالها.

ان نعمة البصر لايعرفها الا من يملكها ولذا وجب الاعتناء بعيون الطفل وفحص الوليد مبكراً عن امراض الساد او الماء الاسود حيث أن العلاج المبكر ينقذ العينين والتأخر يؤدي الى فقدان النظر ان مرور الوليد عبر الجهاز التناسلي للام أثناء الولادة قد يعرضه للاصابة بالتهاب العينين خاصة إذا كانت الام مصابة بالامراض التناسلية والالتهابات الجنسية والتي تنقل العدوى لعيني الوليد دون معرفة منها لذلك تظهر علامات الالتهابات القيحية في عيني الوليد مما يتوجب المعالجة السريعة لانقاذ عيون الوليد.

العائلة تستطيع المساعدة بغسل العيون بالقطن المعقم والماء الدافيء الى حين عرضه على طبيب عيون او اختصاص اطفال هي حالة لايمكن تأجيلها لأن ذلك يشكل جريمة بحق الطفل وتعالج الام ايضاً. بعض المستشفيات في الخارج تقوم باخذ مسحة ميكروبية من اعضاء التناسل للام قبل الولادة وكذلك تقوم بوضع قطرات النايترات في عيون حديثي الولادة لمنع حدوث الالتهابات في العيون خاصة بالميكروبات الجنسية. ان أسباب فقدان البصر والعمى لدى الاطفال كثيرة منها عدم تطور العين كلياً اثناء الحمل او تلف القرنية الولادي او العدسة او الشبكية او العصب البصري وكذلك الماء الاسود او اخطاء النظر والذي تظهر فيه العينين سليمة المنظر.

أن العوامل الوراثية لها دور كبير واثناء الطفولة يكون السبب نقص فيتامين A او لأسباب غير معروفة.

ان الجفن الأسفل يحوي فتحة قناة الدمع والتي توصله للانف ولذا يخرج الدمع من الانف اثناء البكاء. قد تكون هذه القناة مسدودة بعد الولادة مسببة جريان

الدمع على الخدين مما يوجب معالجتها بالمســاج وهو يكفي في كثير من الحالات بالضغط على اعلى جانبي الانف بصورة سلسة وبسيطة يقوم الاختصاصي بتعليم العائلة على هذه الطريقة. يجب فحص نظر الطفل في عمر ســنتين وعمر أربع سنوات وعمر ستة سنوات لاكتشاف اخطاء النظر من قصر او بعد وتعليم الطفل لبس النظارات للمحافظة على عيونه سليمة.

التبول اللا إرادي

هو التبول اللاارادي (Enuresis) الذي يحدث ليلاً وقد يحدث نهاراً ايضــاً لفهم عمليـة التبول الليلي ولمـاذا يحـدث يجـب اولاً ان نعرف كيف تتم عمليـة التبول الارادي.

عندما تمتلئ المثانة بالبول يزداد الضغط داخلها على الجدران فترسل اشارات الى الدماغ بوجوب القيام بعملية التبول والدماغ يقوم باصدار اشارتين وأحدة الى جدار المثانة للتقلص ودفع البول خارجاً والاشــارة الثانية الى عنق المثانة والذي يحوي صمام التبول بأن يفتح ويخرج البول وقوفاً او جلوساً.

ان الشــعور بزيادة الضــغط لايحدث ليلاً بســبب النوم العميق للطفل مما يجبر المثانة على أن تقوم بالضــغط واخراج البول دون معرفة الطفل بذلك أي ان العملية تحدث لاارادياً. قد تحدث العملية في بداية النوم او تحدث قبل النهوض من النوم او اي وقت من الليل.

ان اهمية معرفة حدوث وقت التبول من قبل العائلة مهماً جداً لانها تســتطيع أن توقظ الطفل ايقاضــاً تاماً وبكامل وعيه ليقوم بالتبول في المرحاض اما إذا سحبته للمرحاض وهو نائم فسـوف لن يفرغ مثانته ويقوم بالتبول اللاارادي. تقول العائلة نحن نوقضـه ولكنه مع ذلك يتبول والسـبب انه غير واعي وهو نائم. التبول الليلي يكون على نوعين النوع الاول يشــمل الاطفال الذي اســتمروا بالتبول من عمر

الرضاعة والنوع الثاني هو حدوث التبول بعد السيطرة لمدة ستة أشهر او عدة سنوات بعد أن تعلم الطفل السيطرة على التبول.

ان اسباب التبول الليلي عديدة قسم منها لايستطيع معرفة السبب فيه من هذه الاسباب:

1- الاسباب الهورمونية حيث أن الغدة النخامية لاتقوم بافراز الهورمون المانع للادرار (ADH) والذي يقوم بتقليل افراز البول ليلاً ولن بعض الاطفال يتبول ليلاً بالرغم من افراز الهورمون طبيعياً لديهم.

2- قد يكون السبب في المثانة بان يكون حجمها صغيراً منذ الولادة او ان بعض التقلصات اللاارادية قد تحدث في جدارها مؤدية للتبول.

3- المشاكل الوراثية حيث أن بعض الاطفال لديهم اباء حدث لهم التبول الليلي بعمرهم.

4- مشاكل النوم ان البعض من الأطفال لديهم نوم عميق جداً ولايستطيعون أن يشعروا بتمدد المثانة فيحدث التبول اللاارادي لديهم.

5- الاسباب الطبية مثل البول السكري والتهابات المجاري البولية والبول السكري التفه (بدون سكر) او تشوهات الظهر والعمود الفقري والحبل الشوكي الولادية.

6- الاسباب النفسية: ان الضغط النفسي قد يكون سبباً للتبول الليلي وقد يحدث نتيجة طلاق الام او موت أحد الأحبة لديه العائلة من الاهل او الانتقال الى مدينة اخرى او تبديل السكن او المدرسة.

ان المعالجة تعتمد على اكتشاف هذه الاسباب من التاريخ الطبي للطفل التي ذكرت سابقاً وكذلك اجراء فحص البول وزرعه للتثبت من عدم وجود الالتهاب البولية. في كثير من الاحيان تكون تلك الفحوصات طبيعية تعتمد المعالجة الطبية

على اكتشاف السبب ومعالجته اما إذا لم يوجد سبب فالمعالجة تعتمد على تبديل نمط حياة الطفل من اكل وشرب ونوم.

1- السيطرة على مأكل وشرب الطفل قبل النوم بتقليل كمية السوائل التي يشربها قبل النوم وافراغ مثانته قبل النوم كما يجب تجنيب شرب الشاي والقهوة واكل الشكولاته او الببسي كولا والعصائر الاخرى.

2- خلق التصور بأنك لاتتبول ليلاً وهو مانطلق عليه التصور الايجابي وهو ان تقوم بالتصور بانك سوف لن تتبول ليلاً قد يفيد ذلك لدى بعض الاطفال.

3- استعمال المنبهات الصوتية وهي تعتمد على أحداث اصوات عندالتبول مما يوقض الطفل ليذهب لاكمال تبوله وهي طريقة فعالة لدى البعض من الاطفال. ان الاطفال الذي يكون نومهم عميق جداً بحاجة الى مساعدة من العائلة لان البعض منهم لايسمع الصوت ويقوم بالتبول.

4- المعالجة الطبية وهي ليست الخطوة الاولى في المعالجة ولكن إذا فشلت جميع التدابير يمكن استعمال الهورمون الصناعي او بعض الادوية التي تسبب ارتخاء عضلة المثانة لتتحمل كمية أكبر من البول.

ان الطفل يشعر بالذنب وعلى العائلة عدم معاقبته على ذلك حيث ان الامر خارج عن ارادته وعليها تشجيعه لان يبقى بدون تبول وعدم السماح لاخوته بالضحك عليه او ان يقوم بتعييره بقولهم ابو بولة وعليها أن تقوم بعرضه على طبيب اطفال للمساعدة في حل هذا الاشكال.

ان أحسن الطرق هي ان يقوم الاب بايقاض الطفل ليلاً ويتأكد منه قد أفرغ مثانته وهي عملية غير مكلفة عدى عن ايقاض الاب او الام وقد يكونوا هم أيضاً من نوع ثقيل النوم وهنا يجب استعمال منبه الساعة لايقاضهم وايقاض الطفل. والتخلص من غسل وشر الشراشف بالشمس خاصة في الشتاء والايام الممطرة.

التسمم لدى الأطفال

يحدث التسمم (Poinsoning) لدى الأطفال بسبب طبيعتهم لاكتشاف المجهول ولكون ان أسرع الطرق لمعرفة حقيقة الشيء وضعه في الفم واكتشاف تركيبه من قبلهم.

أن البيوت هي أهم وأخطر مصادر التسمم فالبيت يحوي حوالي 30 مادة يمكن أن تسبب التسمم لدى الاطفال من أدوية الكبار وقناني الشرب لدى البعض من ويسكي وعرق وحبوب منع الحمل ومادة النفط الابيض ومساحيق الغسيل ومبيدات الحشرات وصبغ الاظافر ومزيل صبغ الاظافر وكذلك الروائح والعطور ومواد الحلاقة والمعطرات وبقايا الطعام وعدم حفظ المواد الغذائية في الثلاجة وانقطاع التيار الكهربائي وتلف المواد الغذائية أو شراء اللبن والروبة والجبن والكيك والمعجنات.

ان أكثر المواد التي يتسمم بها الطفل العراقي هي مادة النفط الأبيض والتي تتأتى من ان خزان النفط يقطر النفط بسبب تلف الحنفية فتقوم العائلة بوضع قنينة معجون طمامة فارغة تحت الحنفية لجمع النفط واستعماله في اشعال التنور أو وضعه في الفانوس او الصوبة وعادة يكون الطفل دون سن الثالثة من العمر ويقوم بتناول النفط لأنه قد يكون عطشاناً وبكمية قليلة تكفي الى دخوله للمعدة. وتقوم العائلة العراقية بأدخال أصبعها في فم الطفل لاجباره على التقيء وهي بهذه الطريقة تدخل النفط الى رئتيه اما إذا كانت كمية النفط كبيرة سوف يمتص من قبل المعدة مسبباً الاغماء وهي اشد حالات التسمم اما أكثر الحالات حدوثاً فهي مانطلق عليه التهاب الرئة الكيمياوي والذي قد يتطور الى التهاب ميكروبي وفي الحالتين يجب معالجة الطفل في المستشفى وتتبع حالته باخذ الصور الشعاعية للصدر واعطائه المعالجة حسب تطور حالته.

اما سبب التسمم الثاني في القطر فهو التسمم الغذائي خاصة من الأغذية التي تتطلب التبريد لحفظها من التلف مثل اللحوم والسمك واللبن والجبن وأسوء حالة تسمم

غذائي حدثت لاطباء البصرة في سفرة نهرية في شط العرب في سفينة الثورة والتي تناولوا فيها سندويجات أعدت في نادي الاطباء. الجميع والحمد لله لم تحدث له مضاعفات ولذا ينصح الطيارون بأن يأكل كل قسم منهم من طعام مختلف عن الأخر حتى إذا حدث التسمم يستطيع الاخر ان يوصل الطائرة سالمة للارض. ان التسمم يحدث من شراء الطعام من مطاعم يعرض فيها الطعام دون تبريد او ان يترك الطعام ليباع في اليوم الاتالي مثل الكص والهمبركر والسلاطات والسمك والروبة والجبن.

ان بعض الميكروبات الموجودة في هذه المواد الغذائية معروفة بخطورتها حيث تسبب توقف الكلى عن العمل خاصة انواع من (E. Coli) وتحتاج المعالجة الى غسيل الكلى والذي هو غير متوفر في كثير من مستشفيات القطر وخاصة النوع الخاص بالاطفال. قد حدث ذلك في اليابان وهي من البلدان المتقدمة كما أن التسمم الميكروبي حدث في امريكا منتقلاً عن طريق مادة الاسبيناغ من المزارع المنتجة له.

قد يحدث التسمم من نباتات طبيعية تحوي مواد قاتلة مثل التين الشوكي البري الذي يحوي مادة البلدونا والمعروف بجمال أزهاره وهو يزرع في الشوارع في المعقل وكذلك الحدائق الخاصة للعوائل.

أن بعض النباتات الصحراوية قد تحوي على مادة البلادونا. ان اسوء حالات التسمم وأخطرها تحدث بمادة قاتل الحشرات او مواد تعفير النباتات والتي تحوي مادة الفسفور والتي تؤدي الى حدوث وذمة الرئة الحاد والعجز القلبي والغيبوبة والتي تعالج بمادة الاتروبين. قد تحدث عند الاطفال عند تناولهم فواكه معفرة غير مغسولة ان الحالة سهلة التشخيص صعبة المعالجة وقد توفي لدينا بعض الاطفال الذين كان التشخيص متأخراً بسبب وصولهم للمستشفى متأخرين.

لقد اشترت عائلة مادة الكيمر في صحن استعمل سابقاً لمعالجة القمل بقاتل الحشرات وسبب ذلك وفاة ثلاث بنات بسبب التسمم. ان أحد اسباب وفيات الأطفال بسبب التسمم هي التسمم بمادة الاسبرين والبراسيتامول وادوية الكبار للقلب والسكر والضغط ومقويات الحديد وحبوب منع الحمل (لاتسبب الوفاة) وان اسوء البيوت من هذه الناحية هي بيوت الاطباء لكثرة وجودهما في بيوتهم إذا لم يتم اسعاف الاطباء تكون النتيجة الوفاة.

ان وجود بعض ادوية الامراض النفسية مثل الكآبة وادوية معالجة الصرع هي من الانواع القاتلة لكثرة كميتها في البيت خاصة إذا كانت الوصفة لأكثر من مدة شهر للمريض مما يجعل وجودها بكمية كبيرة سهلاً. لذا تنصح العائلة بوضع الادوية في اماكن عالية او مغلقة بالقفل وان تكون علبة الدواء ذات غطاء يصعب ويتعذر فتحه من قبل الاطفال إن مخترع هذه الطريقة عراقي يعمل في امريكا وحصل على امتياز تصنيعها وهو خريج كلية طب بغداد.

ومن المواد التي تسبب التسمم هي بقايا الأصباغ التي تحوي مادة الرصاص وخاصة النوع الاحمر منها وهو مانع الاكسدة او مانطلق عليه صبغ الاساس والذي يصبغ به الحديد قبل طلاءه بالالوان الاخرى. اما في بغداد وعموم القطر فأن تسمم الرصاص يحدث من عوادم السيارات وكثرتها في الشوارع ولوجود مادة الرصاص في البنزين العراقي. لقد قام الاستاذ الدكتور حكمت جميل من جامعة بغداد بدراسة تلوث هواء منطقة الميدان وهو موقف باصات أمانة العاصمة وقد وجد أنها نسب عالية جداً وخطرة ايضاً.

ان التسمم بالرصاص يسبب تلف الدماغ والتخلف العقلي والغير قاتل منه يسبب الاسهال والالم المعوي وفي ايام التلمذة كنا نشاهد تسمم الرصاص لدى العاملين في المطابع الأهلية والذين يقوم بإذابة أحرف الطباعة واعادة استعمال الرصاص. كما نجدها اليوم لدى الذين يمارسون حرق بطاريات السيارات القديمة للحصول على مادة الرصاص حيث يستنشق العامل بخار الرصاص ويذوب في دمه مسبباً له التسمم.

ان بعض حالات التسمم بالرصاص قد يحدث من استعمال مادة الكحل في تزيين عيون الوليد الجديد بمادة الكحل والتي هي عبارة عن اوكسيد الرصاص او وضع الرصاص (الكحل) على سرة الطفل وماهي الغاية من ذلك. لم نستطع معرفة السبب الكامن وراءها. ان مأساة التسمم بالزئبق والتي راح ضحيتها كثيراً من العوائل تكررت مرتين في القطر باستعمال الحنطة المعفّرة بالزئبق رغم التحذير وعلامات الموت المرسومة على الاكياس والسبب في ذلك أن العوائل اطعمت الدجاج والخيول والحمير ولم يحدث لها شيئاً والسبب ان ذلك كان لمرة وأحدة بينما هي استمرت بالاكل لمدة شهر والسم ذات طبيعة تراكمية أدت الى ظهور الاعراض وموت الغالبية العظمى منهم. كانت تجربة مؤلمة لنا ان نرى عائلة تختفي من الوجود بكامل اعضائها وانت تقف مكتوف الايدي لاتستطيع أن تعمل شيء. عايشت تلك الأحداث عندما كنت طالباً في الكلية وتكرر ذلك بعد ان أصبحت طبيب اختصاص مع الاسف الشديد. كما أن اسوء حالة تسمم مررت بها في حياتي هي فقدان اخ وصديق عزيز ونبيل وكريم وعالم الاستاذ الدكتور ضياء نوري الموسوي رئيس قسم الامراض في كلية طب بغداد نتيجة تسممه بمادة السيانيد التي وضعت له في بطل ببسي كولا وعدم وجود المادة المضادة لها في عموم القطر وهو نطلق عليه (Antidote).

ان البعض الاخر من الزملاء قد فقد ابناً له بسبب تناوله ادوية قلبية ولم يستطيع الاطباء انقاذ حياته. ان دور المعالجة الطبية مهم جداً في انقاذ حياة الاطفال من التسمم بالنفط يجب تقدير الكمية وهل أن أكثرها موجوداً على أعلى الملابس وفي هذه الحاة يترك الطفل ويدخل تحت المشاهدة اما إذاا قرر الطبيب المعالج غسل المعدة فيجب لف الطفل لفاً قوياً وهو نطلق عليه التحنيط حتى يتطسع السيطرة على يديه واستعمال انبوب يمنع دخول المواد الى القصبة الهوائية. ان تعذر الحصول عليه التأكد من سد الانبوب والضغط عليه قبل سحبه من المعدة حتى لاتتسرب السوائل الى القصبة الهوائية. على الطبيب محاولة عد حبوب او كبسولات الأدوية التي اخذها الطفل بطرح استعمال الايام من المجموع الكلي

فمثلاً إذا كانت الوصفة تحوي 60 حبة وقد وصفت قبل 20 يوم يعني ان الطفل قد بلع الباقي ولكن إذا كان في العلبة 30 حبة معنى ان الطفل قد بلع 10 حبات.

ان شــركات الادوية تحاول المســاعدة في التعرف على الادوية وخاصــة الحبوب بجعلها مثلثة او مربعة او طويلة وطبع بعض الاحرف عليها او اعطائها لون اصفر او اخضـر خاصة الموضوعة في كبسولات لان ذلك يسـاعد الطبيب في معرفة نوع الـدواء كما أنها قد تقوم بطبع البوم للحبوب يوزع على العيادات الخارجية وتم مقارنة الحبوب بالصـورة ولذا يجب على العائلة جلب الوصـفة الطبية او بقايا الادوية وقنينة الادوية عندما تجلب الطفل الى الطواريء ليسـتفيد الطبيب من ذلك في التعرف عليها ويعرف العلاج المطلوب.

ان كثيراً من المستشفيات قامت بانشاء مراكز السموم والتي تتكون من حاسوب يحوي المعلومات المطلوبة والموجودة في كل مادة مصنعة تقوم الشركات بتزويد المستشفيات بمعلومات عنها كالاصباغ ومواد التعفير والمواد الزراعية ومكافحة الآفات الزراعية والادوية والطبيب يستطيع معرفة التركيب من الحاسوب في ايام الاقامة في الغرب كان لدينا البطاقات المبوبة حسب الاحرف الابجدية والتي تحوي المعلومات وكنا نقوم بالاجابة على الهاتف المعروف رقمه لدى كافة العوائل.

وقد كانت العوائل تنصح بخزن شراب طبي بحدود 30سم3 تقوم العائلة باعطاءه للطفل فيتقيء عند اخذه. ويلفظ المادة التي تناولها قبل مجيئه للطواريء كسـباً للوقت. ان المتعارف عليه طبياً انه يمكن غسـل المعدة حتى بعد 3- 4 سـاعات من بلع الطفل للحبوب.

ان المعالجة الطبية في المسـتشـفى ذات اوجه عدة منها اسـتعمال مضادات السموم المعروفة لكل دواء او غسيل الدم او غسيل الكلى او الغسيل عن طريق البطن – البيرتون – (المساريق) واسناد التنفس والضغط وعمل القلب ولتنفس الصـناعي في حالة الغيبوبة وغسـل الكلى في حالة عجز الكلى ولكن يبقى دور العائلة مهماً في منع التسمم من البداية والوقاية خير من العلاج.

التلقيح والتطعيم

إن لإجراءات التلقيح والتطعيم (Immunization) وللقاحات فضلٌ كبير على البشرية حيث انقذت مئات الملايين من البشر بعد ان كان حدوث الاوبئة مثل الجدري والطاعون والحصبة يؤدي الى وفاة الملايين وقد مرت اوربا والشرق بتلك المآسي وخاصة في البلدان الفقيرة وعانت بغداد من موجات الطاعون والكوليرا ماعانت وقضي على معظم سكان العراق. بفضل التلقيح ثم القضاء على مرض الجدري من العالم واختفى حدوثه حيث كان يفتك بالامم وخير مثال لذلك مأحدث للهنود الحمر في امريكا وشعب المايا في امريكا الجنوبية والذي أدخل للبلاد مع المستعمر الجديد وقد حفظ فيروسه في روسيا والولايات المتحدة خوفا من عودته. كما أن مرض شلل الاطفال يكاد يكون شبيهاً بالجدري وحدوثه الان يحدث في البلدان التي لاتشجع على التلقيح مثل افغانستان وباكستان وبعض دول افريقيا واثناء الكوارث والحصار كما حدث في العراق حيث اختفى ولكنه عاد للقطر مرة اخرى اثناء الحصار علماً بأن التطور الذي حدث في نوع اللقاح وسهولة اعطاءه بالفم كقطرات سهل سرعة التلقيح عما كان يجري سابقاً عن طريق الحقن.

ان شلل الاطفال قد يصيب الطفل ولايترك اثراً او أن يكون على شكل التهاب السحايا الفيروسي وهو قاتل في هذه الحالة او قد يصيب الاطراف مسبباً للشلل والعوق الجسمي وشلل العضلات ليخلق من الطفل بعد أن كان سوياً متسولاً أو عالة على اهله ولازالت قصص بعض الاطفال الذين اصيبوا بالشلل في ذاكرتي فبعض الآباء منهم من هاجر للغرب لتهيئة حياة تدريسية وعلاجية لأبنائهم والبعض سافر للاتحاد السوفيتي لصنع اطراف لولد له أما سيء الحظ فالبعض حصل على كرسي متحرك ولكن وضعهم في الغرب يختلف فهنالك سيارات للمعوقين وقسم منهم أصبح اطباء ولاانسى رئيسة قسم المختبرات في هارفرد التي كانت مشلولة الاطراف السفلى وهي متزوجة ولديها طفلان ولكنها تأتي بسيارتها وتنزل الكرسي المتحرك وتسوقه الى المختبر.

اتذكر ايام الاقامة في مستشفى الاطفال بباب المعظم اننا كنا نجبر العائلة على اعطاء اللقاح للطفل ان هي ارادت الحصول على علاج لابنها وأصبحت العائلة العراقية تشتري اللقاح من الصيدليات على حسابها الخاص وتقوم بالتلقيح وترسل البعض للاردن او الكويت للحصول على اللقاح وكان العراقي يعتبر من الاقطار الناجحة في اعطاء اللقاح وكانت نسبة التلقيح تصل الى حدود 96% من الاطفال اثناء الحملات الوطنية للتلقيح.

ان اللقاحات المتوفرة حالياً عديدة وكل قطر له سياسته القطرية في انواع التلقيح واولياته وجدول وزارة الصحة العراقية متطور ويشمل الامراض التالية لقاح فيروسي الكبد نوع B لقاح التدرن BCG لقاح شلل الاطفال اللقاح الثلاثي ضد الكزاز والسعال الديكي والخناق وكذلك لقاح الحصبة والحصبة الالمانية والنكاف كما يوجد لقاح ضد الانفلونزا وضد الهيضة وضد اسهال الروتا وكذلك التهاب السحايا الحاد. القسم من هذه اللقاحات لايعطي مناعة بنسبة 100% بل بحدود 50 – 60% فقط كما يوجد لقاح ضد جدري الماء (ابو خريان) ولقاحات خاصة تعطى للمرضى المصابين بمرض فقر الدم المنجلي وهي معروفة Pneumococcal لنجاح عملية التلقيح يجب على العائلة الالتزام بمواعيد جدول التلقيح والتي تبدأ من الولادة او الاسبوع الاول ثم الشهر الثلث والخامس والسابع والتاسع وعمر أربع سنوات وحسب الجدول المعمول به في القطر. ان الاخلال بمواعيد هذا الجدول يسبب عدم حدوث المناعة بصورة جيدة مدروسة وكذلك يربك التخطيط الطبي ويسبب فقدان اموال كبيرة بسبب تلف مواد التلقيح والتي تستورد بملايين الدنانير وتنقل مبردة وتوزع على انحاء القطر مبردة والتوفير يحصل عندما يتم تلقيح عشرة اطفال بالعبوة الوأحدة من ان تذهب سدى في تلقيح طفل واحد.

ان موانع التلقيح عند الاطفال قليلة جداً مثل الحمى او الاسهال او الحساسية لمواد التلقيح وكذلك من لديه صرع او تخلف عقلي. ان مضاعفات التلقيح قليلة ونادرة الحدوث ولاتشكل عائق لاجراء التلقيح يمكن ان يحدث التلقيح الم

موضـعي بسـيط في محل الزرق او ارتفاع حرارة الطفل بدرجة بسـيطة لذا ننصـح باجراء اللقاحات صباحاً ولاننصح باجراء اللقاحات في العيادات الخاصة لعدم توفر الخزن الصـحيح او حتى شـراؤه من الصـيدليات حيث لا تتوفر شـروط الحفظ الصحيحة للقاح.

نجد ان تلقيح الاناث بلقاح الحصـبة الالمانية قبل الزواج وقبل الحمل يعطي الام الوقاية من اصـابتها بالحصـبة اثناء الأشـهر الثلاث الاولى من الحمل ويعقبها ولادة طفل مشـوه اعمى ومتخلف عقلياً وكذلك تلقيح الذكور من الاول ضـد النكاف يمنع التهاب الخصـيتين لديهم عند اصـابتهم بالنكاف وهذا يمنع حدوث العقم لديهم.

ان طريقة تلقيح الاطفال المصابين بسرطان الدم تجري بطريقة لاتؤدي الى حدوث مضاعفات فمثلا يمكن اجراء التلقيح ضـد شـلل الاطفال باسـتعمال لقاح سـالك الذي يعطى عن طريق الابر وهو فيروسـات مقتولة عوضـاً عن اسـتعمال لقاح سـابين الذي يعطى عن طريق الفم وهو فيروسـات مضـعفة الفعالية ولكنها لا تشـكل خطراً لهم. كلما كانت نسـبة التلقيح في القطر عالية كلما كانت المناعة الوطنيـة عـاليـة وهو مـانطلق عليـه منـاعـة القطيع وكلمـا كـان حـدوث وبـاء مثـل الحصبة او السعال الديكي في المجتمع قليلاً.

ان عملية التلقيح عملية مسـتمرة وهو مانطلق عليه التلقيح المقوي اي الذي يعطى بعـد مرور فترة زمنيـة بعـد التلقيح الاولى فمثلاً يعطى التلقيح المقوي اللقاح الثلاثي في عمر أربع سـنوات او يعطى لقاح ضـد الكزاز عند حدوث جروح في عمر الطفولة لتجنب حدوث مرض الكزاز.

ان الأموال التي تصـرف على اللقاحات وحملات التلقيح الوطنية ذات فائدة مادية وطبيـة كبيرة على القطر تمنع الوفيـات لـدى الاطفـال والعوق البـدني وهو يعتبر واجب وظني وكمسـؤولية عـالية على الام والاب ولاعذر لهم حيث ان اللقاحات متوفرة ونحمد الله ان القطر لديه الأمكانية المادية لشـرائها وتوزيعها مجاناً وهي

تحمد على ذلك. هنالك لجان كثيرة مشكلة في وزارة الصحة تتابع عملية التلقيح وهي مشكلة من جهات جامعة يشترك معها اعضاء من وزارة الصحة وهو كادر مدرب ومؤهل وذو شعور بالمسؤولية عالية جداً يحسدون على هممهم واندفاعهم ويقوم رئيس اللجنة بتبليغ منظمة الصحة العالمية في فرع الشرق الاوسط بالقاهرة بفعاليات الوزارة مما تقوم ويعلمهم عن نسبة اللقاحات.

ان حدوث بعض حالات شلل الاطفال تعزى الى مانطلق عليه الفيروس المتوحش الذي لاينتمي للمجموعة المعروفة من فيروسات شلل الاطفال وهنالك مختبرات للتأكد من ذلك وتقوم وزارة الصحة بالاستفادة من ذلك ومعرفة نوع الفيروس المسبب للمرض. لقد كان التدرن (مرض السل) يشكل مشكلة كنا نكابد منها في اصابات الأطفال حيث ان نسبة حدوث التهاب التدرن في السحايا الدماغية كانت كبيرة والمعالجة صعبة وان نجحت تترك الطفل معوقاً اعمى او اصم او متخلف ولكن باستعمال لقاح التدرن BCG قد جعل هذا المرض يختفي من القطر ولكن مع الأسف الشديد لازال حدوث التدرن الرئوي موجوداً لدى الاطفال وخاصة في شريحة العوائل الفقيرة والاطفال المصابين بسوء التغذية. المؤسف ان عصيات التدرن الرئوي لدى الكبار وهي مصدر العدوى أصبحت من النوع المقاوم للادوية المعروفة في علاجه وكثيراً من الكبار يقوم بنشر عصيات التدرن بسبب عدم اكمالهم للمعالجة الطبية حيث ان مستشفيات التدرن قد تم اغلاقها واعتمدت على المعالجة البيتية المتبوعة احياناً باشراف بيتي على تناول الادوية ولكن البعض من المرضى يقوم ببيع علاجه ليشتري به سكاير. أنها تلقي على الدولة مسؤولية متابعة حالات التدرن عند الكبار كما يوجب على الدولة التأكد من عدم وجود التدرن لدى الابقار لانها تنقل العصيات عن طريق الحليب وتؤدي الى تدرن الامعاء والبيرتون يكون على سكل اسهال مزمن او هزال وارتفاع في درجات الحرارة.

ان مرض التدرن يصيب كافة اعضاء الجسم من رئتين الى الامعاء والدماغ والكلى والفقرات والعظام وهذه كلها يمكن ان تمنع باجراء اللقاح للاطفال ومتابعة

معالجة الكبار واستعمال الادوية الجديدة الغير مقاومة من قبل العصيات وفحص الابقار المنتجة للحليب والتأكد من بسترة الحليب قبل تناوله. كانت أكثر الوفيات تحدث عن اصابات الأطفال بالسعال الديكي وخاصة تحت عمر ستة أشهر او سنة ومنظر طفل مصاب بالسعال الديكي هو فقط مؤلم جداً كما ان مضاعفات السعال الديكي فهي كثيرة من نزف في الدماغ او العينين او حدوث ذات الرئة وهنالك بعض العادات التي يلجأ لها الاهالي وهي اعطاء سمك الجري للطفل او تعليق قطع القرع اليابس في قلادة على رقبته وهو من ضعف الحيلة ومن الجهل وهو ايضاً مايحدث لدى الاطفال المصابين بالحصبة بلبس الدشداشة الحمراء والتي لاتنفع بشيء.

ان المراكز الصحية لاتقوم بالتلقيح فقط بل هي تقوم ايضاً بوزن الطفل وقياس طوله والتثبت ان نموه طبيعي وليس لديه سوء تغذية او فقر دم او كساح كما أنها تساعد الام بالاجابة على اسئلتها عن مشاكل يعاني منها الطفل كالتقيؤ والترجيع والاسهال الخفيف او الامساك. أن تزود احياناً ببعض حبوب المقويات من حديد او فيتامينات وكذلك تنصح الام باتباع قواعد الوقاية وتعقيم الايدي قبل عملية الارضاع. ان الدولة تقوم باستيراد اللقاحات من مراكز دولية معروفة وهنالك عدة انواع من اللقاحات.

منها اللقاحات المضعفة من الفيروسات والتي تقلل فعاليتها مخبرياً مثل لقاح شلل الاطفال بالفم والذي يمتاز بسهولة اعطاء ونقله الى اماكن بعيدة عن المدن وكذاك باعطاءه حصانة موضعية في الامعاء. كما أن هنالك لقاح الاطفال من الفيروسات المقتولة والذي يعطى عن طريق الحقن للاطفال ذوي نقص المناعة او المصابين بامراض سرطان الدم. كما ان بعض اللقاحات تنتج من ميكروبات مقتولة مثل لقاح الخناق والكزاز. وهنالك بعض اللقاحات المركبة او المترابطة والتي تحوي جزء من ميكروب مع بروتينات مثل الذي يستعمل في لقاح امراض الكبد الفيروسي.

ان جداول التلقيح تشـــمل اللقاحات التالية وكل بلد لديه اوليات وجداول تلقيح خاصة به وحسب الامراض الشائعة لديه ولكنها لاتتعدى الانواع التالية:

1- لقاح الكزاز، الخناق، السعال الديكي وهو معروف باللقاح الثلاثي.
2- لقاح جدري الماء (ابو خريَّان).
3- لقاح ضد فيروس الكبد B او A.
4- لقاح البابلوفايرس لمنع سرطان عنق الرحم Humen parello virus.
5- لقاح ضد الانفلونزا.
6- لقاح التهاب السحايبا Meningo coccal.
7- لقاح الحصبة، الحصبة الالمانية والنكاف.
8- لقاح النيموكوكاي Pneumo coccal.
9- لقاح شلل الاطفال.
10- لقاح الروتافايرس Rota virus.

ولازالت المحاولات البحثية جارية لانتاج لقاح ضـــد الملاريا ومرض نقص المناعة Aids. ان الجداول الوطنية للتلقيح، تعتمد من قبل وزارة الصـــحة على اولويات الامراض التي تصيب الاطفال ولكن كلها تمتاز بأنها توفر الحماية المطلوبة وكذلك سهولة الاعطاء ومحاولة تقليل زيارات الام للمركز.

جدول اللقاحات في العراق

يمكن اعطاء الجرعة الاولى من لقاح الكبد HBV في اي عمر لمن يلقح سـابقاً بعمر 1 – 2 شـهر وتعطى الجرعة الثانية HBV وهي عادة تعطى بعد شـهر او شـهرين بعد الجرعة الاولى.

في عمر شـــهرين تعطى DAdp اللقاح الثلاثي للخناق والكزاز والســعال الديكي وكذلك يعطى لقاح شــلل الاطفال بالفم وHib ولقاح هيمو انفلونزا نوع B ولقاح النيموكوكل pcv ولقاح الروتا ROTAV.

وفي عمر 4 أشـهر تعاد تلك اللقاحات وكذلك بعمر 6 أشـهر وتعاد في عمر 8 أشـهر عندما تصــيب الحصــبة او الحصــبة الالمانية الطفل ويخرج منها معافاً ســالماً يتحسس جهازه الدفاعي ويولد المضادات ضد تلك الامراض فإذا تعرض مستقبلاً لمثـل تلـك الامراض يقوم جهـازه المنـاعي بمنع الفيروس من أحـداث المرض بواسـطة الاجسـام المضـادة التي خلقها الالتهاب الاول وهي قد تكون مناعة طيلة الحياة.

ان الام تنقل قســم من تلك المضــادات الى الوليد الجديد إذا كانت ذات حجم يسمح لها بالمرور عن طريق المشيمة وهي الوقاية التي يحصل عليها الوليد من الام لذا تقوم بتلقيح الامهات ضـد الحصـبة الالمانية حتى لاتصـاب بها اثناء الحمل وتلقيح ضــد مرض الكزاز فيولد لها مضــادات تنقلها للوليد لذا لايحدث له مرض الكزاز الولادي القاتل 100% من خلال اعطاء الام جرعتين من اللقاح اثناء الحمل ولاداعي لتكرار ذلـك بـل يمكن أن يعزز بجرعـة مقويـة. لايوجـد اي عـذر مقبول تسـوقه العائلة مقبول عند اصـابة أحد اطفالها بالامراض الممكن منعها بالتلقيح وهي سوف تعيش طول حياتها شاعرةً بالذنب لوفاة الطفل او اصابته بالشلل او حدوث ســعال ديكي او خنـاق او كزاز يمكن منعـه بزيـارة لمركز الطبي واعطاء اللقاح للطفل وعدم حصول المرض.

لقد حدث وباء الحصـبة الالمانية في أحد الاعوام واصـيب العديد من طلاب جامعة التكنولوجيا بهذا المرض على كبر بسـبب عـدم التلقيح في عمر الطفولـة وعـدم متابعته بالجرع المقوّية. حدثت خمس وفيات في الجيش الامريكي الذي حارب في فيتنام لجنود لم يلقحوا أنفسـهم ضـد مرض الكزاز ولم يصـب غيرهم من الجرحى وهم بالالوف بالمرض.

أمراض الجهاز الهضمي

يتكون الجهاز الهضمي (GI-System) بداية من الفم والبلعوم، المريء، المعدة، الاثنى عشري، الامعاء الدقيقة، الامعاء الغليظة، القولون النازل والشرج وفتحة المخرج. ان الواجب الرئيسي لهذا الجهاز هو تناول الطعام والسوائل وهظم الطعام وامتصاصه وارساله للكبد وثم دفع الفضلات الى الامعاء الغليضة ولفضها عن طريق الشرج للخارج. يمتاز هذا الجهاز بان فعالياته الفسلجية وطرق الامتصاص والتمثيل الصحيحخ والتخلص من الفضلات مهمة لجميع الاحياء البشرية والحيوانية للعيش او العمل والتكاثر والنمو. ان اي اضطراب في اي جزء منه يشكل حالة مرضية يجب تشخيصها ومعالجتها سواء طبياً او جراحياً او اعطاء السوائل او الانزيمات او تجنب اخذ الادوية المسببة للمرض من حساسية غذائية الى التهابات جرثومية او فيروسية او ديدان او مواد ذات تركيب خاص لاتتحمله الامعاء الدقيقة او الامعاء الغليظة.

كما ان الجهاز الهضمي عرضة للتشوهات الخلقية التي تظهر بعد الولادة مباشرة مثل انسداد المريء او اتصاله بالقصبة الهوائية او انسداد الامعاء الولادي او عدم وجود فتحة الشرج او اشتراكها مع فتحة البول او عدم وجود الانسجة العصبية في جدار الامعاء الغليظة والتي تفشل في عملها مسببة الامساك وفشل الامعاء في واجبها الفسلجي مؤدية الى فشل النمو وفشل الطفل في الحياة. قد تكون امراض الجهاز الهضمي على شكل فشل في انتاج الانزيمات المطلوبة لعمل الامعاء في هظم وامتصاص الغذاء الدقيقة او عدم وجود افرازات الصفراء والتي تشكل امراضاً توجب المعالجة باعطاء الطفل أنواع من الحليب الخالي من البروتين الحيواني وتعويضه ببروتين نباتي او تبديل سلسلة الدهون في الحليب او تبديل تركيب السكر فيه من سكر ثنائي الى سكر احادي او سكر ثنائي لايسبب له الاسهال او اعطاءه حليب حيوان اخر لايسبب له حساسية الغذاء مثل حليب الماعز.

إن أخطر التشوهات الخلقية هي عدم تطور المريء بصورة صحيحة مؤدياً الى عدم استطاعة الوليد بلع اللعاب والاختناق به مباشرة بعد الولادة وهي حالة جراحية مستعجلة.

ومن التشوهات الاخرى هي شقة الشفة العليا او اللهات وهي لاتشكل خطورة على الوليد ولكن يجب معالجتها من قبل اختصاصي معروف خاصة شق اللهات لانها يجب أن تعالج قبل عمر سنتين حتى لاتؤثر في كلام الطفل مستقبلاً ويصبح كلامه ذا نبرة نطلق عليها ابو خنة وهي تشكل مشكلة نفسية له وقد يتعقد في حياته المدرسية وقد يصبح مشاكساً او صعب السيطرة وهو مأحدث للبعض من غير المحظوظين من الاطفال التي حدثت مضاعفات للعملية انتهت بفشلها وان واجب طبيب الاطفال ان يؤكد على العائلة في اختيار الجراح الذي يكون اخصائي جراحة فك واسنان.

ان تغذية مثل هؤلاء الاطفال تشكل صعوبة في الأشهر الاولى من العمر وتتطلب تغذية بالانبوب ثم استعمال مميات ذات غطاء يغلق الفتحة عند الرضاعة وهو يشبه طائرة الاواكس او استعمال ملاعق ذات جوانب تسمح باعطاء الطفل الحليب دون أن ينسكب الى الجانبين ويمكن عمل تلك الملاعق بالبيت بثني الجوانب الى الداخل لتصبح على شكل نصف أنبوب. ان الطبيب الجراح لايستطع غلق شق اللهات مباشرة بعد الولادة لعدم وجود مجال لتحريك اصابعه ويتمكن من ذلك عندما يكون الطفل بعمر 18 شهراً ويجب ان لاتتاخر العملية عن هذا السن.

ان عدم وجود فتحة المخرج توجب على الطبيب اجراء عملية مستعجلة لعمل فتحة للامعاء في جدار البطن والسماح للطفل بالتغوط عن طريق تلك الفتحة حتى يستطيع سدها في عمر أكبر. قد يولد الطفل بدون جدار امامي للبطن وتكون الامعاء بارزة بدون غطاء وهي حالة تحدث وتتطلب عناية خاصة بالوليد وهي صعبة العلاج ويجب خلق جدار للبطن يمنع تسرب الحرارة وكذلك منع الالتهابات هي حالة نادرة الحدوث ولكن حدوثها يشكل مشكلة جراحية للطفل.

من التشــوهات الاخرى هي فتق الحجاب الحاجز في منطقة دخول المريء من الصدر للبطن حيث يشكل تركيب الحجاب الحاجز مايشبه الصمام لمنع صعود الطعام من المعدة الى المريء اثناء تقلص المعدة او محاولتها دفع الطعام الى الامعاء الدقيقة ان هذه الحالة تؤدي الى التقيء المســتمر مســببة فشــل النمو للطفل وجل ماتتطلب للمعالجة هي ابقاء الطفل نائماً بصورة عمودية او مايشبه الوقوف وذلك باستعمال كرسي من الكراسي التي تصنع للاطفال للجلوس في السيارة. ان ذلك سوف يُبقي الحليب بثقله في المعدة حتى تشتغل عليه وتعمل منه قالب يشبه الجبن وهي اساس عملية الهضم في المعدة. بذلك نتجنب صعود محتويات المعدة الحامضية الى المريء الذي يتقرح بسبب تلك الحموضة مؤدياً الى تليف المريء وتضيقه والذي يؤدي مســتقبلاً لحدوث التقيء وفشــل النمو ويتطلب المعالجة الطبية بتوسيع تلك الفتحة بواسطة انابيب خاصة متدرجة القياس.

لذا وجب الاسـراع في تشـخيص اسـباب التقيء عند الوليد الجديد. قد يحدث التقيء بعد ستة اسابيع او ثمانية اسابيع من الولادة والسبب هو فشل المعدة في اخراج الطعام الى ناحية الاثني عشـري بسـبب تليف الصـمام البوابي والذي يتطلب في هذه الحالة عملية جراحية بسيطة تجري تحت التخدير الموضعي ولكن بعد تحضير جيد للطفل من تعديل حموضة الدم وقلويته وكذلك تعديل الجفاف المصاحب لهذه الحالة وبعد ذلك العناية بالطفل بعد العملية بالتغذية المتدرجة ومحسـوبة حتى لاتسـبب مضـاعفات جراحية تؤذي الطفل قد تسـتعمل الأدوية لايقاف التقيء وقد تنجح وفي هذه الحالة لاتحتاج لاجراء العمليةولكن لايصح ذلك في جميع الحالات من التشـوهات الخلقية هي خلو جدار القولون من الاعصـاب التي توصـل العملية المسـاريقية وهي قد تشـمل كامل الامعاء الغليظة او جزء منها او تكون على شكل نقص حلقي قريبا من الشرج.

ان الامعاء الغليظة تقوم بخزن الغائط ثم دفعه الى الخارج بعملية التغوط ولكن عدم وجود الشبكة العصبية في الجدار سوف يسبب توقف تلك العملية مؤدية الى

عدم استطاعة الطفل التغوط فيحدث الامساك ويفشل الطفل بالنمو ويجب تشخيص الحالة وعدم خلطها بالامساك المزمن وذلك بالتأكد من عدم وجود الالياف العصبية بجزعة القولون او بالفحص الشعاعي بواسطة القولون او بالفحص الشعاعي بواسطة مادة الباريوم والتأكد من اجراء الفحص دون ان تسبب مادة الباريوم تمدد القولون وفشل الفحص ولكن الطريقة المؤكدة في التشخيص هي خلو الامعاء الغليظة من الاعصاب في جدارها.

تُجرى عملية المعالجة الجراحية بعمل فتحة للقولون والسماح للغائط بالخروج عن طريق جدار البطن وبعد تحسن صحة الطفل تجرى له عملية لرفع الجزء المريض من القولون وربط الباقي بفتحة المخرج وهي عملية ليست سهلة ويجب أن تجرى من قبل اختصاصي جراحة اطفال مارس العملية لعدة مرات.

ان أحسن الطرق للتأكد من عدم وجود اي تشوه خلقي في الامعاء هو التأكد من ان الرضيع قد رضع بصورة طبيعية وانه قد تغوّط بصورة طبيعية حيث ان البعض قد يولد ولديه تشوه خلقي في الامعاء الدقيقة وقد يتغوط الطفل ولكن بكمية قليلة لوجود بعض الافرازات خلف التشوه ولكن استمرار الطفل بالرضاعة والتغوط اليومي هو أحسن طريقة للتأكد من سلامة الامعاء وعدم وجود تشوه خلقي في اي جزء منها. لقد تمت الاشارة الى حالة تداخل الامعاء الحاد وكذلك التهاب الزائدة الدودية في موضوع الحالات الجراحية الحادة عند الاطفال لذا وجب عدم تكرار ذلك في امراض الجهاز الهضمي.

ان من اهم التشوهات الخلقية المميتة هي عدم تطور قنوات الصفراء داخل الكبد وعدم اتصالها بالاثني عشري مما يعني عدم وصول المادة الصفراء الى الجهاز الهضمي وبقاؤها في الكبد وارتدادها للدم لتظهر على شكل يرقان ولادي شديد مؤدياً الى عجز الكبد وفشله وتشمعه مع استسقاء في البطن والموت. لقد حاول بعض الجراحين في اليابان اجراء بعض العمليات لذلك ولكنها لم تكن مشجعة.

تعتمد عملية الهضـم على الافرازات المعوية من الامعاء الدقيقة والبنكرياس والمرارة وتشترك جميعاً في اجراء عملية الهضم وفي النهاية يتحول الغذاء الى مواد تذهب للكبد للخزن والاستفادة منها في نمو الجسـم. تحدث بعض التشـوهات الخلقية في الجهاز الهضـمي بعدم وجود تلك المواد وخاصـة الانزيمات المطلبوة للهضم مما يؤدي الى فشـل النمو وحدوث حالات مرضـية توجب تزويد الجسـم بتلك الانزيمات المصنعة او تبديل الغذاء بغذاء آخر لايحتاج الى تلك الانزيمات.

ان اهم الامراض التي تصيب الجهاز الهضمي هي الاسهال والجفاف الناتج عنه وهو السبب الاول لوفيات الاطفال في العراق خاصة لدى الأطفال الذين يرضعون من الممية فالمعروف ان حدوثه اقل لدى الاطفال الذين يرضعون من الثدي.

ان الجفاف المصاحب للاسهال هو السبب الرئيسي في حدوث المضاعفات القاتلة مثل فشـل الدورة الدموية وعجز القلب وعجز الكليتين وتخثر الدم في الاوعية الدموية وفي الدماغ او نتيجة اضطراب املاح الجسم خاصة عنصري الصوديوم والبوتاسيوم والكالسيوم والمغنيسيوم وحموضة وقلوية الدم والتي يعتمد عليها الجسـم في فسـلجة القلب والدماغ والكليتين وهو مالنطلق عليه اضـطرابات المحيط الداخلي الذي يجب ان يكون ثابتاً حجماً وتركيباً وان اي اخلال به يؤدي الى ظهور اعراض الجفاف واعراض المضاعفات الاخرى.

ان دخول الميكروبات والفيروسات عن طريق الفم منقولة من يد الام او من خلال الحليب الصناعي والذي يشكل محيطاً جيداً لنمو تلك الاحياء فيه خاصة في جو العراق الحار الذي يشكل محيطاً مثالياً لنمو الاحياء الميكروبية ومؤدياً الى التهاب الامعاء الحاد. ان واجب الامعاء الدقيقة في الجسـم هي القيام بامتصـاص الماء والاملاح والمواد الغذائية والفيتامينات الموجودة في حليب الثدي او الحليب الصناعي او غذاء الطفل وتحويلها الى جهة الكبد للاستفادة منها في النمو والتطور وتعويض مايفقده الطفل اثناء حياته اليومية فالغذاء عند الطفل يوفر القناعة والشبع وكذلك النمو اما في الكبار فلا يحتاجه للنمو.

ان فشل عملية الامتصاص في الامعاء الدقيقة تؤدي الى حدوث الاسهال فتعريف الاسهال علمياً هو فشل عملية امتصاص السوائل والأغذية والعناصر الحاوية لها من املاح وفيتامينات.

ان عملية فشل الامعاء في الامتصاص قد تحدث بسبب عدة عوامل منها الافرازية Secrotary او النضحية Osmotic او Exudative او الحركية Motality او التهابات خمجية Inflamatory او التهابات تقرحية Ulcerative Cdllis او تعكر المزاج في متلازمة الامعاء Irritable Bowel Syndrom ان اعراض هذه الحالات جميعاً هو الاسهال والذي يؤدي سنوياً لفقدان حياة خمسة ملايين طفل في العالم دون عمر (5) سنوات وخاصة في بلدان العالم الثالث التي ابتليت بالاستعمار الغربي والان الاستعمار الاقتصادي في افريقيا وبعض البلدان الاسلامية والعربية. يعرف الاسهال بحدوث عملية تغوط سائل او حدوث عملية تغوط ثلاث مرات باليوم. وان أخطر مايحدث في ذلك هو فقدان سوائل الجسم مؤدياً الى الجفاف ومصحوباً بفقدان املاح الجسم مثل الصوديوم والبوتاسيوم واضطراب حموضة الدم.

في الحالة الافرازية للاسهال يحدث كثرة في الافراز من الامعاء الدقيقة او عجز في الامتصاص ولايحدث هنا تلف في غشاء الامعاء الداخلي في هذه الحالة. من الامثلة لتلك الحالة هو الاسهال المسبب بسموم ميكروبات الكوليرا التي تسبب زيادة في افرازات الانيونات (Anions) وخاصة ايونات الكلورايد والتي تسحب معها الصودويم والماء والتي تجعل تلك السوائل متساوية التوتر (Isonic) بالمقارنة مع البلازما وحتى اثناء عدم تناول السوائل او تناول الاطعمة.

اما في الحالة النضحية (Osomotic) فتحدث عند سحب كمية كبيرة من السوائل من جدار الامعاء الى داخل الامعاء. إذا شرب الشخص سوائل كثيرة الاملاح والسكر فانها تسحب الماء الى داخل الامعاء مسبب الاسهال النضحي. ان هذه الحالة قد تحدث عند عدم كفاية تحمل البنكرياس كما في حالة مرض حساسية الحنطة المعروف بمرض سلياك Coeliac Disease والتي تسبب فشل الامتصلاص للمواد الغذائية في الامعاء وسحب السوائل من جدار الامعاء الى

داخلها. ان ذلكم يمكن ان يحدث نتيجة تناول المســهلات النضـحية مثل الحاوية على المغنيســيوم او كميات كبيرة من فيتامين C او الحاوية على ســكر اللاكتوز الثنائي مصــحوبة بنقص انزيم اللاكتيز المســؤول عن تحويل اللاكتوز الثنائي لالى ســكر احادي مكون من الكلوكوز والكالكتوز وهو مانطلق عليه عدم تحمل اللاكتوز Lactose Intolerance وقد تكون هذه الحالة ولادية مســببة فشــل النمو لدى الطفل الرضيع والذي لايتحمل حليب الام او الحليب الصناعي لاحتوائها على سكر اللاكتوز مما يوجب علينا اعطائه حليب مصــنع خالي من اللاكتوز مثل حليب ايزومال. قد يحدث الاســهال نتيجة تناول اغذئية حاوية على ســكر الفركتوز او السوربتول وهذه حالى مؤقتة تختفي عند الامتناع من تناول تلك الاغذية.

ان سبب نقص انزيم اللاكتيز يكثر عند بعض الكبار ولذا لايميلوا الى شرب الحليب الذي يسـبب لهم المغص والغازات بل يفضـلوا شـرب اللبن او اكل الروبة والتي قامت الخمائر بتحويل اللاكتوز الى حامض اللاكتيك وإذا استمر هذا التحول أصبح اللبن شـديد الحموضـة وهو مانشـاهده في اللبن الخاثر وهو ايضـا ماتعودنا على شربه اثناء حالات الاسهال والذي يقوم بعمله خير قيام (اللبن المنشف).

اما في الحالة الناضحة الاخرى Exudative فتحدث عند اجتماع الدم والخراج PUS في الامعاء في حالة التهابات الامعاء التقرحية مثل مرض كرون او تقرح القولون الحاد او الالتهابات بعصيات (E. Coli) القولون او في حالة التسمم الغذائي.

ان الاســهال المصــاحب لاضـطراب حركة الامعاء (Motlity) والتي يتحرك فيها الغذاء بسـرعة في الامعاء لاتسـمح للامعاء بقيامها بعملية الامتصاص تحدث تلك الحالات في حالة قص العصــب التآءه (Vagatomy) اومضـاعفات مرض الســكري Dinbetic Neuropathy او اثناء الدورة الدموية الشهرية لدى الاناث او بسبب فرط افراز الغدة الدرقية (Thyroxin) والتي تؤدي الى حالة مشابهة للاسهال او حدوث الاســهال الحقيقي والتي تعالج بأدوية مضــادة للحركة Anti Motality كما انها معروفة الحدوث لدى الاشخاص الذين تم ازالة جزء من أمعائهم الدقيقة لاسباب مرضية بعملية جراحية.

الاســهال المصــاحب لحالات الالتهابات Inflammatory فهي تحدث عند التهاب الغشــاء المخاطي الداخلي للامعاء والتي تؤدي الى فقدان الســوائل المحملة بالبوتينات وفشــل الامتصــاص للمواد التي تم تناولها في نفس الوقت وهي قد تشمل الاسباب المذكورة آنفاً في وقت واحد.

تحدث تلك الحالة نتيجة الاصــابة بالميكروبات او الفيروســات او الطفيليات او عصــيات التدرن او ســرطان القولون او التهاب الامعاء الدقيقة اما في حالة الزحار الاميبي عندما يكون الاســهال مصــحوبا بخروج الدم مع الغائط والتي قد تحدث ايضاً في التهابات ميكروبات السلامونيلا او ميكروبات الشيكلا.

ان حوالي 40% من اسـباب الاسـهال لدى الاطفال تعزى للاصـابة بفيروس الروتا ROTA في الحالات الحادة اما اسـباب الاسـهال المزمن فهي تختلف عن اسـباب الاســهال الحاد وقد يكون ســببها امراض مثل مرض كرون او تقرح القولون او متلازمة السيلياك او تحفز الامعاء الحاد او فشل امتصاص املاح الصفراء. يجب معرفة اسـباب الاســهال وتشــخيص الميكروبات والفيرويســات المســبب لان المعالجة الطبية تعتمد على ذلك.

يعتقد البعض ان الاسهال هو حالة دفاعية من قبل الجسم للتخلص من السموم والميكروبات ويجب ترك الطبيعة تاخذ مجراها ولكن لايمكن تطبيق ذلك على الاطفال لان مضاعفات فقدان السوائل والاملاح تؤدي الى الوفاة لدى الاطفال.

ان الوقاية من الاســهال يبقى أحســن بالف مرة من المعالجة وأحســن الطرق وانجعها هي عملية غسـل الايدي قبل تحضير الحليب او الطعام او مسـك الثدي وتعقيم الممية تعقيماً جيداً وعدم استعمال الحليب الزائد فيها وكذلك غلق علبة الحليب المسحوق ووضعها في الثلاجة او في كيس نايلون لقد تم تصنيع لقاح ضد فيروس الروتا والكوليرا ولكن مفعولهما غير دائم كما انه لايتعدى 40 – 60% كما ان استعمال لروبة Probiotic قد يفيد في حالة الاسهال المصاحب لاستعمال المضادات الحيوية في المعالجة الطبية الاعتيادية.

ان دور العائلة كبير جداً في منع حدوث الاسهال لدى الاطفال وذلك بالتقيد بغسل الايدي بالصابون وتعقيم ادوات الطعام المخصصة للطفل والتي تتكون من ملعقة طعام وطاسة ستيل وقدر صغير لغليان الماء والطعام فيه وبهذه الطريقة تمنع حدوث الاسهال. اما دور العائلة في معالجة الاسهال فهو مهم ايضاً وعليها عدم ايقاف الرضاعة من الثدي او الحليب الصناعي حيث اظهرت بعض الدراسات ان الاستمرار باطعام الطفل يساعد في سرعة الشفاء ويمنع حدوث نقص في وزنه. أن البدائل الموجودة في البيت من لبن وفوح تمن ثخين يشبه العصيدة الخفيفة وليس فوح التمن المعروف لدينا عند بزل التمن المطبوخ حيث انه لايحوي كمية كافية من التمن فيه. أن عصير التفاح او ماء مغلي مبرد يعوض الطفل عما يفقده من سوائل ويمنع تحول الجفاف البسيط الى شديد واختلاف في حموضة او قلوية الدم وهي الحالة التي تستوجب عرض الطفل على العيادة الخارجية في مستشفيات الاطفال. ودون الانتظار لعدة ساعات لعرضه على اخصائي الاطفال مساءً في عيادته الخاصة حيث ان ذلك الانتظار سوف يؤذي الطفل وفقده وقتاً مهماً ينقذ حياته لو عرض صباحاً على العيادات الخارجية.

ان اساس معالجة الاسهال هي في الاساس تعويض مايقفده الطفل من سوائل واملاح باعطائه السوائل العلاجية عن طريق الفم او عن طريق اعطاءه المحاليل المخصصة للاطفال عن طريق الوريد.

ان استعمال اكياس مانطلق عليه محلول الارواء الفموي يكفي بحد ذاته وهو عبارة عن املاح وسكر تم قياسها وعرفت مكوناتها وتتطلب من العائلة القيام بإذابتها في لتر من الماء المغلي المبرد وهو مايعادل محتويات بطلين من قناني حليب شركة الالبان العراقية والتي يكون فيها حجم القنينة نصف لتر او القياس بأربعة قناني الببسي كولا. ان بعض المياه الموجودة في قسم من المحافظات الجنوبية مثل البصرة وميسان والناصرية لايصلح لإذابة محلول الارواء الفموي فيها لعسرتها واحتوائها على املاح كثيرة تجعل الخليط مؤذي للطفل. ان مياه

شط العرب او دجلة او الفرات في بعض تلك المناطق لايمكن استعمالها للاستهلاك البشري.

ان العائلة تستطيع أن تعمل محلول الارواء الفموي بمزج ملعقة ملح طعام صغيرة مع ملعقتين من السكر وإذابتها في البيت بلتر من الماء ولكن يفضل ان نحتفظ العائلة ببعض اكياس الارواء الفموي في البيت والاستفادة منها في حالات الاسهال. يوجد في البيت مواد اخرى يمكن اعطائها للطفل من لبن الشاي خفيف بدون سكر، عصير تفاح.

ان مشكلة الاسهال هي عندما يكون مصحوباً بالتقيء وفي هذه الحالة يكون فقدان السوائل مزدوجاً بعدم تناولها وعن طريق فقدانها بالاسهال وهو مايؤدي الى حدوث الجفاف البسيط او الشديد. تستطيع العائلة ان توقف التقيء بان تقوم باخذ قنينة ببسي كولا او عصير تفاح وتضع فيها ملعقة سكر وتقوم برجها واخراج الغازات منها ثم تقوم باعطاء الطفل نصف أستكان منها كل نصف ساعة لان ذلك يمنع اختلاطات التآيض ويمنع حدوث وجود مركبات تزيد في حدوث التقيء كما أن كمية نصف استكان سوف لن تمدد المعدة وتزيد في التقيء.

قد تحتاج العائلة الى اخذ الطفل للمستشفى واعطاءه المغذي بالوريد لايقاف التقيء وفي جميع الحالات لاتنسى دور الرضاعة من الثدي او اعطاء الحليب المخفف التركيز الى الربع ثم النصف وبعدها أعطائه كامل التركيز. ان معالجة الاسهال لاتحتاج لاعطاء الطفل المضادات الحيوية او الادوية الاخرى الا فيما ندر ويجب ان تعطى في المستشفى وكثيراً من الادوية التي توصف في العيادات الخاصة للاسهال مع الاسف الشديد تعطى لارضاء العائلة أكثر مما يستفيد منها الطفل في معالجة اسباب الاسهال.

أن طريقة استعمال واعطاء المحلول الفموي تعتمد بالاساس على وجود العبوات المعدة والمصنعة والتي تباع في الصيدليات او تعطى في العيادة الخارجية لمستشفيات الاطفال ويمكن تحضير المحلول في البيت بمزج 30 غم سكر 2.5

غم ملح طعام 1 لتر ماء أو 6 ملعقة كوب سكر 2/1 ملعقة كوب ملح طعام 1 لتر ماء 2 ملعقة سكر 2/1 ملعقة كوب ملح طعام.

لقد قامت هيئة الامم المتحدة بتقليل السكر وابقاء عنصر كلوريد الصوديوم والبوتاسيوم والستريت على حالها لقد ادى ذلك الى ايقاف التقيء بسرعة وقلل عدد مرات التغوط وقلل الحاجة للمعالجة بمحاليل الزرق عن طريق الوريد. على العائلة البدء باعطاء المحلول المركب في البيت والتأكد من ضبط كميات الملح اوالسكر خوفاً من حدوث مضاعفات زيادة التركيز الملحي او قلة التركيز. يجب عدم اعطاء واستعمال السوائل المتوفرة في البيت الحاوية على كمية كبيرة من السكر كالعصائر حيث ان ذلك سوف يؤدي الى سحب السوائل من جدار الامعاء الى داخلها مسبباً زيادة في الاسهال. يمكن اعطاء المحلول بواسطة قطارة او سرنجة بدون ابرة. يعطى للاطفال دون عمر شهرين ملعقة كوب كل دقيقتين والاطفال الكبار عليهم ارتشاف المحلول من كوب. قد يحدث التقيء او يستمر في الساعة الاولى او الساعتين الاول من بدء المعالجة ولكن ذلك لايوجب ايقاف المعالجة إذا تقيء يجب الانتظار 5 – 10 دقائق ويعطى الطفل دون السنتين من العمر ملعقة كوب من المحلول كل دقيقتين او ثلاث تنصح منظمة الصحة العالمية بايقاف الرضاعة الصناعية للأربع ساعات الأولى من بدء المعالجة. ثم يعطى الغذاء كل 3 – 4 ساعات. يمكن استعمال عصيدة الرز في معالجة الاسهال فهي تعوض عن وجود السكر في املاح الارواء الفموي كما يمكن أن يستعمل اللبن مع ملح الطعام. يجب تعزيز المعالجة باضافة الزنك الذي يقوم بتقليل الاسهال وكذلك يقلص فترة استمراره خاصة لدى الاطفال دون الخمس سنوات من العمر يستمر الجهاز الهضمي بامتصاص السوائل والاملاح بالرغم من حدوث التقيء.

ان اسباب وطرق معالجة الاسهال المزمن تختلف كلياً عن اسباب الاسهال الحاد وهي تطلب تشخيص الحالة مثل مرض حساسية الحنطة (متلازمة سلياك) او تدرن الامعاء او مرض كرون او تقرح القولون او القولون المتهيج او قصر الامعاء الخلقي او

التشــوهات الخلقية في جدار الامعاء الدقيقة وهي حالات توجب العمل على معرفة المرض والا كان الفشـل في العيش والفشـل من النمو والتطور وقصـر القامة وفشـل تطور الشـباب علماً بأن جميع تلك الحالات تسـتجيب للمعالجة إذا شـخصـت الحالة ووضـع الطفل على الغذاء الصـحيح واعطي الحديد والفيتامينات والعناصـر الاخرى التي يحتاجها للنمو لتحصــل على شـــاب يافع يعين عائلته ويخدم وطنه وينجح في تكوين عائلة له.

من المؤســف ان الاســهال الحاد لازال الســبب الاول في العراق لوفيات الاطفال وســوف يبقى للســنوات القادمة لعزوف الامهات من الرضــاعة من الثدي وعدم غسـل الايدي بالصابون وتلوث المياه وعدم حفظ الاطعمة بصورة صحيحة ولعدم مسؤولية العائلة وجهلها بالامور الصحية وعدم تكليف نفسها عناء المحافظة على الطفل وعدم وجود برنامج صـحي تثقيفي في التلفزيون مبني على اسـس علمية في عمليـة التثقيف والتوجيـه الصــحيح والكـل متجـه مع الاســف الشــديـد للمســلســلات التركية وبعض القنوات التي تجيد التشــهير بالدولة او بالاحزاب المناوئة لها والحياة عندما تكون ارخص بضـــاعـة في القطر يكون الاطفال اول ضحاياها ولا انسى قول أحد المسؤولات في القطر النساء تلد ولكن نسـت انها لم تعاني فقدان أحد من اهلها في الحروب التي جرت وجرت الويلات على العوائل فمصـاب العائلة لايؤذي الا العائلة التي فقدت عزيز عليها ان كان طفلاً او شـاباً او جداً فهي حياة شخص.

مرض حســاسـية الحنطة متلازمة سـلياك هي اضـطراب مناعي ذاتي يحدث في الامعـاء الـدقيقـة لـدى بعض الاطفـال المؤهلين وراثيـاً يحـدث المرض في جميع الاعمار من الطفولة وحتى الكبر تشـمل اعراضــه الالم وعدم الشـعور بالراحة من عمل الجهاز الهضمي مع امساك او اسهال مزمن وفشـل في العيش والنمو لدى الاطفال وكذلك الشـعور بالوهن وفقر الدم وبعض الفيتامينات لعدم امتصـاصـها في الامعاء.

لقد زادت الحالات المشخصة والتي ليس فيها اعراض طبية نتيجة اجراء الفحوص الطبية المختبرية التي سهلت عملية التشخيص الوقائي.

يحدث المرض نتيجة تفاعل بين قادة الكلايدن (Gliadin) وهو عبارة بروتين كلوتين والذي يوجد في بذور الحنطة والشعير Rye. فعندما تتعرض زغبيات الشيلم (الروان) الامعاء الدقيقة لتلك المواد يقوم الانزيم المعروف ترانز كلوتامينيز بتفير البروتين والذي يتفاعل مع الجهاز المناعي للامعاء مسبباً الالتهابات الذي يؤدي الى تلف الزغيبات المبطنة للامعاء الدقيقة يسمى تلف الزغيبات (Villousatrophy)). ان ذلك سوف يؤدي الى عدم استطاعة الامعاء الدقيقة من امتصاص المواد الغذائية التي هي من صميم عمل الزغيبات المعوية ولذا فان المعالجة الطبية المعروفة لهذا المرض هو تجنب تناول المواد الحاوية على مادة الكلايدن طول الحياة.

سمي المرض بمتلازمة سلياك كلمة يونانية لكون المرض قد تم من قبل الطبيب اليوناني آرتيوس كابوديشا Aretaeus Cappadocia ولكنه يعرف باسماء اخرى منها Nontropical Sprue الـذرب المزمن Endemic Sprue اعتلال الكلوتين Gluton Entropathy ان اعراض الجهاز الهضمي في المرض هي اسهال مزمن ذو حجم كبير ورائحة عفنة جداً مع مغص معوي وانتفاخ بسبب انتاج الغازات الكثيرة مع تقرح في الفم. كلما ازداد تلف الجهاز الحشوي الداخلي للامعاء الدقيقة صاحب ذلك نقص ثانوي في الانزيم المعروف باللاكتيز مؤدياً الى ظهور علامات عدم تحمل اللاكتوز السكر الثنائي الموجود في الحليب والاغذية الاخرى. ان هذا قد يؤدي الى اعتبار الاعراض هي نتيجة نقص الانزيم بالاساس ولكن يثبت لعد ذلك ان السبب الرئيسي هو مرض السلياك.

ان مرض السلياك يؤدي في احتمال حدوث سرطان الامعاء الدقيقة من نوع اللمفوما وكذلك تقرح الامعاء الذي قد يؤدي لتضيق وانسداد الامعاء. ان فشل الجهاز الهضمي في امتصاص الفيتامينات من النوع الذائب في الدهون ADENK

وحامض الفوليك وفيتامين B12 ونقص الحديد مؤدياً الى حدوث انواع من فقر الدم بسبب ذلك النقص كل حسب نوع النقص.

ان فشل الامعاء في امتصاص فيتامين D والكالسيوم يؤد الى زيادة في فعالية غدد الباراثايرويد مؤدياً الى حدوث هشاشة العظام. ان نقص فيتامين K قد يؤدي الى حدوث بعض الامراض النزفية. ان المحيط البيئي الطبيعي في داخل الامعاء الدقيقة يتأثر في مرض السلياك وهذا مما يؤدي الى زيادة في فشل الامتصاص. المعروف ان مرض السلياك قد يكون مصاحباً لامراض اخرى من الاضطرابات المناعية مثل مرض البول السكري من النوع الاول والتهاب الغدة الدرقية وتشمع الكبد الصفراوي كما أن فشل النمو الشبابي معروف ايضا.

يعتمد التشخيص على اجراء فحص خزعة الامعاء بواسطة الناظور وكذلك بدراسة فحص الدم يفحص ANTITG ولكن يؤكد وجود المرض بواسطة فحص خزعة الامعاء.

تعتمد المعالجة الطبية على خلو الطعام من مادة الكلايدن وذلك باستعمال حبوب مثل الذرة الصفراء والعدس والتمن والماش والتي يجب ان يتم طحنها لوحدها وليست بمطحنة ملوثة بطحين الحنطة وقد تستعمل المطاحين اليدوية الحجرية. ان تغذي الطفل في العراق تشكل مشكلة للعائلة لعدم وجود الطحين الخالي من مادة الكلايدن في الاسواق وعلى العائلة ان تعتمد على نفسها بخبز طحين الذرة الصفراء او خبز طحين التمن (المعروف بالسياح او الرصاع). ان الغذاء سوف يصيب الطفل بالملل ويجعله يقوم بسرقة الخبز وياكله غلسة كما أن بعض من كبار السن من الجدات او الجيران لاتعير اهمية للعلاج وتعطف على الطفل وتعطيه الخبز معتمدة ان رغيف وأحد سوف لن يؤذيه.

المشكلة الثانية ان جميع معجنات العراق وحلوياته يدخل الطحين في تركيبها وكذلك ان بعض الاغذية يتم غشها بالطحين مثل الراشي والحلاوة الطحينية.

على الدولة القيام باستيراد الطحين الخالي من الكلايدن وخبزه في افران خاصة وتزويد المرضى به حيث ان عددهم كبير في العراق يجب ان تعطى الفيتامينات من النوع الذائب في الماء وكذلك الكالسيوم والحديد وفيتامين K , D.

ان فشل المعالجة الطبية سوف يؤدي الى فشل النمو الشبابي للطفل وتتأخر ظهور علانات الجنس الثانوية من شوارب ولحية وعادة شهرية وتطور الثديين لدى البنات مع الضعف والهزال وفقر الدم وقصر القامة وتهطل جدار البطن وضمور عضلات الاطراف السفلى والعليا ويصبح شكل الطفل اشبه بفاكهة العرموط.

من الامور التي يؤسف لها في العراق هي ان تشخيص حساسية يعطى من قبل بعض الاطباء على شكل مكرمات دون اجراء الفحوص التي تثبت التشخيص ويكثر حدوث ذلك في بعض الحالاتالمرضية التي تكون فيها الاعراض مشابهة لمرض السلياك ولكن الاسباب اخرى وهي كثيرة ويجب على الطبيب التفريق بين تلك الحالات وارسال الطفل للمستشفى لاجراء فحص خزعة الامعاء قبل الحكم عليه بعدم تناول الحنطة طيلة حياته.

لقد تجمع لدي في ملفات عيادتي الخاصة وفي مدة عشر سنوات وجود حوالي 180 مريضاً شخصوا بأنهم بان لديهم حساسية الحنطة ومنعوا من الغذاء الطبيعي ولكن لم يجري لاي منهم فحص يثبت المرض. وقد عادوا لتناول الطعام بعد ان اكدت لهم عدم وجود المرض لديهم.

أضحكني أحد شيوخ عشيرة العبيد في الحويجة فقال دكتور لدينا في العشيرة أكثر من خمسين عائلة لايسمح لابنائها بأكل الحنطة لان لديهم حساسية وقد أخبرهم بذلك إحدى الطبيبات فقلت له دعهم ياكلوا الحنطة على مسؤوليتي وان ظهرت اعراض على أحدهم سوف نقوم بتشخيص في المستشفى ولكن لله الحمد لم يصل أحد منهم الى المستشفى وعادوا الى حياتهم الطبيعية.

ان اهم الاسباب في العراق والتي تخلط مع تشخيص حساسية الحنطة هي تكرر الاسهال الحاد وكذلك الاصابة بطفيلي الجيارديا او الزحار الاميبي المزمن وخاصة عند عدم اكمال الفترة العلاجية المطلوبة للحالة وكذلك عند نقص المغنيسيوم.

ان أصغر مريض مصاب بحساسية الحنطة كان عمره تسعة أشهر حيث بدأت امه باعطاء السيرلاك من عمر 3 أشهر وتحسست امعاء خلال ستة أشهر وظهرت عليه الاعراض لقد كانت عائلة متعلمة اوصلت الطفل للجامعة وتخرج مهندساً من جامعة البصرة وجلب ابنه للتأكد من عدم وجود حساسية الحنطة لديه.

نصيحتي للقراء الكرام هو عدم قبول تشخيص المرض من قبل طبيب باجراء الفحص السريري فقط او اجراء فحوص الدم ولكن التأكد من ذلك بواسطة خزعة الامعاء بالناظور والتي تعطي برهاناً اكيداً على وجود المرض وعدم التساهل في العلاج ان ثبت صحة التشخيص لان نمو الطفل ووصوله للشباب والرجولة يعتمد كلياً على الالتزام بالتغذية الصحيحة.

مرض تقرّح القولون ومرض كرون

مرض تقرّح القولون (Ulcerative Colitis) ومرض كرون (Crohn's Disease) ثنائي يطلق عليه مرض التهاب الامعاء الخمجي Inflammatory Bowel Diseases ان مرض تقرح القولون هو التهاب او انتفاخ مؤلم للطبقة الحشوية في الامعاء الغليظة او (القولون) وقد يختفي الالتهاب مخلفاً قروح مؤلمة ونازفة مسبب تقرح الامعاء الغليظة والاسهال.

ان معرفة موقع الاصابة لدى الطفل في اجزاء الامعاء الغليظة يساعد الطبيب على وصف العلاج الناجح له. قد تكون الاصابة مقتصرة على المقعد او شاملة لكافة الامعاء الغليظة او للجانب الايسر منها فقط. ان المرض قد يكون مزمناً مما

يتطلب استمرار العلاج طول حياة الطفل المصاب ولكن قد يختفي المرض احياناً وتختفي اعراضه ويبقى قسم قليل منها ولكن المرض يعود مرة اخرى.

يمكن السيطرة على الاعراض المرضية بالمعالجة الطبية ولكن نحتاج الى المعالجة الجراحية في بعض الحالات المرضية.

لايعرف السبب الرئيس المسبب لحدوث المرض ولكن هنالك ثلاث اسباب مشتركة تتكون من العوامل الوراثية والعوامل المناعية والعوامل البيئية سبباً للمرض ولكن لايعرف كيف تعمل تلك العوامل وتسبب المرض.

من الممكن ان تحدث الاصابة لأكثر من فرد وأحد في العائلة ويمكن ان يجري المرض في بعض العوائل. ان حدوث المرض نادر ولكن قد نواجه بعض الحالات في الحياة الطبية وقد مرت عليّ حالةُ خمس اطفال لديهم هذا المرض توفي اثنان منهم بعد المعالجة الجراحية وتكمن الصعوبة العلاجية في القطر في توفير نوع الغذاء الطبي لمثل هذه الحالات وكذلك ندرة بعض الادوية العلاجية.

يعتمد التشخيص على اجراء الفحوص المختبرية يوجد الدم في الغائط مصحوباً بفقر الدم نقص الحديد وارتفاع في تعداد كريات الدم البيض ويتم التأكد من وجود المرض باستعمال الناظور او الاشعة او المفراس. ان اعراض المرض يمكن ان تبدأ ببطأ او تحدث فجاءة وهي تتناوب بين الاعراض البسيطة والشديدة وتتكون من الاسهال الدموي والالم المعوي والحمى والارهاق والتعب وفقر الدم وفقدان للوزن والتهيج في المفاصل والعيون ومضاعفات نقص امتصاص المواد الغذائية والفيتامينات ولكن أخطرها هو حدوث تمدد القولون السام Toxic Megacolon والذي يحدث عندما يتمدد القولون وينتفخ مع امكانية انفجاره.

يمكن ان يعاني الطفل ايضاً من التهاب المفاصل والامها وحدوث اضطرابات جلدية وفقر دم وهشاشية العظام وتاخر في النمو ويمكن ان تتحسن تلك الاعراض اثناء المعالجة الطبية. تعتمد المعالجة الطبية على الادوية والتغذية الجيدة واجراء عمليات رفع القولون احياناً. ان هدف المعالجة هو السيطرة على الالتهابات

وتعديل النقص الغذائي والسـيطرة على الاعراض وذلك يعتمد على معرفة موقع المرض في اقسـام الامعاء الغليظة ووجود المضـاعفات وهل اسـتجاب الطفل للمعالجة الطبية ام لا. يجب عرض الطفل على الطبيب إذا سـاءت حالته او حدثت اعراض مرضية مختلفة او ان الطفل لايتحمل تلك الاعراض لانقاذ حياته من المرضاعفات الخطرة التي تكون حادة مميتة.

مرض كرون Crohn's Disease هو المرض الاخر في مجموعـة امراض الامعـاء الخمجيّة. ان المرض يمكن ان يكون بسـيطاً او شـديداً ويكن ان يحدث في اي جزء من اجزاء الجهاز الهضـمي بدء من الفم، المريء، المعدة، الاثني عشـري، الزائدة الدودية، القولون او المخرج. ان أكثر الاماكن عرضـة للمرض هو نهاية الامعاء الدقيقة وبداية الامعاء الغليظة في منطقة الاتصال بينهما ان المرض يصيب الكبار ولكن قد يحدث لدى الاطفال بعمر 7 سـنوات ويمكن السـيطرة على المرض بالمعالجة الطبية والغذائية واحياناً نلجأ للمعالجة الجراحية عند فشـل المعالجة الطبية.

ان اهم اعراض المرض هي الام البطن والاسهال المزمن الناتج عن عدم استطاعة الامعاء امتصاص المواد الغذائية والسـوائل لوجود الالتهابات وتتم عملية افراغ الامعاء على شـكل اسـهال. قد تكون الاعراض بسـيطة مثل الم بسيط او ليونة في الغائط الى الام شـديدة ينطوي الطفل فيها الطفل على نفسـه بسـبب شـدة الالم مصحوبة بفقدان الوزن والتغوط لأكثر من ثمان مرات يومياً مع براز دموي. يمكن ان تختفي الاعراض لعدة شهور ولكنها تعود بعد ذلك.

ان المشـاكل الطبية المصاحبة للمرض او نتيجة مضـاعفاته هي الجفاف بسـبب فقدان السـوائل بالاسـهال مع حدوث قرح في الامعاء مسـبب نزف او انفجارها مسـببة فتحات في جدار الامعاء مؤدية الى حدوث فقر دم وهذا بدوره يؤدي الى التعب او حدوث مسـارات غير طبيعي بين الامعاء والمثانة او المهبل او الجلد ومشـكلة حبوب تقيح او حدوث نواسـير مجاورة لفتحة المخرج يمكن ان يحدث فطراً في القولون مسـبباً النزيف الدموي كما يمكن ان يحدث امسـاك او انسـداد

الامعاء نتيجة تليف الالتهابات المعويّة. ان فقان الوزن وتاخر تطور الشـباب وقلة الشهية وعدم امتصاص المواد الغذائية تؤدي دور المشاركة في تلك الاعراض. ان من أخطر المضـاعفات هو تمدد القولون وانفجاره Toxic Colon ان حدوث المضـاعفات قد يشـمل اعتلال المفاصـل والعيون والفم وحدوث حصـى الكلى وحصى المرارة وكذلك حدوث القلق والكآبة.

يعتمد التشخيص على اجراء فحوص الدم لاكتشاف فقر الدم وارتفاع عدد الكريات البيضـاء وكذلك مستوى بروتين الدم واجراء فحص المفراس والرنين واستعمال الناظور عن طريق الفم او عن طريق المقعد مع كاميرا مصـورة وامكانية اخذ خزعات نسـيجية للفحص المرضـى وتم اخيرا تطوير كاميرا على شـكل كبسـولة يبتلعها الطفل او توضع بواسـطة الناظور وهي تصـور وتبث ما تصوره بمرورها في الامعاء الدقيقة والغليظة ويتم العثور على الكبسولة في الخروج.

المعالجة الطبية سـوف تكون مدى الحياة حيث لاتوجد معالجة شـافية للمرض والمعالجة بالاسـاس هي تقليل معاناة الطفل ومسـاعدته في التغذية والنمو وقد تحتاج للمعالجة الجراحية في بعض الحالات.

تدرن الامعاء

وهي تُسـمى اصـابة الامعاء والجوف البطني بالتدرن البطني. وتتم العدوى عن طريق تناول حليب غير مبستر ومحتويا على عصيّات التدرن وقد تحدث العدوى عن طريق الدم وان اعراض المرض في الغالب عبارة عن الم في البطن، فقدان الوزن، قلة الشهيّة، اسهال متكرر، ارتفاع بسيط بدرجة الحرارة، سعال، وانتفاخ في البطن وفي الفحص السريري يمكن ان يحس الطبيب بوجود ورم او وجود سـوائل في البطن وكذلك الاحسـاس بما يسـمى بالملمس العجيني للبطن كما يمكن ان يكتشف تورم في الغدد اللمفاوية في الجسم.

يعتمـد التشـخيص علـى اجـراء فحـص الخزعـة بالناظور وكـذلـك اجراء بعض الفحوص الخاصة بالاصابة بالتدرن مثل فحص مانتو وترسب الدم واشعة الصدر واشعة الامعاء وكذلك المفراس والسونار.

ان مضاعفات التدرن المعوي هو انسـداد الامعاء او حدوث مخارج غريبة نواسير او ثقوب في الامعاء مؤدية الى التهاب البريتون وتعتمد المعالجة على اعطاء 3 – 4 ادوية مضـادة للتدرن للشـهرين الاول من المعالجة ثم تقليص العلاج الى نوعين من الادوية تعطى لمدة 7 – 10 أشهر.

ان الحاجة للتداخل الجراحي هي عند حدوث الناسـور او تمزق جدار الامعاء او التقيح تكون مطلوبة لتصحح ذلك الخطأ ومعالجة الامر موقعياً.

الزحار الاميبي والزحار العصوي

يُعرف التهاب الامعاء بالزحار وهو نوعان اما اميبي واما عصـوي وهو عبارة عن اسـهال مصـحـوب بدم وقيح ومخاط وعادة مصـحـوباً بألم ومغص معوي وهو نوعان الزحار الاميبي والمسـبب عن طفيلي أولي وحيد الخلية (Protoza) يعيش في الامعاء الغليظة.

النوع الثاني العصـوي Bacilary سـببه ميكروبي وسـبب الاثنين قلة الاصـحـاح (Sanitation) والنظافة والتي تشـجـع علـى انتشـار الطفيلي والميكروبات التي تنتقل من ايدي بشرية ملوثة الى الاطعمة والمياه مسببة حدوث الزحار. ان الزحار الميكروبي هو أكثر حدوثاً ويشـمل عدة عصـيات منها الشـيكلا، السـلامونيات، كمبالوبكتر والأي كولي وهي تختلف من مكان الى آخر في العالم.

ان الزحار الاميبي الذي يعيش الطفيلي المسـبب لـه في الامعاء الغليظة وينتقل عن طريق التلوث بالغائط البشري من شـخص مصـاب وينقله الى الاطعمة

والفواكه والمياه وان 10% فقط من الـذين يتعرضـون للطفيلي يحدث لديهم الزحار.

ان النظافة الشخصية مهمة جداً وكذلك الاكل والماء النظيف المستعمل للاكل والشرب. ان الجهاز الحشوي للامعاء سوف يلتهب مؤدياً الى تورمه وتقرحه مسبباً اسهال دموي مع قيح ومخاط. ان الزحار العصوي يمكن ان يصيب الاطفال بعمر 1 – 4 سـنة في البلدان الفقيرة مؤدياً ايضاً الى اسـهال دموي وقيح ومخاط والاعراض الاخرى المصاحبة هي ارتفاع حراري مفاجيء مع مغص معوي وغازات ورغبة في التغوط وكذلك الشعور بالامتلاء وعدم تفريغ الامعاء مع فقدان الشهية وفقدان الوزن والصداع والتعب والتقيء والجفاف.

ان الزحار العصوي قد يستمر من 4 – 8 ايام ولكن الشديد منه قد يستمر من 3 – 6 اسـابيع. الزحار الاميبي يسـتمر لمدة اسـبوعين يبدأ الزحار العصـوي وتبدأ الاعراض بالظهور بعد 2 – 10 ايام من حدوث الالتهاب وتبدأ بالحمى ولعبان النفس (الجشـأ) والاسـهال. يمكن ان يزداد حدوث الاسهال بواقع مرة وأحدة كل ساعة مصحوباً بالدم والمخاط والقيح كما ان التقيء الشديد قد يؤدي الى حدوث الجفاف الشـديد مسبباً الصـدمة والموت إذا لم تتم معالجته بسـرعة. ان علامات الجفاف تشمل يبوسة في الفم وغمور العينين وفقدان مطاطية الجلد مع العطش الشـديد وفقدان الراحة والخمول وقلة البول وزيادة تركيزه خاصـة في الجفاف الشديد.

ان مضاعفات الزحار تشمل التيه والاختلاجات وفقدان الوعي والاغماء والالتهاب من هذا النوع يكون قاتلاً خلال 24 ساعة عن حدوثه ولكن كثيراً من هذه الالتهابات تنتهي بدون مضاعفات.

ان من أخطر مضـاعفات الزحار الاميبي هي المصـحوبة بانتقال الطفيلي للكبد مسببة تقيح الكبد وفي هذه الحالة تكون حرارة الجسم عالية مع فقدان الوزن والم في اعلى الكتف الايمن والجانب العلوي الايمن من البطن إذا كان الالتهاب المعوي

شديداً قد يؤدي الى حدوث ثقوب في جدار الامعاء مؤدياً للوفاة. قد ينتقل الطفيلي عن طريق الدم ليصل الى الرئتين والدماغ وبقية اعضاء الجسم ويصيبها بالتلف والالتهاب.

يعتمد التشخيص على فحص الغائط والزرع الميكروبي او لاكتشاف الطفيلي بما يعرف فحص المضادات ويجب توثيق الالتهاب خاصة في حالة اصابة الكبد. ان المشكلة المعروفة مختبرياً هي يجب التفريق بين طفيلي الاميبا وطفيلي اميبي اخر من نوع أسبر يشبهه في المنظر ولكن هذا الطفيلي لايسبب مرضاً.

أن التفريق بينهما صعب في العالم الثالث ولذا تتم المعالجة عند اكتشاف طفيلي اميبي والمعروف ان حوالي 90% من المرضى المعالجين للزحار الاميبي يكون السبب في الفحص وجود أميبي أسبر.

ألم البطن

ان ألم البطن المزمن (Chronic Abdominal Pain) والمتكرر وشكاية الاطفال منه هو عرض طبي معروف في الممارسة اليومية في حياة طبيب الاطفال. ان الم البطن هو الذي يطلق على الم البطن الذي لايوجد سبب معين يمكن اكتشافه من دراسة تاريخ المرض والفحص الطبي او الفحوص المختبرية. المرض يصيب 9 – 10% من جميع الاطفال وفي مختلف الاعمار ويكثر لدى الاولاد ويكون عادة بين عمر 5 – 6 سنوات ولدى الاناث في عمر 5 – 6 سنوات ثم بعمر 9 – 10 سنوات في الغالب يكون الالم غير خطير ويختفي بدون علاج. عندما يتكرر حدوثه تشكل معالجته تحد طبي. ان الالم يمكن ان يؤثر على حياة الطفل ويحرمه من المدرسة. المشكلة لدى الاطفال انهم لايستطيعون تحديد موقع الالم فيمكن ان يكون الطفل مصاباً بالصداع ولكنه يشير الى بطنه كموقع للالم وهو لايعرف ان يشير الى رأسه. ان اهم مشكلة تواجه الطبيب هو خوفه من أن لايستطيع او يغفل

من تشخيص سبب جراحي للالم مثل التهاب الزائدة الدودية ويعطى ادوية مزيلة للالم ولكن تحدث المضاعفات نتيجة تأخر التشخيص الجراحي.

ان الاسباب العضوية للالم قد تكون معروفة مثل الامساك المزمن او تكون الاسباب في المعدة والامعاء مثل القرحة او عدم تحمل اللاكتوز واعراضه او الالتهابات الطفيلية، او الم في العضلات او العظام او ان تكون بسبب التهابات المجاري البولية وامراض الجهاز الهضمي مثل مرض كرون او تقرح القولون او ان تكون بسبب العادة الشهرية لدى الاناث والغير معروفة او لاعلم للعائلة بحدوثها.

ان اعراض الالم وعلاماته تعتمد على موقع الالتهاب ولكنها قد تشمل مايلي: الالم يوقظ الطفل من النوم، وجود تقيء شديد، امساك او اسهال او غازات او وجود دم في الغائط مع فقدان وزن او فشل في تخفيف النمو والتطور او تبدل في طبيعة عمل الامعاء او المثانة او وجود الم في تبول دموي او حدوث الالم والشعور به اثناء الفحص الطبي باللمس باليد.

اما في حالات الاضطراب الوظيفي فلا يمكن معرفة السبب والامثلة قد تكون على شكل شعور بالحموضة في المعدة او تحفز الامعاء او الشعور بالصداع النصفي الشامل للبطن وقد تكون الاعراض شديدة تؤدي الى غياب الطفل من المدرسة او تعيق مشاركاته في الفعاليات المدرسية. قد يكون الالم على شكل شعور بعدم الراحة في الجزء العلوي من البطن وان يكن على شكل شعور بامتلاء المعدة او الشعور بالامتلاء بعد تناول كمية قليلة من الطعام او الشعور بالغثيان والترجيع والتقيء.

اما في حالة تحفز الامعاء فهي تكون على شكل مغص بطني مزمن مع تبدل في طبيعة عمل الامعاء مثل الاسهال او الامساك او حدوث الاثنان معاً بالتناوب في حالة الصداع النصفي في البطن يحدث فيه الم شديد في منتصف البطن يستمر لمدة ساعة او أكثر وقد يصاب بالغثيان والتقيء والصداع الحساس للضوء مع وجود صداع نصفي لدى بعض افراد العائلة. اما في حالة الالم الوظيفي لايوجد

سـبب عضـوي ويكون الالم صـعب الوصـف او صـعب تحديد محله ولا علاقة له بالطعام او فعالية الامعاء. ويمكن ان يكون مصـحوباً باعراض اخرى مثل الغثيان والصـداع والدوار Dizziness (الدوخة) مع شـعور بالتعب. يسـتمر الالم لمدة تقل عن 5 ساعات ولاتوجد اعراض مصاحبة مثل الحرارة او الم المفاصـل او نقص في الوزن او تاثر النمو والكثير من هؤلاء الاطفال يوجد تاريخ مرضـي وشـكايات في الجهاز الهضـمي لدى اعضـاء وافراد العائلة. يمكن ان يكون المحفز لحدوث هذا النوع من الالم هو الضـغط او القلق مثل حدوث ولادة جديدة في العائلة او انتقال العائلة الى سـكن جديد او لدى العائلة التي لايجد فيها الابوين الوقت الكافي لقضـائه مع الطفل. ان بدء الدراسـة قد يكون أحد اسـباب حدوث الالم وفي بعض الاوقات يكون السبب هو جلب الاهتمام العائلي بالطفل.

إذا ظهر للطفل ان العائلة تبدي القلق الشـديد وتظهر علامات الخوف امام الطفل يكون سبباً لزيادة الالم لديه ولكن بتحويل انتباه الطفل عن قلق العائلة قد تجعل الالم يختفي لديه. على العائلة المسـاعدة في تشـخيص اسـباب الالم بان تقوم بتسجيل أحداث المرض في دفتر مذكرات ولمدة اسبوع وان تذكر فيه كل مايتعلق بالالم وقت حدوثه، شدّته، موضع الالم، الاسباب المحفزة لحدوثه وفترة بقاء الالم وهل تمت مساعدة الطفل باعطائه اي شيء.

ان ظاهرة حدوث الالم ايام المدرسة فقط او بعض الايام الخاصة من الاسبوع تؤكد عدم وجود سبب عضوي بل يجب معرفة المشاكل المدرسية في تلك الايام التي يحدث فيها الالم ولكن لايمكن تعميم تلك القاعدة حيث ان البعض من الاطفال قد يحدث لديهم الالم حتى في الاوقات السعيدة واوقات اللعب او السفرات.

تعتمد المعالجة الطبية على عدة امور منها ان تحاول العائلة صـرف وقت مع الطفل وان تجنبه المواقف التي تعرضـه للضـغط النفسـي وان تجنبه في غذائه المواد المسـببة للالم مثل العصـائر الحاوية على اللاكتوز وكذلك محاولة زيادة الالياف في غذاء الطفل لانها تفيد في معالجة الامسـاك. وقد تكون الحالة صـعبة وتحتاج الى معالجة من قبل طبيب نفسـي. قد يسـأل القاريء الكريم ماهي

الالياف الغذائية وهنا نقول انها تشــمل قشـور الحنطة – النخالة وكذلك الالياف الموجودة في الخضـروات مثل الخس والقرنابيط واللهانة والفجل والبقوليات ويمكن اسـتعمال الطحين الاسـمر او اضـافة النخالة له في عمل الكليجة بالتمر في حالات الامساك.

أمراض الجهاز التنفسي

أمراض الجهاز التنفسـي (Respiratory Diseases). ان خلايا الجسـم البشـري تحتاج الاوكسجين لتبقى حية وان الجهاز التنفسـي هو المسـؤول عن تزويد تلك الخلايا بالاوكسجين وتخليصها من ثاني اوكسيد الكاربون الذي ان تجمع ادى الى موت الخلايا. يتكون الجهاز التنفسـي من ثلاث اقسـام المجاري التنفسية، الرئتين وعضلات التنفس.

المجاري التنفسـية تشـمل الانف والفم والبلعوم والحنجرة والقصـبة الهوائية وتفرعاتها حتى القصـيبات والحويصـلات الرئوية وهي التي تحمل الهواء بين الرئتين والمحيط الخارجي. ان واجب الانف هو ترطيب الهواء وتحميته واخلاءه من الشـوائب والاتربة قبل ادخاله للرئتين وتعود تلك الحرارة والرطوبة عن طريق الانف عند حدوث الزفير ايضاً. يمكن للتنفس ان يحدث عن طريق الفم ولكن الفم لايقوم بالتدفئة والترطيب وازالة المحسـسـات واللقاحات والاتربة والفطريات كما يفعل الانف.

ان الطفل الرضيع لايعرف ولايستطيع التنفس عن طريق الفم لذا وجب المحافظة على انفه وابقاءه مفتوحاً بالتنظيف او اسـتعمال محلول الماء المالح لازالة المخاط وعدم اسـتعمال قطرات الانف في هذه الحالات. ان البلعوم يمتد من النهاية الخلفية للانف وحتى الحنجرة ويقسـم الى ثلاث اقسـام الانفية والحلقية والبلعومية التي تصل الى الحنجرة التي تسـمى ايضاً صـندوق الصـوت والذي يربط الحنجرة بالقصـبة الهوائية. الحنجرة تحمل الاوتار الصـوتية والتي تسـمح لنا

بالتكلم والغناء معتمدة على التوتر في تلك الاوتار الصوتية. تتكون القصبة الهوائية من حلقات خضروفية على شكل حدوة الحصان وتتشعب الى القصبة الهوائية الى القصبة اليمنى واليسرى موصلة الهواء الى الرئتين اضافة الى ترطيب الهواء والامساك بالاشياء الغريبة التي تدخل اثناء الشهيق وتمنع وصولها الى الرئتين بالاعتماد على افراز مادة المخاط وعمل الاهداب في الجدار الحشوي وتحريكها باتجاه الانف. اما القصبات الهوائية والقصيبات الصغيرة والتي تستمر بالتقسيم والتفرع حتى تصل الحويصلات الهوائية وهي تركيباً لايوجد فيها خضاريف وتغطى بالياف العضلات وبروتين الايلاستين.

ان العضلات المحيطة بها تسمح لها بالتمدد لزيادة كمية الهواء الداخلة للرئة وزيادته في اثناء الفعاليات الرياضية. كما انها تسمح للهواء بالخروج من الرئة دون مقاومة وتقوم ايضاً بالتخلص من الغبار والشوائب ومواد التحسس.

الرئتين تشبه كرة من الاسفنج تقع على جانبي القلب وفوق الحجاب الحاجز وهي مغطاة الجنب بغشاء Pleura الذي يعطي الرئة فسحة من المساحة ذات الضغط المنخفض مقارنة بالضغط الجوي الخارجي ليسمح للرئتين بالتمدد والامتلاء بالهواء عند انبساط الرئتين. ان الرئة اليسرى وبسبب وجود القلب تكون أصغر من الرئة اليمنى وهي تتكون من فصين واليمنى من ثلاثة فصوص. تركيباً الرئة تتكون من الشعيرات الدموية التي تبلغ حوالي 30 مليون شعيرة ومن الحويصلات الرئوية التي تشبه القدح وتتصلان بالقصيبات الهوائية وفيها يتم التبادل بين اوكسجين الهواء وثاني اوكسيد الكاربون.

ان الرئتين محاطة بعضلات تسمح لها بالقيام بعملية الشهيق والزفير واهمها الحجاب الحاجز والذي يسمح للرئتين بالتمدد اثناء الشهيق وعند انبساطه يعود للاعلى ليدفع الهواء للخارج اثناء الزفير.

يوجد بين الاضلاع الصدرية نوعين من العضلات تساعد الحجاب الحاجز في عملية التنفس نطلق عليها عضلات بين الاضلاع الداخلية والخارجية وواجبها رفع وخفض

الاضلاع لتسهيل عملية الشهيق والزفير بواسطة رفع الاضلاع وخفضها. تعتمد عملية التنفس على استعمال الضغط السالب وتقلص العضلات في عملية الشهيق والزفير.

ان اختلاف الضغط الجزئي للاوكسجين في الهواء الخارجي الموجود في الحويصلات يسمح امتصاص الاوكسجين والتخلص من ثاني اوكسيد الكاربون بعملية التبادل وهو مايعرف بالتنفس الخارجي اما التنفس الداخلي فهو مايحدث بين الدم الموجود في الشعيرات المحيطة بها والهواء الخارجي.

ان الكريات الحمر تقوم بحمل حوالي 99% من الاوكسجين وقليل من ثاني اوكسيد الكاربون الباقي تحمله بلازما الدم على شكل ايونات بيكاربونية وعندما يكون معدله عالياً يقوم الانزيم المعروف بكاربونيك آن هايدرز بتحوله الى كاربونك اسد والذي بدوره يتحول الى هايدروجين وكاربونك ايون وعندما يكون ضغطه اقل في الرئتين يتحلل ليسمح لها بلفظه للخارج. ان تركيز ثاني اوكسيد الكاربون يقوم بتحفيز المراكز الحسية في الدماغ لزيادة التنفس وعدد مراته للتخلص مه وهذا تحت سيطرة مركز التنفس الذي يقع في BRAIN STEM يقسم الجهاز التنفسي اعتباطياً الى الجزء العلوي ويشمل الانف والفم والبلعوم وحتى الحنجرة والجزء السفلي وخصوصاً بعد الحنجرة وهي الرئتين. ان الغرض من هذا التقسيم هي لتسمية المرض ومعرفة الاعراض والعلامات التي يجب توقع حدوثها ووجودها في حالة التهاب اي من هذه الاجزاء المهمة من الجهاز التنفسي.

ان حالة نقص الاوكسجين تسمى نقص التأكسج Hypoxia وعدم وجوده يسمى عوز الاوكسجين Anoxia. ان معدل التنفس يعتمد على العمر فالوليد الجديد بعمر ستة اسابيع يكون المعدل لديه 30 – 60 نفس بالدقيقة والمعدل في الكبار في وضع الراحة يتراوح بين 12 – 20 نفس بالدقيقة.

ان الاجهاد الفيزيائي يسبب سرعة التنفس وقد يصل المعدل الى 45 نفس في الدقيقة في الاجهاد العنيف. يتم تشخيص امراض الجهاز التنفسي بواسطة اشعة

الصــدر والمفراس واســتعمال فحوص عمل الرئتين بمعرفة كمية الهواء اثناء الشــهيق والزفير واســتعمال الناظور لاكتشــاف النزف او الورم الســرطاني او الالتهابات والتشوهات الاخرى. يتأثر الجهاز التنفسي بعدة عوامل مثل استنشاق المواد الغريبة كدخان السجائر او المواد الكيميائية والمواد المحسسة او الاجسام الغريبــة والجراثيم والفيروســات كما ان للوراثة دور فعال في حدوث امراض الجهاز التنفسي.

الربو

الربو (Asthma) هو عبارة عن التهاب مزمن في المجاري التنفســية مؤدياً الى تضيق المجاري التنفسية وغياب التقلص العضلي في القصيبات الهوائية وتكون الاعراض في مجملها الوصوصة والسعال وضيق النفس وقصر فترة التنفس وتكرار التنفس للتعويض عن النقص الحادث في دخول الهواء الى الرئتين نتيجة تلك الالتهابات.

تعزى اسباب حدوث الربو الى اسباب وراثية وبيئية ويعتمد التشخيص على نمط الاعراض والاســتجابة للعلاج ودراســة وظائف الصــدر بقياس كميات الهواء المســتنشــق والمطرود اثناء الزفير في مدة ثانية واحدة. يعزى الربو الى حدوث التحســس وحدوث حســاســية من النوع الاول لذا تعتمد المعالجة الطبية على اســتعمال المضدات المعروفة مضادات B2 التي تشــمل الكورتيزون عن طريق الفم او ادخال المريض للمستشفى.

يمكن منع حدوث نوبات الربو بتجنب الاســباب المهيّجة او المواد المســببة للحساسية.

ان اعراض الربو في الاطفال تتكون من السعال وخاصة في الليل وبعد الرياضة وقد تكون العرض الوحيد للمرض وكذلك صعوبة التنفس والوصوصة في الصدر والشعور بالضيق في الصدر.

ان مسببات الربو تتكون من اللقاحات النباتية والغبار والسبورات المرضية وبقايا الحيوانات والريش ودخان السجائر. ان النشلة والانفلونزا وتبدل الجو الى بارد وجاف وكذلك بعض الادوية والفعاليات الرياضية والتعرض للمواد المخرشة الكيميائية والغازات كلها اسباب معروفة لحدوث الربو. قد تكون اولى الشكايات من قبل الطفل هي عدم الراحة اثناء التنفس خاصة إذا كان أحد افراد العائلة مصاباً بالربو تعتمد المعالجة على مشاركة العائلة الفعالة في معالجة الطفل في معرفة استعمال البخاخات التي تزيل وتمنع الاصابة وتسبب انبساط في عضلات القصيبات الهوائية وتفتح المجاري التنفسية وتمنع الاحتقان والورم داخل المجاري التنفسية. ان العائلة تستطيع ان تقوم بقياس كميات الهواء الداخلة والخارجة عن طريق جهاز يوصل بالفم وسهل الحمل والاستعمال وتحتفظ بسجل للاصابات ويحددها ومدة مكوثها والاسباب المسببة لها. كما انها تستطيع ان تعطي الطفل العلاج المطلوب للنوبة.

من الامور المعروفة ايضاً ان حدوث بعض الاعراض مثل حساسية الانف او مايعرف بحمى الكلا Hay Fervea او وجود الاكزيما الجلدية ووجود تاريخ مرضي للربو في العائلة مع تكرر الاصابة الخمجية للصدر من بعض الفيروسات او صغر وزن الطفل عند الولادة.

التعرض للتدخين اثناء وبعد الولادة وفقر الحالة الاجتماعية كلها عوامل معرضة ومسببة للربو. لا أحد يعرف بالضبط لماذا يحدث الربو للبعض من الاطفال أكثر من غيرهم وهنالك بعض التفسيرات مثل بقاء الطفل في البيت لفترات طويلة يعرضه لاستنشاق المواد المحسسة للربو كما ان قلة اصابات الصدر لدى البعض منهم يجعل الجهاز التنفسي خالياً من المناعة للوقاية من الحساسية.

ان التلوث وخاصـــة دخان الســـكائر يلعب دوراً فعالاً في حدوث الربو. يجب على العائلة ان تعرف خطة علاج الربو ويجب ان تكون في المدرسة نسخة من هذه الخطة. ان علاج الاطفال دون ســن الرابعة من العمر يتم باعطائهم الادوية عن طريق جهاز صنع الرذاذ من السـوائل وبعد هذا العمر يستعمل مايعرف فساح Spacer وهو عبارة عن جهاز يوصل الى البخاخ ويستطيع الطفل التنفس على راحته بواسـطة هذا الجهاز الذي يسـتقبل رذاذ البخاخ قبل وصـولها لانف الطفل وفمه وقد صنعه بعض الاطباء من بطل الماء.

ان الربو مرض لايمكن شـفاؤه ولكن يمكن السـيطرة عليه والهدف هو ان يعيش الطفل عيشــة ســعيدة فعالة وان تمنع الاعراض المزمنة وان يداوم في مدرســة عادية وان لايعاني من اعراض الربو ليلاً كما انه يستطيع ان يشــارك في الفعاليات المدرسـية اليومية وان تقل الزيارات للاطباء وعيادات الاسـعاف وباسـتعمال الادوية بأقل المضاعفات الممكنة.

المعروف إذا اصـيب الرضـيع او الطفل الصـغير بثلاث اصابات فايروسية في الرئتين يزداد احتمال اصـابته بالربو 5% وهذا مايجعل العوائل العراقية تتجنب تلك الالتهابات والتي نطلق عليها نشـلة انفاس لان الطفل ياخذها من كثرة الزوار الذين يزورون امه بعد الولادة ولذا يبطلق عليها نفسه.

إذا كان هنالك تاريخ عائلي للربو فان الاصـابة تكون أكثر حدوثا. ان 50% من الاطفال يحدث لهم تحسن في الربو عند بلوغهم سن الشباب ولكن لاتوجد طريقة لمعرفة من هو المخطوط الذي سـوف تختفي لديه الاعراض حيث ان البعض منهم تعود له الاعراض في الكثير يجب على العائلة الاحتفاظ بخزين من ادوية الربو في البيت واثناء السـفر وان يحمل الطفل علاجه معه عند ذهابه للمدرسة ويعرف كيف يستعمل البخاخ عند الاصابة او قبل البدء بالرياضة. ان التدفئة الجافة في البيت تؤدي الى سـوء وضع الطفل ولذا يجب ان تكون مصحوبة بوضع قدر من الماء على ادوات التدفئة او اسـتعمال الجهزة صنع الرذاذ كما ان عليها عدم الباس الطفل ملابس ثقيلة تعيق حركته وتسـبب له التعرق وخاصـة اثناء

اللعب مع اقرانه في المدرســـة وان تكتفي بالنوع الخفيف الحافظ للحرارة وعلى الطفل تجنب الاختلاط بالطلبة الذين لديهم نشلة او انفلونزا قدر الامكان.

النشلة

النشـلة (Common Cold) عبارة عن التهاب فيروسـي يصيب المجاري التنفسية العليا وخاصـــة الانف بالدرجة الاولى تشـــمل الاعراض الســـعال والم في البلعوم وجريان الســـائل من الانف والعطاس والحمى التي تحتفي خلال 7 – 10 ايام مع احتمال بقاء بعض الاعراض لمدة 3 اسابيع يوجد حوالي 200 فيروس من فصيلة الراينوفايرس يمكن ان تسـبب النشـلة ونظرا لعدم وجود مناعة مشـتركة بين هذه الكمية من الفيروســـات تتكرر الاصـــابة بالنشـــلة شـــاملة للانف والحلق والبلعوم والتهاب الملتحمة في العين.

تحدث العدوى عن طريق استنشاق الرذاذ المتطاير اثناء السعال والعطاس من شـــخص مصـــاب وكذلك عن طريق الايدي ويزداد حدوث النشـــلة في الروضـــات والمدارس الابتدائية لعدم المناعة لدى الاطفال وكذلك لكثرة عددهم وقربهم من بعضهم البعض.

ان التلامس بواســـطة الايدي يســـبب انتقال المرض والمعروف ان الفيروس قد يقع على اغراض البيت وينتقل منها بالملامســـة. للجو البارد والمطر والتعرض لهما سببا في العدى لضعف المناعة. ان الفيروسات قد تبقى عالقة في الجو لفترة اطول مسببة العدوى.

والمعروف ان سوء التغذية وقلة النوم من العوامل المساعدة في انتشار العدوى كما ان الرضـــاعة من الثدي تقلل حدوث مضـــاعفات النشـــلة مثل التهاب الاذن الوسطى وامراض الجهاز التنفسي السفلي (الرئتين).

لاتوجد ادوية نوعية لعلاج النشلبة كما ان استعمال المضادات الحيوية والادوية الفعالة ضد الفيروسات لاتفيد ولها مضاعفات كثيرة ان الادوية المضادة للسعال لامحل لها ايضاً وقد قامت بعض الدول مثل كندا بمنع بيع تلك الادوية للجمهور.

ان استعمال فيتامين C لم تثبت الاستفادة القصوى منه ولكن الجيل الاول من مضادات الهستامين فيها بعض الفائدة. وتبقى الراحة وتناول السوائل من أنجع الطرق للشفاء من النشلة. لاتوجد طرق للتلقيح ضد النشلة لكثرة الفيروسات المسببة لها.

المعروف ان مرض النشلة معروفاً من قديم الزمان فقد ورد وصفاً له في اوراق البردي الفرعونية. ان النشلة من العوامل والامراض المسببة لفقدان الانتاج والغياب من العمل وهي تكلف الدول البلايين من الدولارات سنوياً باحتساب ساعات العمل والغياب للعناية بالاطفال اثناء اصابتهم بالنشلة.

الانفلونزا

ان سبب الانفلونزا هو الاصابة بأحد من ثلاثة فيروسات معروفة بـABC والمعروف عن نوع C انه يسبب اصابات منفردة ومن النوع الخفيف.

تحدث الاصابة عندما يتم استنشاق الرذاذ الحاوي على الفيروس المتطاير من شخص مصاب اثناء السعال او العطاس والذي يكون معدياً ليوم وأحد قبل ظهور الاعراض لديه ولمدة 5 – 7 ايام بعد ظهور الاعراض. تكثر العدوى في الاماكن التي يكثر فيها الاختلاط مثل المدارس والروضات واثناء المشاركة باستعمال الاقلام والالعاب والحاسوب او تبادل الملاعق والشوكات ولتلامس الايدي دوراً في نشر العدوى ايضاً. ان اعراض المرض تكون أكثر شدة من اعراض النشلة العادية وهي تحدث فجاة وتسوء حالة الطفل في اول يومين من بدء المرض وتشمل

الحرارة العالية (F 104) مع الرجفة والشعور بالتعب والوهن والصداع والالام في الجسم مع شعور بالالم بالبلعوم وسعال جاف مع تقيء والم في البطن.

ان أحسن طريقة لمنع الاصابة هي اعطاء لقاح الانفلونزا من عمر 6 أشهر. ان الاطفال الذين يبلغون من عمر سنتين والذين ليس لديهم ربو قصبي يمكن اعطائهم اللقاح عن طريق الانف. يجب اعطاء اللقاح للحوامل والاشخاص الذين يعتنون بالاطفال.

ان اهم مضاعفات المرض هي التهاب الجيوب الانفية والتهاب الاذن الوسطى وذات الرئة. ان أحسن طريقة للمعالجة هي الراحة التامة وكثرة تناول السوائل واعطاء الادوية المخفظة للحرارة ولايستعمل الاسبرين لانه يحدث مضاعفات كثيرة تسبب تلف الدماغ والكبد لدى الاطفال. يجب عدم اعطاء ادوية السعال للاطفال دون سن 4 سنوات من العمر.

يمكن تنظيف الانف او استعمال قطرات من محلول الماء والملح (السلاين) كما يجب الانتباه للاطفال الذين لديهم ربو او مرض السكري او امراض القلب عند اصابتهم بالانفلونزا.

يجب اخذ الطفل للمستشفى عند تبدل حالته الصحية عند امتناعه من تناول السوائل او ان لون الجلد أصبح رمادياً او ازرق وان هذه الحالة المرضية لا تشبه الاصابات السابقة مع ظهور علامات الجفاف او قلة الفعاليات الجسدية.

ان استعمال المضادات ضد الفيروسات قد تكون ذات فائدة للطفل كما انها قد تمنع انتقال العدوى من طفل الى طفل اخر. يجب فحص الطفل للتاكد من عدم حدوث مضاعفات اخرى لديه نتيجة الاصابة بالانفلونزا والاستمرار بتغذيته تغذية جيدة بعد اختفاء اعراض المرض ليستعيد صحته بصورة جيدة.

التهاب اللوزتين والاذن الوسطى

اللوزتان غدّتان تقعان في نهاية الحلق وهما دفاعيتان تحرسـان مداخل الرئتين والمريء تتلقف كافة الميكروبات والفيروسـات التي تحاول الدخول لهما عن طريق الفم. يمكن ان تلتهب اللوزتان ولكن ما يهم الطبيب هو النوع الميكروبي الـذي يصـيبها خاصـة مجموعـة من العقديات مجموعـة -آ- (Group A Streptolocces) والتي تسـبب التهاب الكلى الحاد او حمى الروماتزم ولذا وجب الاهتمام بهذا الالتهاب واجراء مسـحة للوزتين وزرع الميكروب فإذا ثبت وجود نوع الميكروب المذكور يتم اعطاء البنسـلين لمدة عشـرة ايام او اعطاء حقنة ذات فعالية تساوي هذه الكمية بالعضلة ان اعراض التهاب اللوزتين هي الم في الحلق (Throat) مع حمى لمدة ثلاثة ايام مصـحوبة بصـعوبة البلع والالم عند البلع مع سـعال وصداع وشـعور بالتعب مع رجفة وشعور بالوهن العام مع الم في المعدة وقلة الشـهية وصـعوبة في فتح الفم. العلامات عند الفحص وجود بقع قيحية بيضاء على اللوزتين مع احمرار وكذلك وجود تضخم للغدد الملفاوية في الرقبة مع لسان فروي Furry Tonque.

ان قائمة المسـببات طويلة وتشـمل طيف كبير من الاحياء الميكروبية والتي يتم التعرف عليها بالزرع للمسحة الماخوذة من اللوزتين.

قد تحدث الاصـابة بالملتويات واللوبيه (Spirocheute) وTreponoma وكما يحدث في مانطلق عليه فنسـت أنجاينا (Vincent Angiona) لقد تقدم الفحص المختبري وأصـبح بـالامكان اسـتعمال Dna وفحص Polymerase Chin Reaction بوليميرزالدنا في معرفة النوع المسـبب للالتهاب وخلال سـاعات قليلة وبناء على النتيجة تتم المعالجة بالمضادات الحيوية. منذ اكتشف البنسلين قل حدوث حمى الروماتزم. قد يحدث للمريض مانطلق عليه اللواز الصـديدي (Quinsy) في جانب اللوزتين او قد ينتقل مسبباً تسمم الدم.

إذا تكررت الاصــابات لأكثر من خمس مرات في الســنة او حدث تكرر التهاب الاذن الوسـطى المتكرر مع تضـخم في الغدد اللمفية يمكن التفكير بعملية رفع اللوزتين إذا لم تتم معالجة التهاب اللوزتين قد يحدث لدى البعض تصــرفات غير ســوية وهو ما تطلق عليه التصــرفات العصــبية النفســية الذاتية Autoimmune Neuropsychiatric Disorder قد تتكرر الاصــابة ويصــبح الالتهاب من النوع المزمن.

ان عدد طلاب الصـف في المدرسـة يقلل نسـبة حدوث انتقال العدوى. في دراسـة اجرايناـه في البصــرة تبين ان 22% من طلاب الصــفوف الابتـدائيـة يحملون الميكروب المســبب لحمى الروماتزم حيث كان عدد طلاب الصــف الوأحد 60 طالب.

التهاب الغدانيات

الغدانيات (Adenoids) عبارة عن كتلتين صــغيرتين من الانســجة تقع في ظهر الحلق (Throat) واجبها مكافحة الالتهاب اســوة باللوزتين في الاطفال الصــغار يمكن ان ينموان لدرجة تسـد ظهر الانف (الفتحة الخلفية للانف) والحلق ان سـبب تضــخم حجمهـا غير معروف ويمكن في بعض الاطفـال ان يكون الالتهـاب هو السبب. تتقلص الغدانيات بمرور الوقت ويصغر حجمها عند البلوغ.

تبدأ الغدانيات بالكبر بعد الولادة وتصل اقصى حجم لها عند وصول الطفل (5 – 7) سنوات من العمر وبعدها يبدآن بالتقلص كلما كبر في العمر ولايسببان اعراض عند بلوغ سن الشباب.

ان تضـخم الغدانيات وتضـخم اللوزتين قد يصـعبان التنفس على الطفل لغلق الانف من الخلف والحلق ايضــاً خاصــة اثناء النوم حيث يقوم الطفل بالتنفس من فمه مع حدوث نوبات توقف في النفس (Sleep Apnoea) مع شـخير مسـموع. ان تضـخم

الغدد سوف يغلق فتحة انبوب يوستاجي التي تفتح في الفم والتي تصل الاذن الوسطى بالحلق ويسمحان بجريان افرازات الاذن الوسطى والمحافظة على ضغط الاذن. ان سد الفتحة يؤدي الى فقدان السمع او التهابات الاذن الوسطى مع تكرر حدوثه وتحوله الى التهاب مزمن للأذن الوسطى. كما ان سد الفتحات قد يؤدي الى حدوث التهاب في الجيوب الانفية لدى الكبار.

ان مجمل الاعراض هي جريان السوائل من الانف، سعال، انف مغلوق مع حمى عند الالتهابات، توقف النفس اثناء النوم على شكل نوبات التهاب الاذن الوسطى وحدوث تجمع مانطلق عليه الصمغ Glue Ear وهو عبارة عن بناء وتجمع سوائل لزجة في الاذن الوسطى. ان قلة النوم وحدوث نوبات توقف النفس قد تسبب مشاكل للطفل مثل شدة وكثرة الحركة مع قلة في التركيز مع فقدان السمع يؤدي ذلك الى مشاكل في النطق وتفهم كلام الاخرين وسماعه وهذا يؤثر على تصرفاته المدرسية. قد يوصف لطفل قطرات انف على شكل رذاذ واعطاء ادوية للقضاء على الالم والحمى ولا محل للمضادات الحيوية. وإذا تكررت الاصابة او حدثت التهابات مزمنة مع مشاكل سمع يمكن ان ترفع الغدانيات بعملية جراحية وقد يقترح رفع اللوزتين ايضاً.

ذات الرئة

هناك نوعان من هذا المرض أحدهما يصيب فص او عدة فصوص من الرئة الالتهاب القصبي الرئوي سبب المرض قد يكون ميكروبي او فيروسي او فطري. وقد يكون الالتهاب بسيطاً او شديداً وقد يكون أحد مضاعفات الحصبة او شرب النفط او لدى الذين لديهم امراض في الرئة او عيوب خلقية في القلب.

أكثر الميكروبات سبباً للمرض هو الميكروبات العنقودية الرئوية ولكن لايمنع ان يشترك أكثر من ميكروب في حدوث المرض.

ان العوامل المساعدة على حدوث المرض لدى الاطفال دون سنتين من العمر او المصابين بالسكري وضعاف المناعة الذين يخضعون لعلاج السرطان وتناول ادويته او الذين يحتاجون لاستعمال اجهزة التنفس الصناعي والمصابين بسوء التغذية.

تبقى الالتهابات الرئوية والاسهال أحد اهم اسباب دخول الاطفال للمستشفيات وأحد اهم اسباب الوفيات في القطر العراقي قد تحدث الاعراض فجاة عند الاصابة بالالتهابات الميكروبية ولكن في الالتهاباتت الفيروسية قد تبدأ على شكل اعراض الانفلونزا او تشتد بعد عدة ايام.

تشمل الاعراض ارتفاع في الحرارة، سعال مصحوب بالقشع مع ضيق في التنفس والام في الصدر مع سرعة التنفس والتعرق مع نقص وفقدان للشهية وقد يحدث لديهم وصوصة وصفير في التنفس. يكون انتقال العدوى عن طريق استنشاق الرذاذ الحاوي للميكروبات من شخص مصاب او تحدث لدى الرضع وصغار السن احياناً بعد الاصابة بنشلة او انفلونزا.

يعتمد التشخيص على اخذ تاريخ المرض وعلى الفحص الطبي للصدر والذي يتكون من المشاهدة والنظر للصدر وحركة الاضلاع وتداخل العضلات بين الاضلاع وكذلك حركة جهتي الصدر اليمنى واليسرى والنظر الى انف الطفل وفمه ورؤية الشفتين وهل هنالك ازرقاق فيهما وكذلك اطراف الاصابع ثم باللمس ومحاول تحديد موقع القصبة الهوائة وهل هي وسطية وكذلك الاحساس بدخول الهواء وانتقاله الى جهتي الصدر ثم النقر بالاصابع باستعمال السبابة الوسطى وضربها على السبابة الموضوعة على الصدر لمعرفة النغمة الصادرة وهل الرئة متصلبة او لازالت تتمدد مع التنفس.

واخيراً استعمال السماعة بوضعها على الصدر وان لاتكون باردة وان يترك الطفل للعب بها حتى لاتخيفه وتتم مقارنة الجهة اليمنى بالجهة اليسرى وتبدل سرعة وكمية دخول الهواء وكذلك حدوث الاصوات الناتجة عن تضيق القصيبات ووجود

السـوائل ومواد الالتهاب فيها من وصوصة وتكسـر للصـوت. ان أحسـن الطرق لتثبيت موقع ونوع الالتهاب هو اخذ اشعة الصدر بصورة امامية خلفية وقد تحتاج الى جانبيه إذا كان هنالك شـك في حدوث الالتهاب في الفص الوسـطي من الرئة اليمنى والذي يمكن ان تكون الاصوات الصـادرة منه قليلة او ان المريض وصـل المستشفى بحالة اغماء ويشك بان لديه التهاب السحايا الحاد ولذا وجب التفكير بهذا النوع من الالتهاب الفصي في بعض الحالات.

ان فحص الدم يظهر ارتفاع في كريات الدم البيض كما ان فحص القشـع وزرعه قد يظهر نوع الالتهاب من ميكروبي او فيروسي. نادراً مانحتاج الى فحص المفراس.

تعتمد المعالجة الطبية على اعطاء المضـادات الحيوية عن طريق الفم إذا كانت المعالجة في البيت وكذلك اعطاء مزيلات الحرارة والالم ومخفضـات الحرارة يجب ان لانسـتعمل الاسبرين لمن هم دون سـنتين من العمر لما هو معروف عنه انه بسبب مضاعفات خطرة هي تلف الدماغ والكبد. المعالجة في المستشفى تشمل اعطاء الادوية عن طريق الاوردة واعطاء الطفل الاوكسـجين وتعديل الجفاف والعلاج الطبيعي لاخراج القشع من الصدر.

قد يتطلب العلاج عدة اسابيع لاكتسـاب الشـفاء التام اما اسـتمرار السـعال فهو جزء من عملية الشـفاء اما إذا لم يسـتجيب الطفل للمعالجة وجب التفكير بالالتهابات الرئوية سـببها التدرن او عدم حسـاسـية الميكروبات لنوع المضـاد الحيوي او ان الالتهابات سببها فيروسي او طفيلي وهذا نادر الحدوث.

يمكن التقليـل من حدوث ذات الرئة لـدى الاطفـال بـاعطاء لقـاح الانفلونزا او النيموكوا خاصــة لدى الاطفـال في عمر (2 – 5) سـنوات وخاصـة الذين لديهم امراض صـدرية اخرى مثل مرض البنكرياس الكيسـي الليفي fibrocystic disease of the pancrease او تشـوهات القلب الولادية قد تحدث مضـاعفات لالتهاب ذت الرئة من رشـح السـوائل في القفص الصدري وتجمع القيح او انفجار

لأحد الحويصــلات وهروب الهواء الى داخل القفص الصــدري وهي امور يجب ملاحظتها عند المعالجة.

التهاب الشعيبات

التهاب الشــعيبات (Bronchiolitis) عبارة عن التهاب الجهاز التنفســي الأسـفل ويحدث عند الأطفال دون سـنتين من العمر سـببه فايروس بسـبب الفايروس التهابات الشعيبات مؤدياً الى غلقها جزئياً او كلياً وهذا يؤدي الى ظهور صوت الازيز (الوصوصة) اثناء تنفس الطفل. ان هذا الغلق يؤدي الى نقص كمية الاوكسجين الداخلة للرئتين ومؤدية الى نقص مسـتواه في الدم مؤدياً الى حدوث الاعراض التنفسية.

ان المرض المعروف بانه أحد اهم الاسباب الرئيسـة لدخول مسـتشفيات الأطفال والمعالجة فيها. يجب التأكد من الطفل ياخذ كمية كافية من السـوائل ويستطيع التنفس بدون صـعوبة وتتحسـن حالته بعد يوم الى خمسـة ايام من بدء الالتهابات ولكن الازيز يمكن ان يستمر لمدة اسبوع او أكثر. ان الأطفال الخدج والذين لديهم صعوبة في مكافحة الالتهابات او صعوبة في التخلص من البلغم لعدم عمل الجهاز الهدبي في الجهاز التنفسـي المسـؤول عن ازالة البلغم بتحريكه من الأسـفل الى الاعلى وبلعـه من قبل الطفل الـذي لايسـتطيع ان يلفظ البلغم الا عند بلوغه 9 سـنوات من العمر في هذه الحالات المذكور سـابقا يكون الالتهاب شـديد الوطأة منه لدى بقية الأطفال الذين ولدوا بصـحة جيدة وحمل كامل ووزن كامل في الولادة.

يجب معرفة علامات واعراض المرض وتقييمه واجراء المعالجة السـريعة له. ان سـبب المرض هو الالتهاب بفيروس (RSV) في عمر 3 سـنوات ومادونها المعروف عن هذا النوع من الفيروسات اختلاف اوقات الاصابة به من بلد الى اخر وفي أشـهر مختلفة من السنة. لكل بلد مواعيد حدوثه وهي معروفة للاطباء وفيها يكثر ادخال

الحالات للمســتشــفيات ويكاد ان يكون من المؤكد اصــابة غالبية الأطفال بهذا الفياروس ولكن تكرر الاصابة به تحدث اعراضا بسيطة.

ان الأطفال الأكبر من عمر ســنتين لايحدث لهم التهاب القصــيبات وتكاد تكون الاعراض مشـابهة للنشـلة او احياناً تسـبب ضـيق النفس الذي يحتاج الى معالجة في المستشفى.

يحدث المرض بعد ظهور اعراض النشـلة بعد يوم او ثلاث ايام وتتكون من احتقان وافراز في الانف مع سـعال بسـيط وحمى (F 104) مع فقدان للشـهية وعند تطور المرض واصابة الاقسـام السـفلى من الجهاز التنفسـي تظهر الاعراض على شـكل تنفس سـريع بمعدل (60 – 80) نفس بالدقيقة مع شـدة بسـيطة او شـديدة في التنفس. يحدث ظهور صوت الازيز ويستمر لمدة سبعة ايام، سعال مستمر لمدة 14 يوم، صــعوبة في التغذية لوجود الاحتقان في الانف بســبب التنفس الســريع يمكن ان يحدث الجفاف. ان توقف التنفس لمدة 15- 20 ثانية قد يكون اول علامات المرضى عند الرضع وخاصة لدى الخدج او تحت عمر شهرين.

ان العلامات الســريرة التي تشــاهدها في الحالات الشــديدة للمرض تتكون من سحب الجلد او العضلات في القفص الصدري وتحت البلعوم مع شدة في حركات اجنحة الانف حول مدخله ومع حدوث خفخفة (Grunting) مع زيادة عدد مرات التنفس وصــعوبة اخذ النفس من قبل الرضــيع. يحدث الازرقاق نتيجة قلة وجود الاوكســجين في الدم ويمكن مشــاهدته في الشــفتين او أطراف الاصــابع مع تقدم المرض في شدته، هنا يجب التدخل السريع لانقاذ حياة الطفل.

ان العدوى تحدث عن طريق الرذاذ وعن طريق انتقال الفايروس على الايدي التي ان هي لامست عيني او انف او فم طفل رضيع تسبب له العدوى وظهور المرض. ان المصــابين من الكبار يمكن ان يســببوا عدوى الأطفال وانتقال المرض اليهم بسـبب نقل الفايروس لهم. يجب عزل الأطفال المصـابين عن بقية الأطفال الذين لديهم امراض قلب او ربو او امراض رئوية اخرى وكذلك الذين لديهم نقص في

المناعة طيلة فترة وجود الازيز وحتى اختفاء حرارة المصاب. على العائلة ان تقوم بعرض الطفل على طبيب العيادة الخارجية إذا كانت حالته المرضية مستمرة بالتدهور مع صعوبة التنفس والخفخفة (Grunting) او عند حدوث نوبات توقف التنفس او حدوث الازرقاق لديه.

لايوجد علاج نوعي للمرض وتعتمد المعالجة على التاكيد على تناول السوائل ومعالجة الاعراض مثل ارتفاع الحرارة وصعوبة التنفس واعطاء الادوية المخففة للحرارة مثل التايلينول او التمبرا ويجب عدم اعطاء الاسبرين لمن هو دون السنتين من العمر لمضاعفاته المعروفة من تلف الدماغ والكبد.

يجب معالجة احتقان الانف باستعمال قطرات السلاين او البخاخ المائي وشفط المخاط بواسطة شفاطة مطاطية ذات طرف يدخل في الانف يقوم بالسحب بعد ان تفرغ من الهواء يجب تشجيع اعطاء السوائل وتناولها علما بان الطفل فاقد لشهيته ويمكن ان يحدث لديه تقيء اثناء السعال وفي هذه الحالة تعطى السوائل على شكل جُرع. لايحتاج الطفل الى ادوية السعال ويجب عدم التدخين في البيت.

لاتوجد مبررات لاستعمال المضادات الحيوية الا إذا كان هنالك سب مثل حدوث المضاعفات الميكروبية مثل التهاب الاذن الوسطى او حدوث التهاب رئوي. يحتاج بعض الأطفال الادخال للمستشفى والذين تتم متابعتهم واعطائهم الاوكسجين والسوائل عن طريق الاوردة او معالجة المضاعفات الخطرة التي تحدث لديهم.

يجب عدم اختلاط اخوة واخوات الطفل المريض بالمريض ويجب على الاشخاص المعالجين للطفل غسل ايديهم عند زيارة ومعالجة الطفل. قد يحتاج البعض من الأطفال الى استعمال التنفس الصناعي لانقاذ حياتهم وهؤلاء قد يحتاجون للبقاء في المستشفى لمدة اسبوع او أكثر.

تشمل الوقاية من المرض عدم التدخين في البيت لان ذلك يزيد من حدوث امراض التهابات الصدر بصورة عامة. غسل الايدي بالماء والصابون الطبي

وتجفيف الايدي قبل اللمس. إذا تعذر وجود المغاسل تستعمل المحارم المرطبة بالكحول ويجب مسح الايدي كاملة من جميع الاتجاهات ومابين الاصابع.

يجب تجنب الاختلاط بالاطفال المرضى وعدم ارسالهم للحضانة او مراكز العناية اليومية إذا كان لديهم اعراض بداية المرض. يمكن ان يعطى لقاح ضد الانفلونزا سنوياً للاطفال من عمر 6 أشهر يمكن اعطاء المضادات ضد المرض لبعض الأطفال الذين قد تكون الاصابة لديهم قاتلة ان هي حدثت وهي تعطى بالحقن بالعظلة شهرياً ولمدة خمسة أشهر قبل حدوث موسم الاصابات. يعتقد البعض ان المرض قد يكون من العوامل المسبب لحدوث الربو مستقبلاً عند الأطفال.

الاجسام الغريبة

الاجسام الغريبة في الجهاز الهضمي والجهاز التنفسي. ان مشكلة الاطفال هي مضغ كل شيء يقع بأيديهم في الفم لمعرفة ماهية وحقيقة تلك الاشياء وقد يتم بلع بعضها صدفة او دخولها القصبة الهوائية فإذا بلعت يجب الانتظار حتى خروجها مع الغائط وإذا كانت حادة او مدببة قد تسبب النزف وتستوجب اخراجها عن طريق الناظور ولاانسى طفل بلع فلس عراقي وقد حشر عمودياً في المريء ولمدة سبعة سنوات وعند محاولة اخراجه جراحياً توفي الطفل نتيجة انتقال الالتهابات الى صدره وتمزق جدار المريء لان الجسم قد بنى انسجة رابطة على تلك القطعة من النقود.

اما مشكلة ذهابها الى القصبة الهوائية فهي تحدث اثناء الاكل واللعب معاً وخاصة عند اكل الركي والذي معروف عنه ان حبوبه داخل اللبة التي تؤكل وقد يشرك الطفل بها وتنزل في القصبة الهوائية ثم الى الجهة اليمنى لانها مستقيمة مع القصبة الهوائية وقد تنحشر تلك الحبة في الحنجرة مسببة صعوبة التنفس والاختناق وقد تحتاج الى مايعرف بقص القصبة الهوائية لافساح المجال للهواء للدخول الى الرئتين والا تحقق الموت اختناقاً ان اسوء الحالات هي دخول حبة

فستق العبيد والتي تتحلل وتكبر في الرئة وينمو عليها الفطر Fungus وقد تؤدي الى حدوث خراج الرئة Lung Abscess والتي يتوجب ازالتها بعملية جراحية تتطلب فتح الصدر ورفع ذلك الجزء من الرئة جراحياً.

لقد صادفنا في الحياة الطبية كثيراً من الحلات المشخصة خطأ كربو قصبي وهي في الوقاع وجود حب رقي في الرئة لان الفحص يشير الى اختلال في دخول الهواء في الجهة اليمنى من الصدر والمعروف ان الربو يصيب الرئتين وعملية ازالة الحبوب الان اسهل لوجود النواظير اللينة والتي يمكن ادخالها بسهولة الى الرئة واخراج الجسم الغريب ان الطبيب الاختصاصي من امراض الصدر او الانف والاذن والحنجرة نحمد الله ونشكره قدير في تلك العمليات وقد يكرر العملية عدة مرات كما حدث عند اصراري على وجود جسم غريب في رئة طفل عمل له تداخل مرتين ولكن اصراري على الاختصاصي جعله يحاول للمرة الثالثة ليجد شاهول سبحة كهرب جالساً في القصبة الهوائية اليمنى وهم كثيراً مايحتفظون بها للذكرى وتصبح لديهم مجموعات منها.

اما الحالة التي لم انساها هي اصرار الجراح في انكلترا على ان تذهب الام بجلب نموذج من غطاء مطاطي يستعمل لتغطية مانطلق عليه جراقيات وقد تم فتح الصدر ورفع جزء الرئة الحاوي لذلك الغطاء لصعوبة سحبه بواسطة الملقط.

لاانسى السيد هادي من ام قصر والذي فشل الاختصاصي في اخراج حبوب الرقي من رئة الطفلة لينتهي الموضوع بحدوث خراج رئوي Leng Abscess وقد كانت رائحة التنفس لدى الطفلة كريهة وبعد ان عرضت على أحد الزملاء د. قحطان الخطيب اخرج الحبوب فقام الاب بالشكاية على الاخصائي الاول واستعاد مبلغ مئة وعشرة دنانير منه لعدم اكماله العملية.

من الامور الاخرى هي وضع الاجسام الغريبة في داخل الانف كالمساحة او حبوب الفستق او الخرز ما يؤدي الى حدوث التهاب في الانف وحدوث رائحة كريهة وسيلان المخاط الاخضر من الانف ان عملية ازالة تلك الاشياء ليست عملية

صــعبة ولكن على العائلة الوقي وعدم ترك الجرزات وحبوب الرقي والبطيخ اثناء القبول واثاء السهر حيث تحدث هذه الامور.

كما ان الاطفال يجب ان لايسمح لهم باللعب والضحك وفمهم مملوء بالفستق او المكســرات الاخرى او اثناء تناول الفاكهة مثل الرقي والبطيخ والتي تحوي بذورها ونلفظها اثناء الاكل بينما يبلعها الاطفال بلعاً او ان يشـرك بها وتذهب الى القصبة الهوائية وقد تم ذكر المضــاعفات وصــعوبة العلاج وكلفته على العائلة وماتمر به من ازمات نفسية خلال فترة المعالجة الطبية.

التدرن-السّل

التدرن-السّــــل (Tuberculosis) هو مرض معدي كثير الحدوث وخطير وقاتل تســببه ميكروبات التدرن – عصــيات كوخ – وعادة يصــيب الرئتين ويمكن ان يصيب الاعضاء الاخرى في الجسم.

ينتشر المرض خلال الهواء عندما يعطس او يسعل الاشخاص المصابين بالمرض وينشروا العصيات التي تسبب المرض عند استنشاقها من قبل الاطفال.

ان المرض في احيان كثيرة يكون دون اعراض ولكنه يكون خافٍ وفي هذه الحالة فان كل وأحد من كل من هذا النوع من الالتهابات يصــبح فعالاً وإذا لم تتم معالجته فهو يقتل 50% من الذين ينشط لديهم المرض.

ان مرض التدرن في الاطفال يختلف عنه لدى الكبار. في الاطفال تعتمد الاصــابة على عمر الطفل وقوة المناعة لديه. الاطفال الذين تحدث الاصــابة لهم قبل وصولهم لعمر أربع سنوات ويكون ظهور الاعراض لديهم مباشرة وكذلك يظهر في اشــعة الصــدر وقد يحدث الاثنان معاً ولكن لاتحدث لديهم عودة فعالية المرض

عندما يصبحون اشخاصاً كبار السن. ولكن الذين تحدث لديهم الاصابة عند عمر الشباب يكون المرض لديهم شديداً ويشبه امراض الكبار يعتمد تشخيص الاصابة بالتدرن اعتماداً على الحقائق التالية فحص جلدي موجب للتدرن، علامات شعاعية واعراض سريرية للمرض واتصال بمرض مصاب بالتدرن.

يستجيب الاطفال لمعالجة المرض كما انه يمكن منع حدوث المرض باستعمال لقاح (BCG) ويبقى التشخيص والمعالجة المبكرة أحسن الطرق لمنع انتشار التدرن. تقدر هيئة الامم المتحدة ان مليون طفل يصاب بالتدرن يتوفى منهم حوالي 400.000 طفل سنوياً وغالبية تلك الحالات اما غير مشخصة او غير معالجة ولكن كثيراً من هذه الوفيات يمكن منع حدوثها باستعمال اللقاح والتشخيص المبكر والمعالجة الطبية. هنالك عدة اسباب لحدوث هذا العدد من الوفيات منها عدم الاهتمام بتدرن الاطفال لانهم غير معدين وكذلك قلة البحوث في تدرن الاطفال وصعوبة التشخيص الميكروبي لمرضهم.

تنتقل الاصابة للاطفال من الكبار وقد وجد انه إذا كان هنالك شخص كبير وأحد مصاباً بالتدرن يعمل في ميتم فانه سوف يعدي الايتام بينما إذا كان هنالك طفل يتيم وأحد مصاباً في الميتم فهو لايعدي الاخرين الا إذا كانت اصابته من نوع اصابة الكبار اي انه يفرز مخاطلً حاملاً للميكروبات فهو معدي للبقية من الاطفال. يجب فحص العائلة المرافقة للطفل عن وجود اصابة بين اعضائها حيث انها قد تكون سبب عدوى الطفل لذا وجب اخذ التصاوير الشعاعية للوالدين والجدة والجد وبقية الاطفال والساكنين في الدار فيما يعرف بالعوائل الممتدة لمعرفة مصدر المرض ومعالجته قبل ان ينقل العدوى للجميع.

ان سبب عدم عدوى الصغار للكبار هو ان الاطفال لاينتجون كمية كبيرة من البلغم وكذلك ان عدد العصيات قليل كما ان الاطفال يكون لديهم السعال ليست بقوته عند الكبار في نشر الميكروبات للاخرين. ان أكثر اصابات التدرن في الاطفال تحدث في الرئتين ولكن قد تحدث اصابة الامعاء عن طريق تناول حليب بقري حاوياً للميكروبات ولم تتم تعقيم الحليب قبل تناوله بغليه لدرجة تقتل الميكروبات

وهو مانطلق عليه عملية البسترة التي يجب ان تصل فيها الحرارة لدرجة 40 درجة مئوية. عند استنشاق عصيات التدرن تتكاثر في القصيبات والشعيبات الهوائية وقسم منها يتم ابتلاعه من قبل الكريات البيضاء فتقوم بنقلها الى الغدد اللمفية المحيطة بالقصبة الهوائية وتفرعاتها خاصة المجموعة المعروفة بالسرية Hilargland ان فترة الحضانة تتراوح بين 3- 12 اسبوع وفي الاغلب تكون 4 – 8 اسابيع يعاني خلالها الطفل من ارتفاع في الحرارة نتيجة حدوث فعالية حساسية في الجسم الميكروبات التدرن وقد يعاني الطفل ايضا من سعال واعراض تنفسية اخرى.

يحدث تطور مرضي في الرئة نطلق عليه المعقد الاول متكوناً من تفاعل في الرئة في الموقع الذي دخلت منه العصيات ويمتد الى الغدد اللمفاوية بواسطة الانابيب اللمفاوية خاصة الغدد اللمفية حول القصبة الهوائية او تمت تفرعها الى قصبتين يمنى ويسرى.

في حالات كثيرة يشفى محل الاصابة بالرئة بالتليف ولاتوجد له اهمية سريرية ولكن احياناً قد يتوسع هذا الالتهاب محلياً مسبباً ذات الرئة التدرني مع تثخن في غشاء الرئة. ان الغدد اللمفية يحدث فيها تليف ولكن ليست بقوة التليف الحادث في الرئة. قد تبقى العصيات داخل العقد اللمفية لعشرات السنين بعد التليف او التكلس.

في كثير من حالات الاصابة يصبح الفحص الجلدي للتدرن موجباً ولكن تبقى العقد اللمفية طبيعية الحجم كما ان الاصابة في الرئة لايمكن اكتشافها بواسطة الاشعة ولاتوجد لدى الطفل اعراض سريرية او مضاعفات مرضية ويمكن ان تكون الاشعة طبيعية ولكن قد تظهر بعض التكلس في الغدد اللمفية. البعض من الاطفال تكبر لديهم الغدد اللمفية نتيجة تفاعل الجسم الحساسية للميكروب. ان اعراض التدرن لدى الاطفال تكاد تكون جميعاً مسببة ونتيجة لتوسع الغدد اللمفية وتضخم حجمها وبما ان هذه الغدد تحيط بالقصبة الهوائية من جميع النواحي فقد تسبب تضيق في المجرى الهوائي يسبب الضغط الخارجي لها على القصبة

الهوائية الذي قد يسبب تقلص الرئة او حصر الهواء في الرئة في الجزء البعيد من الغدد اللمفية.

ان بعض الغدد اللمفية قد تضغط على القصبة الهوائية وتسبب تقرح وتاكل في جدارها وتبرز داخل القصبة الهوائية ويمكن في هذه الحالة اكتشافها بفحص الناظور الرئوي. ان هذه الغدة اللمفية قد تتسبب في تقلص والتهاب الرئة سوياً في قسم الرئة البعيد عن مكانها كما انها قد تسبب السعال المستمر للطفل ان الغدد اللمفية قد تصيب شغاف القلب او المريء مسببة التهاب الشغاف التدرني او حدوث ناسور بين القصبة الهوائية والمريء. قد تنفجر الغدة اللمفية في الاوردة الدموية مسببة انتقال العصيات الى الاماكن التالية قمة الرئتين، الكبد، البريتون، اغشية الدماغ، العظام، الكليتين، غشاء الرئة (ذات الجنب) او الغدد اللمفية الاخرى في الجسم.

ان الاعراض المستقبلية لهذا التطور تعتمد على كمية العصيات المنتقلة لها من الغدة اللمفية فيما إذا كانت الكمية كبيرة او صغيرة فهي تقوم بانتاج نواة تدرنية في عموم الجسم ولايظهر نتيجة ذلك اعراض سريرية خاصة بها ولكنها يمكن ان تشكل في المستقبل نواة التدرن خارج الرئة. ان انتشار العصيات خلال الجدار اللمفاوي والدم يحدث لدى 0.5 – 2% من الاطفال بعد الاصابة الاولية. وتظهر اعراض توسع الغدد اللمفية او تدرن الرئة خلال فترة 3 – 9 أشهر من اصابة الرئة.

ان حدوث الاعراض في اصابة العظام والكلى قد تطول لمدة اطول من ذلك وقد تصل الى عدة سنوات. يمكن القول ان اعراض التدرن الرئوي تظهر بعد مرور سنة من حدوث العدوى وتعتمد الاصابات على معدل اصابات الكبار وهي نتيجة لذلك لأنهم هم الذين ينقلون العدوى للاطفال.

ان القيام بدراسة الفحص الجلدي للتدرن لدى الاطفال قد تشير الى نسبة حدوث الاصابات بين طلاب المدارس والروضات ويعتمد تشخيص المرض لدى الكبار

على فحص البلغم وبما ان الاطفال لايستطيعون ان يعطوا بلغماً للفحص يؤدي ذلك ال ان تمر بعض حالات التدرن لدى الاطفال دون تشخيصها.

ان غياب الاعراض السريرية لدى الاطفال عند الاصابة بالمرض او تكون طفيفة يعتمد تشخيص التدرن على اكتشاف تضخم الغدد اللمفية في الرقبة او تحت الابط او حدوث التهاب سحائي تدرني وهو مرض مدمر حيث يترك الطفل بعد المعالجة اخرساً او اطرشاً او معوق وعالة على العائلة. قد يتأخر تشخيص تلك الحالات مما يؤدي الى حدوث المضاعفات المذكورة.

ان اعراض المرض تعتمد على عمر الطفل وكلما كان صغيراً كلما كانت الاعراض والعلامات شديدة مثل الحمى، التعرق الليلي، فقدان الشهيّة، قلة الفعاليات اليومية لدى الطفل. يحدث لدى البعض الهزال او عدم القابلية على النمو وزيادة الوزن وهو مانطلق عليه الفشل في العيش ولاتتحسن تلك الاعراض الا بعد مرور عدة أشهر على المعالجة الطبية بادوية التدرن. ان الاعراض السريرية في الصدر قد تكون نادرة ولكن قد يظهر البعض اعراض الربو او اكتشاف نقص في حدة الاصوات الهوائية عند الفحص مع سرعة وضيق نفس لدى البعض. قد تختفي هذه الاعراض نتيجة المعالجة الطبية بالمضادات الحيوية وذلك لحدوث التهابات ميكروبية في القصبات الهوائية في الناحية البعيدة عن موقع الغدد اللمفية وهذا سبب لتأخر التشخيص في بعض الاحيان. ان نتائج فحص اشعة الصدر مهمة في تشخيص الاصابة بالتدرن فقد يشكل حجم الغدد السبب الاول للاشتباه بالتدرن وقد تسبب الغدد اللمفية انتفاخ الرئة او تقلص فص من فصوص الرئة والتي تشبه مايحدث في حالة دخول اجسام غريبة للرئة. ان ظهور العلامات في عدة فصوص من الرئتين قد تكون علامة مميزة للمرض وقد يظهر المرض على شكل التهاب رئوي فصي بدون وجودج تضخم للغدد اللمفية.

إذا كان المرض شديداً ومدمراً لنسيج الرئة قد تؤدي الى ظهور حفرة في الرئة وقد يحدث تمزق فيها مؤدياً الى خروج الهواء في القفص الصدري خارج الرئتين.

ان ضغط الغدد اللمفية تحت السري Sub Carinal Lymph Gland على المريء قد يحدث تمزق جدار المريء وحدوث ناسور هوائي بين المريء والقصبة الهوائية. ان الاصابة لدى الكبار من الاطفال في عمر الشباب والمراهقة قد تظهر لديهم اعراض الكبار من حمى، فقدان شهية، تعرق ليلي وفقدان الوزن مع سعال منتج للبلغم والم في الصدر مع نفث دموي من الرئة.

قد تكون العلامات السريرية خفيفة بالرغم من وجود التجاويف في الرئة وتتحسن العلامات المرضية والسريرية بعد عدة اسابيع من المعالجة الطبية ولكن السعال قد يبقى لعدة أشهر بالرغم من استمرار المعالجة الطبية بالادوية.

ان انتشار العصيات عن طريق الدم يؤدي الى ظهور تضخم في الكبد والطحال والغدد اللمفية الداخلية والخارجية ويتطلب التشخيص في هذه الحالة اخذ خزعة من العظم او الكبد لتاكد من التشخيص. ان اهم العلامات السريرية لانتشار العدوى هو اكتشاف مانطلق عليه الاصابة العدسية (.Miliary T.B) والذي يحدث بعد 2 – 6 أشهر من التعرض للاصابة. يحدث هذا النوع لدى الاطفال الذين لديهم سوء تغذية او نقص المناعة وقد تكون الاصابة حادة مصحوبة بالتهاب السحايا التدرني وهو من أخطر المضاعفات لالتهاب تدرن الرئة وهو قاتل إذا لم تتم معالجته وقد يصيب الاعصاب الدماغية رقم 3، رقم 6، رقم 7.

يحدث المرض من انتشار العصيات من نواة تدرنية في الدماغ اثناء انتشار العصيات عن طريق الدم وتسمى نواة رج (Rich Focus) والتي تتضخم وتنتج عصيات تدرنية تنتشر تحت اغشية الدماغ مؤدية الى عرقلة مسيرة السائل الدماغ وحدوث جلطة دماغية ونتيجة لجميع هذه الامور يحدث التهاب الاوعية الدموية مع وذمة الدماغ واستسقاء الدماغ. وهذا يؤدي تدريجيا لتلف الدماغ بسرعة وقد تظهر الاعراض خلال عدة ايام تظهر علامات الاستسقاء ووذمة الدماغ على شكل صَرَع.

قد تحدث احياناً اعراض التدرن في السحايات تدريجياً على شكل حمى، صداع، وخمول ن وتوتر، وعزوف الطفل عن اللعب بالعابه مع تصلب في الرقبة مع نواصي (Lethargy) مع صرع، تصلب عظلي عام، وتقيء، وعلامات شلل الاعصاب الدماغية الموقعية مع فحوص موجبة لعلامات التهاب الدماغ في الفحص الطبي واخيرا يحدث اغماء وشلل نصفي او كامل للاطراف مع زيادة في ضغط الدم وتدهور العلامات الحيوية ثم الموت.ان النتيجة النهائية للعلاج تعتمد على المرحلة التي يتم فيها اكتشاف المرض او معالجته وهي تكون شافية في المراحل الاولى بينما تكون النتيجة في الاطوار المتقدمة للمرض مدمرة تترك الطفل معوقاً.

يعتمد تشخيص التهاب السحايا التدرني على فحص سائل الظهر الذي يكون اصفر اللون مع ارتفاع في كمية البروتين ونقص في السكر يكون سالباً ولكن الزرع ينتج 30 – 70% وجود عصيات التدرن. ان خزعة غشاء الرئة قد تعطي نتائج اعلى. ان أحسن طريقة الفحص عن المرض عند الكبار هو فحص البلغم ولدى الاطفال هو جمع سوائل المعدة صباحاً فوراً بعد الافاقة من النوم وقبل افراغ محتويات المعدة. يكرر الفحص ثلاث ايام وبالرغم من ذلك تكون النتيجة موجبة في 50% من الفحوص ولكن سلبية الفحص لاتزيل الشك بالتشخيص. لايتطلب العلاج نتيجة موجبة لفحص العصيات ولكن إذا كان هنالك فحص جلدي تدرني مودجب مع اشعة موجبة ووجود شخص معدي للطفل ووجب في هذه الحالة القيام باعطاء العلاج النوعي.

ان فحص الشخص الكبير للاستجابة للادوية تقرر نوع العلاج الذي يتوجب اعطاءه للطفل واتباع الريجيم نفسه المستعمل لدى الكبار. ان الاطفال معرضون لحدوث مقاومة للعلاج إذا كان هنالك حفراً وأكثر من فص في الرئة مصاباً. لقد تمت دراسة أحسن طرق معالجة للاطفال وقد ظهر ان اعطاء ستة أشهر من دوائين معزز بدواء ثالث للشهرين الاولين من المعالة يؤدي الى شفاء 99% من حالات التدرن الرئوي المستجيب للادوية.

لاتوجد دراسات خاصة بالاطفال المصابين بتدرن مقاوم للعلاج وتتبع نفس طرق معالجة الكبار في مثل هذه الحالات. ان استعمال لقاح BCG يؤدي للوقاية في 60 – 90% من حدوث الاصابات الخطرة. ان وجود اصابة بمرض نقص المناعة الفيروسي (السيدا) لدى الطفل يمنع استعمال لقاح التدرن له. ولكن عالمياً نجد ان إذا كان الطفل بدون اعراض HIV فليس هنالك مانعاً من اعطائهم اللقاح ان أحسن الطرق في منع الاصابات لدى الاطفال هو اكتشاف المرض لدى الكبار ومعالجتهم. ان تضخم الغدد اللمفية في الرقبة عند اصابتها بالتدرن تختلف مشكلة تشخيصه حيث يجب تفريق ذلك من ان المرض ليس ورماً سراطنياً وتحل المشكلة باجراء خزعة الغدة فإذا ثبت كونه تدرن يعطي الطفل العلاج المطلوب للقضاء على المرض.

الجهاز البولي والتناسلي

ان اهم أعضاء هذا الجهاز هي الكليتين واضطراباتهما وامراضهما يؤدي الى الوفاة. تقع عدة تشــوهات خلقيـة في هـذا الجهاز فقد يولد الطفل وليس لديه كليتان ليموت في الدقائق الاولى او الســاعات الاول بعد الولادة قد تكون إحدى الكليتين من الوع السائب Ectopic وتقع في الحوض مما يؤدي الى حدوث امراض فيها.

يمكن ان تتحد الكليتان في الطرف الأســفل منهما لتصــبح مانطلق عليه حدوة الحصان وهذا ايضاً يؤدي الى مشاكل طبية. قد يحدث الخلل في اتصال الحالب او تعدد الحوالب او ضيق اتصالها بالمثانة مؤدية الى رجوع البول فيها عندما تتقلص المثانة لطرد البول خارجاً.

قد تكون المثانة مفتوحة على جدار البطن او تكون صــغيرة الحجم او ان عنق المثانة فيه صمام يمنع التبول ويعاني الطفل من سقوط قطرات البول لاارادياً منه واخيراً التشـوهات الخلقية التي تصـيب الاعضـاء التناسـلية للذكر والانثى ان من اهم اعراض امراض الكلى الخلقيـة هو مرض تكيس الكليتين الولادي وهو مرض وراثي يورث غالباً ومتنحياً وقد يصــاحبه تكيس في الكبد او القلب او شــرايين الدماغ. ان النوع الغالب فيشـكل حوالي 90% من هذه الحالات وهو يورث إذا كان أحد الابوين مصــاباً بالمرض وهنالك 50% احتمال اصــابة اطفالهم اناثاً وذكوراً بالمرض وهو مانطلق عليه تكيس الكلى عند الكبار وتبدأ اعراضـه في سـن 30 – 40 عاماً وقد تبدأ في عمر الطفولة.

تكون الاعراض على شــكل الم في البطن ووجود ورم في البطن يكون لون الجلد باهتاً مع سهولة حدوث السحجات فيه.

مع ارتفاع ضــغط الدم وحصــى في الكلى والتهابات المجاري البولية او البول الدموي وقد يكون المرض مصــاحباً لامراض اخرى في الكبد وحدوث ماء ابيض في العينين او المرض المعروف (تصلب حربي) Tuberous Sclerosis ان النوع الثاني المورث متنحياً يمكن اكتشــافه اثناء فحص الام بالســونار اثناء الحمل وتبدأ

الاعراض قبل الولادة في معظم الحالات وكلما كانت مبكرة كانت النتيجة سيئة والمرض يكون على شكل عدة انواع الاول يشاهد في الولادة او الشهر الاول من عمر الوليد، النوع الثاني الطفولي من عمر 3 – 6 أشهر والنوع الاخير يشاهد في عمر سنة. تكون الاعراض على شكل التهاب المجاري البولية مع كثرة التبول، انخفاض تعداد كريات الدم، تاخر في التطور، قصر القامة بروز البطن ومشاكل في التنفس بسبب حجم الكليتين وجع في الظهر، ارتفاع ضغط الدم وينتهي النوعان من المرض الغالب والمتنحي في عجز الكليتين بعد سنوات من ارتفاع ضغط الدم والتهاب المجاري البولية وتكرر التبول.

هنالك نوع من انواع التكيس المكتسب والذي يحدث عن اصابة الكلى بامراض خاصة او لدى الذين لديهم عجز في الكليتين او هم تحت المعالجة الطبية بغسيل الكلى. يعتمد التشخيص على استعمال السونار والرنين ويشمل العلاج جراحياً تقليص عدد الاكياس وازالة الالم ومعالجة ارتفاع ضغط الدم والتهاب المجاري البولية، غسيل الكلى، زرع الكلى، وتعويض نقص الهورمونات في النوع المتنحي.

يبدأ عمل الكلى في الجنين بعمر (5 -7) اسابيع من بداية الحمل ويشكل البول اغلب السائل الامنيوني(السلوي) في الفصل الثاني او الثالث من الحمل. ان فشل تطور الكليتان في الادوار الجنينية وعدم وصول البول للمثانة بسبب قلة في السائل الامنيوني ويترك الجنين معرضا لضغط الرحم وحدوث تشوهات خلقية في الوجه والاطراف السفلى وحدوث مانطلق عليه متلازمة بوتر Potter Syndrome. وقد يستمر الحمل وينتج طفل حديث الولادة لا يعيش أكثر من عدة دقائق او بضع ساعات بسبب عجز الكلى وعجز الرئتين.

تعتبر الكليتان اعضاء الجسم الضرورية للحياة ولها وظائف عدة منها تنظيم الاملاح والسوائل والمشاركة في المحافظة على حموضة وقلوية الدم بالاشتراك مع الرئتين، المحافظة على الضغط الدموي وتنظيف الدم من مواد التمثيل والاحتراق بتحميلها في البول وافراز للخارج مثل اليوريا والامونيوم كما ان الكليتان مسؤولتان عن اعادة امتصاص الكلوكوز، الماء والحوامض الامينية وتقوم الكليتان

بافراز هورمون الكالسيتونين والارثروبويتين وانزيم الرنين. تشمل امراض الكلى الالتهابات الكلوية مرض الاكياس، حوادث الطرق، التهاب الكلى المزمن وحصى الكلى والتهالب المجاري البولية وتضيق عنق المثانة وصغر المثانة. ان المشاكل الخلقية في الرضع تشكل مشكلة تشخيصية حيث تتطلب دراسات شعاعية خاصة غير متوفرة في القطر مثل تصوير التبول المصور بالتصوير السينمائي الشعاعي.

التهاب الكبيبات الكلوي

التهاب الكبيبات الكلوي (Glomerulonephritis). تتكون الكبيبات الكلوية من اوعية دموية دقيقة تقوم بتصفية الدم وازالة السوائل الزائدة واعادة امتصاص الحوامض الامينية والسكر والاملاح وإذا التهبت او تلفت يتوقف عمل الكليتين مسببة مانطلق عليه التهاب الكبيبات الكلوي وهو مرض خطر يهدد الحياة ويحتاج الى مداخلة علاجية سريعة وقد يكون المرض من النوع الحاد او المزمن. ان السبب الرئيس للمرض هو التهاب البلعوم واللوزتين او خراج في أحد الاسنان بنوع خاص من الميكروبات العقدية (Streptococcus) نوع 19 ينتج الالتهاب نتيجة تفاعل مناعي يحدث بعد الالتهاب ويختفي تلقائياً وإذا لم يختفي وجبت معالجته لمنع حدوث الالتهاب المزمن في الكلى. من الاسباب الاخرى هو امراض المناعة الذاتية مثل متلازمة كودباستو Good Pustorc Syndrome والداء النشواني Amyloidosis وحبيبات واكنر Wagner Granulomatosis والتهاب الشرايين الدموية Poly Artiritis Nodosa واستعمال مزيلات الالم الغير حاوية على الكورتزون مثل الايبوبروفين والنابروكسين، أما اسباب النوع المزمن من المرض فهو تطوره خلال عدة سنوات بدون اعراض او اعراض بسيطة يمكن ان تسبب تلف لايمكن علاجه وتصليحه مسبباً فشل وعجز الكليتين. قد يكون احياناً السبب وراثي مصحوباً بضعف في الرؤيا والسمع وفي 25% من الحالات لايوجد سبب معروف ان اعراض الحالة الحادة تشمل وذمة في الوجه (تورم) قلة في

التبول، دم في البول او يكون البول احمر داكن، كثرة في السوائل في الرئتين مسببة السعال وارتفاع في ضغط الدم قد يسبب الاغماء.

اما علامات المرض المزمن فتكون على شكل تدريجي او قد تكون على شكل ظهور الزلال في البول وارتفاع ضغط الدم ووذمة في الوجه والكاحلين، تبول ليلي، ظهور مايشبه الوغف في البول لكثرة الزلال مع الم في البطن وحدوث رُعاف.

اما علامات عجز الكليتين يشمل التعب، فقدان الشهية، غثيان مع تقيء، جلد يابس الملمس مع حكة وتقلصات عضلية. يعتمد التشخيص على فحص البول بدراسة خواص التخلص من مادة الكرياتنين، مجموع الزلال في البول، تعداد الكريات الحمر، تركيز البول والكثافة النوعية واسمولية البول. قد يظهر الفحص وجود فقر دم مع ارتفاع مكونات الدم من مادة النايتروجين والكرياتنين وهنالك فحوص مناعية من مضادات الكبيبات، ومضادات نواة الخلية وقياسها في الدم يشير الى اصابة وتلف الكليتين. ان فحص خزعة الكلى يثبت التشخيص المرضي وقد تحتاج الى فحص الرنين والسونار او اشعة الصدر او فحص الكلى الملون احياناً.

تعتمد المعالجة الطبية على معالجة السبب الرئيس مثل ارتفاع ضغط الدم وقد يتم اعطاء الكورتزون للانواع التي يكون فيها السبب مناعي او قد نلجأ الى غسل البلازما (فصادة البلازما) Plasma Phoresis او تبديلها كلياً ببلازما متبرع بها لاتحوي المضادات.

في معالجة النوع المزمن يقلل تناول الزلال (البروتين) مع الاقلال من تناول ملح الطعام وعنصر البوتاسيوم وكذلك السيطرة على كمية السوائل التي يجب ان يتم تناولها يومياً وتناول الكالسيوم وقد نلجأ الى استعمال المدررات لتقليل الوَذَمَة وإذا تقدم المرض نلجأ الى غسيل الكلى والذي ينتهي بتبديل الكلى جراحياً. قد يؤدي المرض احياناً الى حدوث متلازمة الالتهابات الكلوي حيث يفقد المريض كميات كبيرة من البروتين وتتجمع الاملاح والماء في الجسم مع ارتفاع

في ضـغط الدم وارتفاع في معدل الكلوسـتيرول ووذمة عامة في الجسـم وهنا قد نلجأ الى اسـتعمال الكورتيزون وإذا لم يسـتجيب المرض يتحول الى عجز الكليتين المزمن. قد تحدث مضـاعفات للمرض في بدايته مثل عجز القلب ووذمة حادة في الرئة وارتفاع ضـغط عالي يؤدي الى الاغماء ويجب تفريقه عن التهاب السـحايا بفحص البول وارتفاع الضـغط كما يجب معلاجة الالتهابات الميكروبية في البلعوم واللوزتين لمدة عشـرة ايام لقتل العصـيات الميكروبية المسـؤولة عن حدوث المرض.

متلازمة الالتهاب الكلوي

متلازمـة الالتهـاب الكلـوي (Nephrotic Syndrome) هو نوع من انواع الالتهـاب الكلوي الذي يشـمل الكبيبات (الانابيب الشـعرية) وبما يعرف مرضـياً بالتبدلات القليلـة في الكبيبـات. ان هـذه الحالـة تسـمح بمرور البروتين للبول من الدم مما يؤدي الى انخفاض معدله في الدم (البلازما) مع ارتفاع في معدل مادة الكلسـترول وظهور علامات الاسـتسـقاء البطني ووذمة عامة في الجسـم ان الحالة المرضـية لاتسـمح بمرور كريات الدم الحمراء لذا يخلوم البول منها وهو ما نجده في الحالات المرضية الاخرى.

ان اعراض وعلامات المرض تشـمل ايضـاً وذمة حول العينين، وذمة الاطراف السفلى، ووجود سوائل في التجويف الصدري والبطن وضغط الدم طبيعي في أكثر المرضـى ولكن قد يرتفع لدى البعض منهم مع ظهور فقر دم نتيجة فقدان مادة الترانسـفيرين ومع صـعوبة في التنفس لوجود السـوائل في الصـدر مع زيادة في معدل ترسـب الكريات الحمر E.S.R لوجود زيادة في مادة الفايبروجين والتي تزيد في قابلية حدوث التخثر في الدم وقد نجد بعض العلامات لامراض اخرى مسـببة لمرض الكلى مثل وجود الطفح الجلدي على الخدين في حالة مرض الذئبة الحمراء او علامـات اعتلال الاعصـاب في حـالـة ووجود مرض البول السـكري. يعتمـد

التشـــخيص على اثبات وجود البروتين في البول بواقع 40ملغم / الســـاعة / متر مربع من ســطح الطفل او مايعادل 3.5غم / 24ســاعة /1.73م. انخفاض معدل الالبومين في بلازما الدم عن 2.5غم / لتر والوذمة التي تبدأ في الرجلين ثم تصــبح عامة شديدة مع وجود سوائل في الصدر والبطن، زيادة دهون البلازما بسبب زيادة صـنعها في الكبد مع ازدياده في قابلية التخثر بسـبب نقص العامل الثالث لفقدانه في البول واخير وجود الدهون في البول.

ان المرض يقســم حســب اســبابه الى نوعان النوع الاول يشــمل مرض الكليتين وحدهما فقط ونوع ثانوي يشمل الكليتين وبقية اعضاء الجسم النوع الاول يقسم الى عدة انواع حسـب المظهر في الدراسـة الميكرسـكوبية والمكرسـكوب الالكتروني اما النوع الثانوي فيكون مصـــاحباً لامراض اخرى مثل البول الســـكري، الذنبه الحوراء، الســاركويدوزز) مرض الســفلس، التهاب الكبد نوع B، نقص المناعة HIV الداء النشــواني (Amyloidosis)، التهاب الشـرايين وامراض وراثية كما ان بعض الادوية قد ستبب المرض مثل املاح الذهب، البنسلين والكابترول.

يعتمد التشــخيص على تاريخ المرض وفحص البول والدم واجراء خزعة الكلى ودراســة اســباب تجمع الســوائل في الجســم وعدم وجود ســبب اخر لها. من مضــاعفات المرض هي تكون الخثرات الدموية الذي قد يحدث في الاوردة الكلوية وقد يحدث في الشــريان الكلوي. زيادة قابلية الاصــابة بالالتهابات نظراً لفقدان البروتينات المناعية ووجود الوذمة في الانسجة ومن اهمها التهاب البريتون، الجهاز البولي، والتهاب الســحايا وأخطرها تســمم الدم الميكروبي وأخطر الميكروبات المسببة هي الهيموفلس انفلونزا والعنقوديات الرئوية.

قد يؤدي المرض الى عجز الكليتين بسـبب نقص السـوائل في الجسـم بالرغم من وجودها بكثرة خارج الشــرايين والاوردة وقد يصــاحب المرض احياناً حدوث وذمة الرئتين او نقص هورمون الدرقية مع نقص في الكالســيوم نتيجة خلل في فســلجة فيتامين D. قد يؤدي المرض الى فشـــل في النمو إذا تكرر حدوث الاصــابات او حدوث متلازمة كشن نتيجة العلاج.

تعتمدج المعالجة على معالجة امراض الكلى والامراض الاخرى المسببة لها وتعتمد النتيجة النهائية على سبب المرض وعمر الطفل والاستجابة للمعالجة وهي جيدة في الاطفال ولكن بعض الانواع تنتهي بعجز الكليتين والموت.

التهاب المجاري البولية

ان التهاب المجاري البولية لدى الاطفال مرض معروف الحدوث قد يستجيب للمعالجة الطبية بالمضادات الحيوية وقد يعاند إذا كان مصحوباً بتشوهات خلقية ووظيفية في عمل الجهاز مؤدياً الى عجز الكليتين والموت. يقسم الجهاز الى قسمين لغرض التشخيص والعلاج القسم العلوي يشمل الكليتين والحالبين والقسم الأسفل ويشمل المثانة واحليل البول وفتحته في الخارج.

من الحقائق المعروفة عن المرض ان سببه ميكروبات وان تكرر الاصابة يحدث للاطفال الذين لديهم تشوه خلقي او وظيفي في الجهاز. تشمل الاعراض الالم عند التبول والرغبة الحادة في التبول وكثرة التبول، وجود دم في البول، الم بطني حوضي، حمى، الم في الخواصر مع تقيء. نحتاج الى دراسة سبب الالتهاب خاصة للاطفال دون عمر سنتين او الذين تتكرر الاصابة لديهم أكثر من مرة او الاطفال الذين لديهم التهاب بولي كلوي. قد يحدث الالتهاب في المثانة فقط او في الجزء العلوي فقط. السبب ميكروبي وقد يكون فايروسي اما الالتهاب الفطري فيحدث للاطفال المصابين بنقص المناعة HIV.

تنتقل الميكروبات خلال الجهاز اللمفاوي من الامعاء او الدم وكذلك تلك التي تأتي من اعضاء الجهاز التناسلي الخارجي وخاصة لدى الاناث من الاطفال.

ان غالبية الاعراض تعلق بالتبول فقد يكون التبول مؤلماً ويتكرر بكثرة او يحدث تبدل في نمط التبول مثل حدوث التبول الليلي او التبول اللاارادي مع ارتفاع في حرارة الجسم والم بطني وقد يكون هنالك تاريخ لدى العائلة بحدوث الالتهاب في أحد الاخوة. يحتاج التشخيص اثبات وجوج الميكروبات في البول ومعرفة حساسيتها للمضادات الحيوية والتفتيش عن الاسباب في حالة تكرر الاصابة.

اما الفحص الطبي السريري فهو يشمل العلامات الحيوية ودرجة الحرارة وفحص البطن والتفتيش عن ورم فيها او حدوث الم عند فحص المثانة وكذلك فحص الاعضاء التناسلية الخارجية عن وجود احمرار وافرازات او اجسام غريبة لدى الاناث وهل الذكر تم ختانه ام لا حيث تكثر الاصابات عند الذكور الذين لم يتم ختانهم او الذين يوجد لديهم جلد ملتصق بوهلة القضيب (الخلالة) والذين لم يتم ختانهم بما ان التشخيص يعتمد على فحص وزرع البول وجب الحصول عليه وهو معقم دون تماس بالاعضاء التناسلية مثل جمعه باكياس النايلون وفي الاطفال المدربين يمكن الحصول على النموذج من منتصف التبول او استعمال انبوب القسطرة او اخذ البول من المثانة بواسطة ابرة معقمة (محقنة) وان زرع النموذج يظهر نوع الميكروب وكذلك استجابته للمضادات. في حالة التهاب المجاري البولية العليا المصحوب بالتقيء يستوجب ادخال الطفل للمستشفى واعطاءه العلاج عن طريق الوريد ومنع التقيء من أحداث الجفاف. يجب متابعة حالة الطفل بتكرار فحص وزرع البول وان الاطفال الذين يجب دراسة حالتهم فهم الاطكفال بعمر 2 سنة والذكور بعمر 3 سنوات مع تكرر الاصابة لديهم أكثر من مرتين.

يجب محاولة معرفة الاسباب الخلقية والوظيفية بواسطة السونار وفحص عملية التبول بمادة شعاعية يتم من خلالها مل المثانة بالمادة الشعاعية بواسطة القسطرة المعقمة ثم السماح له بالتبول وتصويره شعاعياً لمعرفة عمل المثانة وإذا كان هنالك ارتداد علوي من المثانة والى الحواليب والكليتين (Reflux) وهو مايطلق عليه الجزر.

تستطيع العائلة مساعدة الطفل في منع حدوث الالتهاب لديه مثل عملية غسل وتنظيف الاناث بصب الماء عليهن من الامام الى الخلف وليس العكس وبذا تمنع الام التلوث بالغائط الذي هو السبب الميكروبي للالتهاب.

محاولة ختان الذكور في عمر صغير وعدم تركهم لبلوغ المدرسة الابتدائية وفي حالة عدم الختان يجب تعليم الطفل بعدم ترك المرافق الصحية واكمال التبول وافراغ المثانة كليا من البول وتشجيعهم على التبول كل 3ساعات.

ان اعطاء الطفل كمية من المضادات الحيوية يومياً وتحت اشراف طبي لفترة طويلة ينصح به لدى الاطفال الذين تتكرر الاصابة وخاصة الذين لديهم تشوهات خلقية او وظيفية.

امراض القلب الولادية والمكتسبة

امراض القلب الولادية عبارة عن نقص في تركيب القلق والاوعية الدموية الكبيرة يحدث اثناء الادوار الجنينية الاولى لاسـباب وراثية او بيئية غالباً ماتكون امراض لدى الام مثل الحصبة الالمانية.

تكتشـف الحالة بعد الولادة كما يمكن ان يكتشـف قسم منها اثناء الحمل بفحص الجنين بالسـونار او الفحوص الصـدرية للصـدى (Ecography) ان الناقص تكون على عدة اشـكال منها التي تعترض جريان الدم في القلب او الاوعية الكبيرة مثل تضـيق الشـريان الابهر او الشـريان الرئوي او ان تجعل جريان الدم خلال القلب بطريقة غير طبيعية مثل الفتحات بين البطينين او الاذينين مسـببة الازرقاق او متلازمة (QT) فهي تؤثر على معدل نبضات القلب.

ان هذه الامراض تشكل اهم أحد اسباب التشوه الخلقي الولادي ويقدر انها تحدث لدى 9 اطفال من كل 1000 وليد جديد. كثيراً منها لايحتاج الى معالجة ويكتشـف في اعمار كبيرة من العمر ولكن المعقد منها يحتاج الى معالجة طبية وجراحية مسـتعجلة لانقاذ حياة الوليد. عادة يتم اكتشـافها بعد الولادة عندما يتم الفحص الطبي للوليد ونسـمع اصـوات قلبية غير طبيعية نطلق عليها النَفْحَة (Murmur) واعتماداً على سـماع هذه الاصـوات يتم التاكد من وجود التشـوه الخلقي بفحص تخطيط القلب والرنين، اشعة الصدر، القسطرة القلبية.

ان اول علامات الانذار التشوه القلبي كما ذكرنا سماع النفخة، ازرقاق في الجلد وفي الشـفتين وأطراف الاصـابع، سـرعة في التنفس قلة في الرضـاعة، عدم زيادة الوزن للرضـيع، تعرق وعدم التحمل للفعاليات الرياضـية لدى الاطفال الكبار. تشـكل امراض القلب الولادية أحد اهم اسباب الوفياة لدى الرضع من الاطفال بعد الولادة او بعد عدة سـنوات بسـبب عدم توفر العلاج الجراحي وارتفاع نسـبة خطورة عمليات القلب والتي تحتاج الى كادر مؤهل متكامل من طبي، وجراحي، تخدير، وتمريض، وعلاج طبيعي، وصـيدلي وهي لاتعتمد على وجود جراح وأحد مؤهل

يجب ان تتم المعالجة في مراكز متخصصة الامراض القلبية لدى الاطفال وليس تلك المخصصة لامراض الكبار لاختلاف الاحتياجات المطلوبة لانجاح العمليات المعروف ان الحالة الطبيعية لعمل القلب هو حدوث الدورة الدموية الصغرى بين القلب والرئتين والتي يتم فيها تحميل الدم بالاوكسجين والتخلص من ثاني اوكسيد الكاربون عن طريق الرئتي والدورة الدموية الكبرى التي تزود الجسم بالدم الحامل للاوكسجين وارجاع الدم الحامل لثاني اوكسيد الكاربون للقلب ليدفع به للرئتين. تحدث هذه العملية دون امتزاج الدم وبسهولة لاتؤثر على الجهد القلبي والتنفسي.

ان بعض العيوب الخلقية التي تحدث في القلب مثل الفتحات بين الاذنين او البطينين او اختلال موقع الشريان الابهر والشريان الرئوي تؤدي الى ظهور الاعراض التي ذكرت.

ان بقاء الدورة الجنينية بعد الولادة تحدث اعراض امراض القلب الولادية ايضاً. ان اهم الانواع هي الفتحات بين الاذنين او البطينين او رباعية فالوث وهي تشكل الغالبية من امراض التشوه القلبي الولادي واقلها حدوثاً هي تقاطع الشريانين Trancus Arterosis.

ان فحص الاوكسجين عن طريق الاصبع بعد الولادة مباشرة لدى حديثي الولادة من أسهل طرق الفحص البسيط وهو يظهر درجة تحمل الدم للاوكسجين في الجسم. ان اسباب التشوهات كما ذكرنا جيني او محيطي او الاثنان معاً.

ان اهم الحالات الجينية هي التي تحدث في ثلاثية الصبغة الجينية في الارقام 13، 18 ،21 اما الاسباب البيئية فهي التي تحدث اثناء الحمل نتيجة امراض الام مثل الحصبة لالمانية او تناولها الكحول او بعض الادوية مثل الثاليدومايد، الهايدرنتوين الليثيم او وجود امراض الام مثل البول السكري او الذئبة الحمراء.

اما امراض القلب المكتسبة هي التي تحدث بعد الولادة وتشمل مرض كاواساكي Kawasaki Disease وهي حالة غريبة يقوم فيها الجهاز المناعي

الدفاعي بمهاجمته اعضاء الجسم ومنها شرايين الدم المجهزة للقلب وعضلاته محدثاً تشوهات خلقية فيها، ان حمى الروماتزم ايضاً تسبب التهاب عضلات القلب والشغاف وبطانة القلب وتهاجم صمامات القلب وتسبب تلفها وتكلسها مما يؤدي الى ظهور اعراض امراض القلب بعدها. ان اضطراب معدل ضربات القلب التي تكون عند الوليد بحدود 140 ضربة / دقيقة وفي عمر (5) سنوات تصبح حوالي 100 ضربة / دقيقة وتصبح 70ضربة في عمر البلوغ ايضاً.

من الامراض المكتسبة قد تكون ضربات القلب بطيئة او سريعة او غير منتظمة وتعتمد المعالجة على السبب.

من الامراض الاخرى هي اعتلال عضلات القلب والتي لاتستطيع ان تعمل بصورة طبيعية مسببة تضخم القلب اما النوع الذي الذي ينتج عنه تمدد ولايستطيع البطينين تزويد الجسم بالكمية الكافية من الاوكسجين وكذلك تحتقن الرئتين محدثة مانطلق عليه عجز القلب. ان بطانة القلب والصمامات قد تلتهب بميكروبات تصلها عن طريق الفم عند قلع الاسنان لدى الاطفال لديهم نقص قلب ولادي او تمت معالجتهم جراحيا مما يتطلب علاجا طويلا لمثل هذه الحالات.

قد تلتهب عضلات القلب بسبب فيروسي او ميكروبي او فطري وهنا ينقلب الجسم ضد القلب ولايعرف لماذا يهاجم الفايروس القلب لدى البعض وقد يكون الالتهاب بسيطاً لايحتاج الى معالجة او يكون خطراً في بعض الاحيان. ان التهاب شغاف القلب يؤدي الى تجمع السوائل حول القلب ويمكن معرفة ذلك بسهولة بواسطة تخطيط القلب الذي يظهر ضعف في القوة الكهربائية للقلب.

في جميع الاحوال يجب ان تنبيه العائلة الى ضرورة تنبيه اطباء الاسنان عند قلع اسنان الطفل بان الطفل لديه نقص قلب ولادي او مرض مكتسب ليقوم بالتغطية بالمضادات لمنع المضاعفات المذكورة.

امراض الجهاز العصبي

ان نعمة الخالق عزّ وجل على البشــر هي اعطاؤه هذا الجهاز المتطور والمنظم لحركات وفعاليات الجســم وبه فضلــه على بقية المخلوقات حيث جعله ناطقاً مفكراً مبدعاً علّمه ما لايعلم. ان الجهاز يتكون من قســمين الجهاز العصبي المركزي والجهاز العصبي المحيطي الاول يشمل الدماغ والحبل الشوكي اضافة الى الحواس الخمسة واعطائها العينين والاذنين، وحاسـة الشم والتذوق وحاسية الجسم من جلد ومفاصل وعضلات وبقية اعضاء الجسم الاخرى اما الجهاز الثاني فيشمل كافة الاعصاب المحيطية في الجسم. ان امراض الجهاز تعزى التشوهات الخلقية، لجروح، الالتهاب التدهور الخلقي، اضطرابات الدورة الدموية، اضطرابات الامراض المناعية.

اما اعراض امراض الجهاز فهي عبارة عن تبدل في الفعاليات والحوافز، اضــطراب التناسق، اضطراب العضلات من توتر وتصلب واختلاجات مع ضمور عظلي علماً بان الكبار من الاطفال قد يتكون من صداع وفقدان الشـعور بالحس او تبدلات في النظر او تنمل في الاصابع. يشمل هذا الجهاز عمل ثلاث انواع من الاختصاصات الطبية منها اطباء الاعصاب اطباء جراحة الاعصاب الاطباء المعالجين والمؤهلين لامراض الاعصاب.

ان اهم امراض الجهاز العصبي هو الاختلاجات الحرارية وغير الحرارية وقد حدث تقدم في هذا المجال من النواحي التشـخيصـية والعلاجية وكذلك اسـتعمال الجراحة الدماغية لبعض الحالات المعاندة للعلاج الطبي.

مايحدث في دماغ الطفل اثناء الاختلاجات هو ان الدماغ مكون من ملايين الخلايا الدماغية المعروفة بالعصبون (Neurone) والتي تتصل ببعضها البعض بواسطة موصلات كهربائية بسيطة وتحدث الاختلاجات عندما تقوم كمية كبيرة من الخلايا بارسال تلك الاشارات الكهربائية بوقت وأحد فانها تتعدى قابلية الدماغ بالتعامل

معها مؤدياً الى ظهور الاختلاجات التي تسـبب تقلص العضـلات، وفقدان الوعي وتصـرفات غريبة واعراض اخرى. هذه الاختلاجات قد تحدث نتيجة ارتفاع حرارة الجسـم، اصـابات الرأس، نقص في الاوكسـجين او امراض الجهاز العصـبي وهي مانطلق عليها الصرع عندما تحدث لأكثر من مرة.

من المعروف ان 7 حالات من كل 10 حالات من الصـرع لايمكن معرفة السـبب الرئيسـي للاختلاجات وهو مانطلق عليه غير معروف السـبب (Idiopathic). كان في السـابق تصـفيف الصـرع يعتمد على انماط تسـجيل فعالية الدماغ الكهربائية (EEG) ولكن التطور الجيني الي حدث اظهر الاسـباب وهذا ماسـوف يؤثر بدوره على نوع العلاج في المسـتقبل. ان الطبيب في كثير من الحالات لايشـاهد الطفل وهو يعاني من حالة الصـرع ولذا وجب التاكد من عدم وجود حالات تشـبه الصـرع (الاختلاجات الغير صـرعية) والتي تكون اسـبابها مثل نقص سـكر الدم، انخفاض الضـغط، تبدل ضـربات القلب او العوامل المتعلقة بالضـغط النفسـي. يعتمد الطبيب على وصـف العائلة لحالة الطفل ولذا وجب مشـاركة جميع اعضـائها بوصـف الحالة وإذا حدث وان تم تسـجيل الحدث بواسـطة كاميرا فيديو فان ذلك سوف يساعد كثيراً في الوصول لتشخيص الحالة.

ان بعض انواع الصـرع قد يظهر لدى الاطفال بما يشـبه احلام اليقضـة ولكن الكل لاينسـى حالة الطفل عندما يسـقط للارض وهو يشـمر بيديه ويفقد وعيه في حالة الصرع الكبير. ان فقدان الوعي لفترة قصيرة جداً في حالة الصرع الصغير قد لاتتم ملاحظتها لعدة سنوات لذا وجب على العائلة مراقبة الطفل والانتباه للحالات التي يتوقف فيها فجأة عن الكلام او عن اكمال شيء كان يقوم به.

ان البعض من انواع الصـرع البسـيط يمكن ان يختلط تشـخيصـها بحالة الصـداع النصفي او اضطراب نفسي او حتى تسم دوائي او كحولي. ان الطفل لايتذكر شيء ما حدث له ولكن منظر الاختلاجات مخيف لبقية الاطفال وافراد العائلة الباقين.

احياناً تكون الاختلاجات على شكل افعال وتصرفات لايتسطيع السيطرة عليها مما تزعج بقية افراد العائلة كان الاعتقاد السائد ان الصرع لايسبب تلفاً للدماغ وهو ينتج عن اسباب اخرى ولكن تبدلت النظرة الان وأصبح الطب يعطي اهمية لتاثير الصرع على تطور الدماغ وعمله.

ان أخطر انواع الصرع هو حالة الصرع المستمر لأكثر من خمس دقائق وهو يشكل خطراً على حياة الطفل في هذه الحالة يستمر حدوث الصرع نوبة بعد نوبة بدون استعادة الوعي وهي حالة معروفة الحدوث للمرض المصابين بالصرع ولكن قد تحدث الحالة لمريض لا وجود لتاريخ مرض الصرع لديه. ان حدوث الموت الفجائي قد يحدث لدى البعض والسبب غير معروف ولذا كان من المهم ان العائلة يجب ان تسيطر على نوبات الصرع التي تحدث ليلاً لانها قد تكون أحد اسباب الموت الفجائي.

ان اهم اسباب الصرع هو مانطلق عليه اهانة الدماغ بنقص الاوكسجين اثناء الولادة وكذلك الاصابات الدماغية وامراض التهاب الدماغ الفيروسي او الميكروبي او حدوث جلطات دماغية او اعتلال في مستوى الصوديوم او السكر في الدم. في حوالي 70% من حالات الصرع لايمكن معرفة السبب اما الحالات التي تزيد من حدوث الاصابات هي عدم تناول ادوية الصرع العلاجية وكذلك قلة النوم والتداخل الدوائي لبعض الادوية مع ادوية الصرع. يمكن حماية الطفل عند حدوث النوبة بحمايته من السقوط على المواد التي قد تسبب له اصابة في الرأس ووضعه على أحد جنبيه وعدم وضع اي شيء في فمه او مسك يديه حتى لاتسبب له خلعاً في الكتف يجب مراقبة الطفل بعد انتهاء النوبة لانه قد يكون مشوشاً ولايدري مأحدث له واخيراً مرافقته للطبيب واعطاءه المعلومات التي تم مشاهدتها. يجب على العائلة ان تتقيد باعطاء الدواء باوقاته وعدم نسيانه ووضعه في اماكن بعيدة عن ايدي الاطفال الاخرين في البيت خوفاً من تناولهم للدواء والتسمم به وان ناخذ الدواء عند السفر. يجب وضع طوق على يد الطفل يحمل اسم وعنوانه وانه مصاب بالصرع لسهولة التعرف عليه عند نقله للعيادات الخارجية دون علم

العائلة. يجب ان تعرف المدرسة بمرض الطفل وان لايسمح له بالسباحة دون مرافقة من أحد افراد عائلته او ركوب الدرجات بدون حماية للراس حدث تقدم كبير في تنوع الادوية التي يمكن ان تسيطر على حالة الصرع ولذا وجب مراجعة الطبيب للحصول عليها. واخيراً يعتمد تصنيف نوع الصرع على الاسباب، العلامات المرضية، موقعه في منطقة الدماغ المريضة او قد يكون جزء من متلازمة مرضية وهي امور تهم الطبيب لكونها تؤثر على اختياره للدواء واجراء الفحوص المطلوبة من تسجيل فعالية الدماغ او فحص الرنين.

ان اهم انواع الصرع الذي يجب ان تعرفه العائلة هو الصرع الحراري الذي يحدث عند بعض الاطفال دون عمر 4سنوات. حيث ان ارتفاع الحرارة التدريجي يخل بعمل الدماغ فيقوم بارسال اشارات تؤدي للصرع. عادة مايكون هنالك تاريخ عائلي فقد نجد ان الحالة قد حدثت لاخ او اخت المريض سابقاً او ان هذه الحالة سبق وان حدثت في أحد افراد العائلة الاخرين. المشكلة هي ان العائلة تصاب بالهلع عند رؤيتها للطفل وهو مصروع يهتز ويفقد الوعي وقد تكون العائلة هي السبب في حدوث الصرع حيث ان ارتفاع درجة حرارة الطفل وبصورة بسيطة يجعل العائلة تقوم بتغطية الطفل بالملاحف والبطانيات مايزيد في رفع حرارة جسمه فيؤدي ذلك الى حدوث نوبة الصرع وهو مانطلق عليه بالعامية الشمرة ان الطبيب بعد اخذ تاريخ المرض وايقاف حالة الصرع قد يقوم بسحب سوائل الدماغ وهو ما نطلق عليه ماء الظهر (C.S.F) للتاكد من ان الحالة ليست صرع بل بسبب التهاب الدماغ والسحايا والذي يسبب تلف الدماغ ان هو لم يشخص مبكراً ويعالج مبكراً.

ان فحص السائل يثبت عدم وجود التهاب السحايا. على العائلة ان نقوم مستقبلاً يمنع حدوث نوبات الصرع الحراري بعدم السماح لحرارة الطفل بالارتفاع ومحاولة خفضها بتخفيف الملابس واستعمال الكمادات المائية ذات حرارة ماء معتدل لخفض الحرارة على العائلة عدم اعطاء الطفل مادة الاسبرين لان ذلك يؤدي الى مضاعفات دماغية وتلف الكبد ان اهم الحالات التي يجب ان يتم تفريقها من

الصرع لدى الصغار من الاطفال حيث يقوم الطفل بالاستمرار بالبكاء ولايقوم بأخذ نفس مما يسبب له حالة اغماء موقت يشبه الصرع.

على العائلة عدم السماح للطفل بالاستمرار بالبكاء وان تقوم بخضه بشدة او ان ترش بعض الماء البارد على وجه ليسبب مانطلق عليه بالعامية (النشغه) اي اخذ نفس عميق. ان البعض من الاطباء قد لايصل الى التشخيص ويقوم باعطاء الطفل ادوية ضد الصرع مما يزيد الطفل بله حيث ان هذه الادوية سوف تسبب مضاعفات كثيرة ولاتمنع حدوث حالات مسك النفس لدى الطفل. يجب على العائلة ان تحصل على تركيز لفعاليات الدماغ (EEG) قبل اعطاء الادوية. ان الطب الحديث اعتبر توقف الدماغ كهربائياً هو اثبات لحالة الموت وليس توقف القلب مما يؤسف له ان اجهزة تسجيل فعالية الدماغ (EEG) ليست متوفرة في جميع مستشفيات الاطفال بل بالعيادات الخاصة للاطباء.

متلازمة كليان بره

متلازمة كليان بره (Guillian – Barre Syndrome) مرض يسبب الشلل والموت وكثيراً من المرضى تتحسن حالتهم مع بقاء مشاكل بسيطة. لايعرف سبب المرض ولكنه يعتبر من الامراض الناتجة عما نطلق عليه الامراض المناعية الذاتية حيث يقوم جهاز المناعة الذاتي بمهاجمة غطاء المايلين في الاعصاب للبعض منها مسبباً تلفها. ان الالتهابات التي تصيب المريض الفيروسية والميكروبية التي تصيب اعضاء الجسم الاخرى مثل الرئتين والمعدة والامعاء بأحد الميكروبات مثل الكامبالوباكتر او ذات الرئة بمايكوبلازما او التهاب بالفايروس المعروف سابتومايكمالي (CMV) والذي يسبب الحمى والم البلعوم وتضخم الغدد والام في الجسم والشعور بالارهاق كما يمكن ان يحدث المرض بعد الاصابة بمرض جدري الماء او الفايروس المعروف أبشاتين بارافليروس EBV تبدا اعراض المرض بالشعور بالوخز وبالتنمل او بشد الاصابع وبعد عدة ايام تصاب

العضلات بالضعف في الاطراف السفلى والعليا وبعد 4 اسابيع يتحسن أكثر المرضى. قد يصاحب المرض اعراض اخرى مثل صعوبة في التكلم والمضغ والبلع او عدم امكانية تحريك العينين مع الم في الظهر تتطلب المعالجة في البداية الدخول للمستشفى لان المريض قد يصاب بشلل وضعف عضلات التنفس وعضلات القلب واضطراب ضغط الدم. يعتمد التشخيص باخذ تاريخ المرض والسؤال عند حدوث مرض فيروسي سابق وان الاطراف الأربعة تبدأ بالضعف العظلي وغياب الانكاسات العصبية في الاطراف (Reflexes) والتي هي غير ارادية ولايستطيع الجسم السيطرة عليها. كما يمكن ان يتم فحص السائل من الحبل الشوكي (CSF) او دراسة التوصيل الكهربائي للاعصاب في الاطراف.

عند الدخول للمستشفى تتم المتابعة الطبية لمنع الالتهابات الثانوية ومتابعة العلامات الحيوية من نبض وتنفس وضغط الدم ومتابعة تدهور حالة المريض والذي قد يحتاج الى مساعدته بجهاز تنفس صناعي وقد تتم المعالجة بتبديل بلازما الدم او اعطاء الكلوبين المناعي (IVIG) وهذا بدوره يقصر المعانات إذا تم اعطاءه في بداية المرض. قد يعود المرض مرة اخرى وتعطى هذه المضادات للتقليل من شدة المرض ومنع الانتكاسات مرة اخرى.

قد يحتاج المريض من 3 – 6 أشهر او أكثر ليكتسب الشفاء الكامل وقد تتطلب الحالة عدة أشهر اخرى للقيام بالفعاليات الحياتية اليومية. قد تبقى بعض الاعراض مثل ضعف العضلات لفترة طويلة وقد يساعد اجراء التمارين الرياضية او العلاج الطبيعي او التاهيل الوظيفي في بعض حالات المرض.

ان خطورة المرض تأتي من حصول ضعف او شلل عضلات الحجاب الحاجز وهنا يحتاج الطفل الى مساعدة في التنفس ورعاية خاصة لمنع الالتهابات الرئوية الميكروبية وتجمع السوائل في الرئة ولو ان هذا نادر الحدوث.

يجب تفريق المرض عن مرض شلل الاطفال الحاد الذي عادة ما لايصيب كافة أطراف الجسم في الوقت ذاته كما ان اعطاء اللقاحات قلل من الاصابات بشلل

الاطفال ونحمد الله ونشـكره على هذه النعمة حيث كان مرض شـلل الاطفال يصـيب كثيراً من الاطفال في العراق وقسـم منهم يتوفى لاصـابة الدماغ او مراكز التنفس بالشـل ولم تعد ترى مثل تلك الحالات. لذا ننصـح جميع العوائل بعدم اضاعة الفرصة واجراء اللقاح لشلل الاطفال حيث انه يفيد ولايسبب ضرراً للاطفال وقد عانينا من حدوث بعض الحالات في العراق اثناء الحصـار الجائر علماً بان البلد كان تقريباً خالياً منه وان نسـبة التلقيح العام وصـلت الى حدود 95% وهو ما كنا نفتخر به بين البلدان في العالم.

التهاب الحبل الشوكي المستعرض الحاد

التهاب الحبل الشـوكي المسـتعرض الحاد (Acute Transverse Myelitis) متلازمة طبية تصـيب الحبل الشـوكي مسـببة عطل الفعاليات الحركية والحسـية واللاارادية (Autonomic System). المرض من امراض المناعة الذاتية حيث يقوم الجهاز المناعي بمهاجمة خلايا الجسم وليس الفايروسـات والميكروبات المهاجمة مسـبباً تلف الخلايا والانسـجة في الجسـم. ان المرض غير معدي ولكن قد يكون موروثاً من الابوين وفي كثير من الحالات لايمكن معرفة السـبب المحفز لحدوث المرض.

تشـمل الاعراض الحادة الالم، الضـعف، الخدر، الوخز، والتنمل وفقدان السـيطرة على عمليتي التبول والبراز. تظهر تلك العلامات على جانبي الجسـم لذا سـمي بالمستعرض.

تعتمد الاعراض على المستوى الذي تحصل فيه اصابة الحبل الشوكي. ففي حالة اصـابته في منطقة الصـدر تتاثر الاطراف السـفلى بالمرض ولكن الاطراف العليا تبقى سـليمة. إذا حدث المرض في منطقة الرقبة تاثر الاطراف الأربعة سـوية ويمكن ان يصاحبها صـعوبة في التنفس. ان اسـتعمال دواء الكورتيزون يقلل من الاعراض ويمنع حدوث اعراض اخرى. تختلف النتيجة النهائية عند الاطفال فقسم

كبير منهم يشفى بالكامل عادة يبدأ التحسـن بعد عدة ايام ويستمر لمدة عام شاملاً عمل العضلات ولكن سيطرة المثانة والامعاء تبقى ضعيفة تشبه اعراض المرض للحالة المرضية الناتجة عن مانطلق عليه مرض تصلب الاعصاب (Multiple Sclercosis) حيث تصاب مادة المايلين في الاعصاب ويستعمل نفس العلاج للحالتين وهو دواء الكورتيزون والاختلاف هو تكرر الاصابة بالمرض في حالة تصلب الاعصاب بينما يحدث المرض مدة وأحدة في الحبل الشوكي المستعرض والذي قد يتطور ليصبح مانطلق عليه تصلب الاعصاب ويجب على العائلة ان تخبر الطبيب عند ظهور وحدوث فقدان النظر، الضعف العام، الخدر وفقدان التوازن لمتابعة المريض ومعرفة العلاج الذي يجب اعطاءه في كل حالة من حالات المرض. او غيبوبة قد تستمر لمدة يوم او يومين وتتطلب ادخال الطفل للمستشفى. قد يسبب سقوط الطفل حدوث كسور طولية في القحف قد تكون مصحوبة بالنزف او غير مصحوبة بنزف ما انها قد تكون مصحوبة بجروح خارجية نازفة تستوجب الخياطة والضغط عليها بوضع قطعة قماش نظيفة حتى وصول الطفل للعيادة الخارجية في قسم الطواريء.

ان المشـكلة الرئيسـة لاصابات الرأس انها قد تشـكل مسـتقبلاً بؤرة تحسـس في الدماغ لتحدث الصرع ولذا فان الوقاية من اصابات الرأس حيراً من المعالجة مهما كانت بسيطة كما ان المعروف ان تكرر الاصابة قد يكون أخطر من حدوثها وأحدة في نتائجها المستقبلية.

الاعراض التالية قد تظهر عند الاصابة الخطرة للدماغ مثل التقيء، فقدان الموازنة والتوازن، تشوش فكري، الشعور بعدم الارتياح، تهيج شـديد، تبدل في عادة الاكل او النوم او التنفس او الشكاية من وجود الصداع او حدوث اضطراب في التكلم مثل التاتة او الكلام الغير مفهوم كما ان مظهر عدم تسـاوي قطري بؤبؤ العينين يشـكل علامة خطرة وكذلك حدوث الحول او حدوث نوبة صـرع او خروج الدم من الانف او فقدان الوعي.

من الممكن تقليل حدوث اصابات الرأس في البيت عند الاطفال بوضع الموانع على مداخل الدرج وعدم ترك الطفل وحيداً على السرير او طاولة المطبخ او الكراسي ويجب ابعاد الكراسي عن الشبابيك حتى لايستعملها الطفل لفتح الشباك والوقوع منه. يجب مراقبة الطفل اثناء اللعب في الباركات خاصة الغير محمية من السقوط منها بحماية الجوانب والتي تسمح بسقوط الطفل من عليها. كما يجب ان تغطي ارضية المراجيح بكسارة الخشب او المطاط حيث يسقط الطفل عليها وليس على السمنت.

ان عادة اللعب العنيف بالطفل الصغير الى الامام والخلف برميه في الهواء وتلقفه او ضربه على جانب رأسه (راشدي) قد تسبب له مضاعفات واصابات شديدة في الدماغ مثل رجة الدماغ وقد تظهر على شكل نزف حاد داخل العينين كما ان حدوث التلف قد يصيب الدماغ نفسه مسبباً تلف دائم في الدماغ وقد تكون العلامات السريرية عند رج الطفل حادة كاضطراب تنفسي او توقف التنفس كلياً وقد يكون من الصعب معرفة الاصابة وخطورتها الا بعد مرور 24ساعة على حدوثها.

يمكن تقليل اصابات الرأس باستعمال مقاعد الاطفال المخصصة لجلوسهم في السيارات واستعمال حزام الامان. ان استعمال الخوذة كغطاء لراس عند الاطفال الذين يستعملون الدراجات الهوائية والزحليقات ذات الدفع برجل وأحدة او تلك الذي يقفز بها الطفل فوق الارصفة والاماكن العالية. ان التقدم الطبي الذي حصل في تشخيص اصابات الرأس مثل استعمال المفراس والرنين (MRI) والاشعة وتلوين الشرايين قد ساهم بمعالجة اصابات لراس بالكشف عنها مبكراً ولكنها بالرغم من ذلك فانها تترك ندبة دماغية تكون مستقبلاً مصدراً لحدوث نوبات الصرع او التخلف العقلي او فقدان البصر ما يولد الشعور بالذنب لدى العائلة طول حياة المصاب من ابناها وتستمر بالقاء اللوم على نفسها وهي تقابل طفلاً معوقاً كانت السبب في عدم المحافظة عليه.

التشوهات الخلقية في الجهاز العصبي

تحدث تشوهات خلقية عديدة في الدماغ منها استسقاء الدماغ (Hydrocephaly) وكذلك عدم تطور فصي الدماغ وعوض عنه يتطور كيس من الانسجة العصبية (Anencephaly) وكذلك فقدان جزء من (Brain Stem) والحبل الشوكي يولد الطفل ميتاً او يتوفى بعد عدة ايام او اسابيع من الولادة.

او قد يحدث تطور (Encephalocele) خلال نقص في تطور القحف وهنالك عدة تشوهات في الخلق ان أكثر التشوهات الخلقية في الدماغ تؤدي الى وفاة الوليد بعد الولادة ولكن أخطرها وأكثرها حدوثاً هي السنسينة المشقوقة (Spina Bifida) الظاهرة والمخفية والسبب هو نقص تناول فيتامين حامض الفوليك (فوليك أسيد) من قبل الامهات قبل الحمل وقد تم القضاء على حدوث هذا النقص المرضي في بعض البلدان التي تزود النساء بالحامض عند الزواج وقبل الحمل بمدة ثلاثة أشهر وقد أضيف له مادة الحديد وأصبح يعرف ب: فري فول. ولكن المرض لازال شائع الحدوث مع الاسف الشديد ويظهر الوليد معوق الظهر وبروز الحبل الشوكي وجريان سوائل الدماغ مؤدياً الى شلل الاطراف السفلى وعدم السيطرة على عمليتي البول والتغوط وإذا تمت معالجته قد يكون استسقاء الدماغ أحد مضاعفات العملية.

قد لاتكون الفتحة كاملة ويظهر في الظهر كيس غشائي مملوء بمادة سوائل الدماغ (Meningomyelocele) وهو ايضاً يحتاج الى مداخلة جراحية اما أحسن الطرق هي التأكد من ان النساء يتناولن حامض الفوليك لمدة 3 أشهر قبل الحمل وطيلة فترة الحمل وبما ان أكثر النساء في العراق لاتعرف وقت الحمل الذي يحدث خطأ في العراق وجب تناول الحامض من اول يوم الزواج.

إصابات الرأس

ان اصابات الرأس (Head Injury) تحدث للاطفال جميع الاعمار وهي غالباً ماتحدث في البيت عند سقوط الطفل من علو لايزيد عن نصف متر على ارض صلبة كالارض المصبوبة بالسمنت او المغطاة بالكاشي حتى ولو كانت مغطاة بزولية.

يسقط الطفل عرضاً من كرسي او سرير نوم او من الدرج او عند صعوده على كرسي لجلب شيء يقم في موقع لايمكن ان يناله. قد يسقط الطفل من مرجوحة او في موقع العاب غير محصن مما يسبب له اصابة في الرأس، ان مخ الطفل يكاد يكون معلقاً من جميع جوانبه الى القحف بالاوردة والشرايين الدماغية ولذا فان الارتجاجات الحادة تسبب تقطع تلك الاوردة والشرايين مسببة النزف داخل القحف. قد يحدث النزف داخل مادة الدماغ كما ان ارتجاج الدماغ وحده يكفي ان يكون سبباً للاعراض دون حدوث النزف فعلياً مما يسبب حالة اغماء وتقيء وصداع وغيبوبة قد تستمر لمدة يوم او يومين وتتطلب ادخال الطفل للمستشفى. قد يتسبب سقوط الطفل بحدوث كسور طوبلية في عظم القحف قد تكون مصحوبة بالنزف او غير مصحوبة بنزف كما انها قد تكون مصحوبة بجروح خارجية نازفة تستوجب الخياطة والضغط عليها بوضع قطعة قماش نظيفة حتى وصول الطفل للعيادة الخارجية للطواريء.

ان المشكلة الرئيسة لاصابات الرأس انها قد تشكل بؤرة تحسس في الدماغ مستقبلاً لتحدث الصرع ولذا فان الوقاية من اصابات الرأس خيراً من المعالجة مهما كانت بسيطة كما ان تكرر الاصابة يكون أخطر من اصابة لمرة وأحدة في نتائجه المستقبلية.

ان الاعراض التالية قد تظهر عند الاصابة الخطرة للدماغ مثل التقيء، عدم الموازنة، تشوش، عدم الارتياح، تهيج شديد، تبدل في عادة الاكل او النوم او التنفس او الشكاية من وجود الصداع او اضطراب في التكلم مثل التأتة والكلام

الغير مفهوم كما ان عدم تساوي قطري بؤبؤ العينين علامة خطرة او الحول او نوبة صرع او خروج الدم من الانف او فقدان الوعي.

من الممكن تقليل حدوث اصابات الرأس عند الاطفال بوضع بعض الموانع على مداخل الدرج كما يجب عدم ترك الطفل وحيداً على السرير او طاولة المطبخ او الكراسي ويجب ربطه في مكانه ويجب ابعاد الكراسي عن الشبابيك حتى لايستطيع الطفل فتح الشباك والوقوع منه. كما يجب مراقبته اثناء اللعب في الباركات خاصة الغير محمية من السقوط منها – مثل الصعود للزحليقة والتزحلق علماً بانها غير محمية وتسمح بسقوط الطفل منها. كما يجب ان تغطي ارضية المراجيح بكسارة الخشب او المطاط حيث يسقط الطفل عليها وليس على السمنت تحتها.

ان عادة اللعب العنيف مع الطفل بصورة شديدة الى الامام والخلف او رميه في الهواء وتلقفه او ضربه على جانب رأسه (راشدي) قد تسبب له مضاعفات واصابات شديدة في الدماغ مثل رجة الدماغ وقد تظهر على شكل نزف حاد داخل العينين كما ان التلف قد يصيب الدماغ نفسه مسبباً تلف دائم في الدماغ وقد تكون العلامات السريرية عند رج الطفل حادة كاضطراب تنفسي او توقف الطفل عن التنفس وقد يكون من الصعب معرفة الاصابة وخطورتها الا بعد مرور 24ساعة على حدوثها.

يمكن تقليل اصابات الرأس باستعمال مقاعد الاطفال المخصصة لهم في السيارات واستعمال حزام الامان. واستعمال غطاؤ الرأس الخوذة خاصة للاطفال الذين يستعملون الدراجات الهوائية او الزحليقات ذات الدفع برجل وأحدة او تلك الذي يقفز بها الطفل فوق الارصفة والاماكن العالية. ان التقدم الطبي الذي حصل في تشخيص اصابات الرأس مثل استعمال المفراس والرنين (MRI) والاشعة وتلوين الشرايين قد ساهم في معالجة اصابات الرأس بالكشف عنها مبكراً ولكن مع الاسف الشديدقد تترك اصابات الرأس ندبة دماغية تكون مستقبلاً مصدراً

للصـــرع او التخلف العقلي او فقدان البصـــر نتيجة اصـــابات الرأس وســـوف لن تسامح العائلة نفسها وتعيش حالة الشعور بالذنب طول حياة المصاب.

أمراض الغدد الصماء

سُمِّيت بالغدد الصماء لان افرازها يصل الجسم عن طريق الدم وليس من خلال قنوات. انها تشمل امراض الغدة النخامية، الغدة الدرقية، الغدد المجاورة للدرقية، البنكرياس، الغدة الكظـرية، المبايض، الخصـيتين والغدد الاخرى المنتشـرة في الجسم كالمعدة التي تفرز هورمون الغرلين (Ghrelin).

تقوم الغدد الصـــماء بافراز مواد كيميائية وســـيطة نطلق عليها الهورمونات وهي مســـؤولة عن تنظيم فعالية الجســـم من ناحية التآيض والنمو والتطور، والنوم والحالة النفســـية. تمتاز الغدد الصـــماء بكثرة تزويدها بالدم وجود الحبيبات داخل الخلية والتي تخزن الهورمونات ولاتوجد لديها قنوات لايصـــال الافراز الذي يتم ايصاله عن طريق الدم مباشرة. ان بعض اعضاء الجسم مثل الكلى، القلب، الكبد لديها فعالية ثانوية كالغدد الصـــماء فمثلاً نجد ان الكلية تقوم بافراز مادة الارثروبتين والرنين ذات الفعالية الهورمونية.

ان الغدد الصـــماء تتواصـــل فيما بينها بما نطلق عليه المحاور مثل محور الوطائي (Hypothalamus) والغدة النخامية والكظرية وهي ايضـــاً تخضـــع للســـيطرة عن طريق هذه المحاور والسبل (Tract) ان موضـــوع امراض الغدد الصماء موضـــوع متشـــعب وهو اختصـــاصـــي طبي قائم بذاتية في الطي الباطني وطب الاطفال ويحتـــاج الى كتـــاب منفرد لمناقشـــة امراض الغـــدد الصـــماء. ســـوف نكتفي بالمعلومات المطلوبة للقاريء الكريم في زيادة معلوماته الطبية دون التوســـع في الموضوع. ان الغدد الصماء معرض للمرض اما بزيادة او نقص في افراز الغدة وهو مايسبب نوع الحالة المرضية.

ان عدم افراز الهورمون الخاص بالنمو من الغدة النخامية لدى الاطفال يؤدي الى تأخر نمو الطفل والذي يصـبح قصـير القامة ويحتاج الى تعويضـه باعطائه حقن هورمون النمو التي تم تطوير انتاجه بالهندسـة الوراثية ويجب ان يسـتمر الطفل بتلقي هـذا العلاج طيلـة فترة نموه وهو متوفر في بعض مراكز امراض الغـدد الصـماء في مسـتشـفيات الاطفال ويشـرف عليه اطباء مشـهود لهم في هذا الاختصـاص وتتم المعالجة بعد التأكد ان قصـر القامة يسـببه نقص الهورمون وليس سـبب اخر. اما إذا زاد انتاج افراز الهورمون فانه يؤدي الى زيادة في الطول وكبر في حجم الفكين والايدي (Acromegaly عرطلة فخامة النهايات) وهو حالة معكوسـة لنقص الهورمون من امراض الغـدة النخـاميـة الاخرى هو هورمون البرولاكتين وهو الهورمون المسـؤول عن انتاج الحليب بعد الولادة والذي يزداد انتاجه بعد الولادة مباشـرة لتناقص افراز هورمون البروجسـتيرون بعد انتهاء الحمل بالولادة.

وقد يحدث افراز حليب لدى حديثي الولادة من البنات وهو مانطلق عليه حليب السـحرة بسـبب هورمون الام الذي انتقل الى دم الرضـيع الجديد ان زيادة انتاج هورمون البرولاكتين بسـبب عدم قابلية الانتصـاب وفقدان الرغبة الجنسـية (Lipido) حيث ان الهورمون يزود الجسم بالسيطرة الجزئية على افراز الهورمونات الجنسـية من اسـتروجين وهورمون تسـتسـيرون وقد يعمل كمثبط ايضاً للكونادو هورمون وله دور في نمو رئة الجنين ومناعته ايضـاً. ان الاعراض التشـخيصـية من معرفة مستوى هورمون البرولاكتين يجعل منه جزءً من فحص هورمونات الجنس حيث ان المسـتويات المرتفعة منه يمكن ان تحبط هورمونات الجنس المنشـطة لتكوين البويضـات Hypogonadism وعدم الانتصـاب لدى الرجل والمعروف ان الافراط في انتاج البرولاكتين يكون مصاحباً للامراض التالية:

Hypoestrogenism	نقص الاستروجين
Anovulatory infertility	عقم لعدم وجود البيوض
Amonorrhoe	غياب العادة الشهرية
Unexpocted lactation	نزول الحليب بصورة غير متوقعة
Loss of libido in women	فقدان الرغبة الجنسية لدى النساء

ان عدم الانتصاب يضعف القابلية الجنسية لدى الذكور. هنالك استعمالات دوائية اخرى للهورمون عديدة ولكنها خارج نطاق فكرة الكتاب.

ان الغدة النخامية التي هي بحجم حبة الحمص والجالسة في قعر الدماغ بين تصالب عصبي النظر تعتبر الغدة المسيطرة على كافة الغدد الصماء (القائد Maesto) والتي تفرز عدة هورمونات تنتقل خلال الدم للتوجيه والسيطرة على بقية الغدد الصماء لتنتج كمية الهورمون المطلوب بعملية مانطلق عليه التغذية الراجعة Feedback بينها وبين الغدد الاخرى. الغدة النخامية تسيطر ايضاً على كافة العمليات البايولوجية الكيميائية والتي تشكل جزء ضخم من وجودنا الحياتي وهي تنتج الهورمونات التالية هورمون النمو، البرولاكتين الادرينوكو تروبين (ACTH) الهورمون المحفز للغدة الدرقية (T.S.H) هورمون مانع الادرار في الكلى ADH – انتى دايورتك هورمون والهورمونات المحفزة لعمل المبيض وهورمون محفز انتاج البيوض من المبايض. ان اعراض مرض الغدة النخامية ينعكس على شكل افراط او قلة في الافراز وكذلك المضاعفات المتأتية من مكان وجود الغدة في قعر الدماغ والتي تسبب الصداع او مشاكل النظر او مضاعفات اخرى نتيجة قلة الافراز للغدة النخامية.

البلوغ المسبق

البلوغ المسبق (Precocious Puberty) يعرف بظهور البلوغ الجسمي وظهور علامات الزيادة في النمو وظهور علامات البلوغ الجنسية الثانوية قبل 8 سنوات لدى الاناث و9 سنوات لدى الذكور وهي ايضاً تكون مصحوبة بزيادة في النمو ونضوج نمو العظام مؤدية الى التئامها قبل الوقت المحدد لذلك مسببة قصر القامة لدى الشباب والكبار. تشير الدراسات ان السبب قد يكون محيطياً كالتعرض لبعض السموم والمواد الكيميائية مثل DDT او التعرض لبعض الادوية التي تحتوي الاستروجين مثل حبوب منع الحمل التي قد تكون هي السبب ولكن يجب دراسة الاسباب الموجودة في امراض الغدد الصماء وفحص المبايض والمحافظة على الاناث من المرض من الاعتداء عليهن حيث انه يؤدي ذلك الى حدوث الحمل لديهن.

متلازمة كشن

متلازمة كشن (Cushing's Syndrome) ان اهم سبب لحدوث المتلازمة في الاطفال هو ورم في الغدة النخامية (Adenoma) والتي تقوم بافراز هورمون (ACTH) وهي مسؤولة عن حدوث 75% من الحالات في الاطفال بعمر 7سنوات اما السبب الرئيس هو ورم في الغدة الكظرية Adeno Carcinoma او افراط نمو الغدة Hyperplasia.

ان اعراض المرض قد تكون تدريجياً Insidous على شكل تباطيء في النمو مع زيادة في الوزن وكذلك حدوث سحنة حمراء وردية في الوجه بسبب وفرة الدم ونمو شعر زائد في الوجه والاطراف وزيادة في الشحم على الصدغين مسببة حدوث وجه مدور (Moon face) وكذلك حدوث مرض السكري واضطراب العادة الشهرية وظهور حب الشباب وزيادة ضغط الدم والتعب والاجهاد والبلوغ المسبق وسهولة حدوث السحجات والاضطرابات العقلية وتأخر في العمر العظمي او سرعته وكذلك زيادة في معدل

الكالسـيوم في الدم وقلويته ونقص البوتاسـيوم وكذلك انزلاق غضـروفي العظم الفخذ Slipped Femoral Capital Epiphysis (انزلاق هشاشة رأس الفخذ).

ان أحسـن طريقة لتشـخيص المرض هو جمع الكورتيزول الحر في البول وتعديل النتيجة حسـب وزن الطفل وكذلك قياس المعدل ليلاً او اجراء بعض التجارب باعطاء كمية قليلة من الدكساميثازون وقياس الكورتيزول.

ان افراط الغدة الكظرية في الاطفال يمكن ان يكون على الاشكال التالية:

زيادة في هورمون الاندروجين حيث نجد ان زيادة التسـترون تسـبب لدى الاناث والذكور زيادة في شـعر الجسـم وعلى الوجه والجسـم، الصـلع مع حب الشـباب وصـوت عميق (اجش) وإذا كان المرض اثناء الحمل فالجنين سـوف يولد ولديه تشـوه خلقي في الاعضـاء التناسـلية الخارجية اما حدوثه لدى الاطفال فانه يسـبب النمو السريع مؤدياً الى قصر القامة وافراز الكورتيزول بسبب متلازمة كشن.

ان زيادة انتاج الالدوسـتيرون يسـبب ارتفاع ضـغط الدم مصـحوباً بنقص معدل البوتاسيوم مسبباً الضعف والم العضلات واحياناً الشلل.

ان التشـخيص يعتمد على قياس الهورمونات في البول والدم اما العلاج فقد يكون جراحياً بازالة الورم او عن طريق الادوية لمنع اضرار الهورمون المسبب للمرض.

تفرز الغدة النخامية الهورمون الذي يسـبب تقلص عضـلات انابيب الحليب في الثدي لتوصله الى الاكياس في الحلمة وليسهل رضاعته من الثدي يسمى هورمون الاوكسـي نوسـين Oxytocin والذي يؤثر على عضـلات الرحم ليعود الى حالته الطبيعية بعد الولادة تفرز الغدة النخامية هورمون يؤثر على عمل الكلية بافراز البول زيادة او نقصـان وهو مانطلق عليه الهورمون ضـد التبول (Antidiuretic hormone) ونقص الانتاج بسـبب تبدل في الكثافة النوعية للبول والاسـمولالتي التي يجب ان تفرق عن الاسـباب المرضـية في الكلية نفسـها من تلك التي تعزى الى الغدة النخامية.

الغدة الدرقية

هي أكبر الغدد الصـــماء وموقعها في الرقبة تحت تفاحة آدم وتتكون من فصـــين يوصلها جسر (Isthmus) يقع تحت خضروف الحنجرة (Cricoidcartilage).

ان اهم عمل للغدة الدرقية هي السـيطرة على اسـتعمال الطاقة من قبل الجسـم وتصنيع البروتينات وحساسية الجسم لعمل الهورمونات الاخرى ومن خلال افراز هورمون الدرقية وهو المصـنع من اليود والتايروسـين ونطلق عليه t3 و t4 وهي التي تسـيطرعلى معدل النمو وعمل الجسـم كافة. تنتج الدرقية هورمون اخر نطلق عليه الكالسـي تونين وله دور في الحفاظ على معدل الكالسـيوم (Calicium Homostasis) ان اهم مشـاكل الغدة هو ولادة طفل لديه نقص في تطور الغدة الدرقية والتي لاتقوم بافراز هورمون الثايروكسـين مما يؤدي الى عدم نمو الدماغ وخلاياه مما يؤدي به الى التخلف العقلي إذا لم يتم تشخيصه بعد الولادة مباشرة ومعالجته باعطاءه الهورمون المذكور. ان علامات نقص الدرقية لذي حديثي الولادة هو الوجه المحتقن puffy face مع شـدة في التعبير Dull Look وبروز اللسـان من الفم وقد يعانتي الوليد من نوبات اختناق وامسـاك الشـعر خفيف سـريع التكسـر مع حدوث يرقان لمدة طويلة بعد الولادة ورخاوة في العضـلات وضعف في القامة وكثرة النوم كما ان بكاءه اجش خشـن مع كبر في فتحة اليافوخ وكبر في اليدين والرجلين ان التشخيص يتم بدراسة معدل هورمون الثايروكسـين والهورمون المحفز لانتاجه (T3, T4) و (TSH) وكذلك اشـعة العظام التي تظهر تاخر في تطورها.

ان المعالجة سهلة وتتم بتزويده بالهورمون حسب الوزن وقياس مستويات الدم للمتابعة العلاجية. ان التشخيص المبكر جداً في الشهر الاول ينتج طفلاً طبيعياً إذا تمت معالجته ولكن إذا لم يتم التشـخيص او يتأخر هو والمعالجة فسـوف يعاني الطفل من تخلف عقلي وتخلف في النموة. ان الام التي تعالج لفرط الغدة الدرقية

بالاشـــعاع او اجريت لها عملية جراحية او قد اخذت اليود المشـــع اثناء الحمل والذي يدمر تطور الغدة الدرقية لجنين امور يجب ان تعرف العائلة ان طبيب الاطفال يجب اخباره بهذه الامور اثناء الحمل وبعد الولادة. يعاني كبار الاطفال من اضـطرابات الغدة الدرقية نقصـاً او افراط في الافراز وفي الحالة الاولى يعاني الطفل من زيادة غير طبيعية في الوزن والنمو يكون لطيفاً مع تسـاقط الشـعر او اصـابته بالامساك في حالة فرط الافراز يعاني الطفل من اسراع في ضربات القلب وعسر في التنفس وزيادة الفعاليات وعدم السيطرة على حركات اليدين والعصبية وتبدل في الشخصية وهي علامات توجب عرض الطفل على اختصاصي في طب الاطفال. ان الجنين في رحم الام المريضـة تسـب له اشـكالات عدة منها صـغر حجم الرأس والوزن القليل بفترة الحمل وكذلك تأثير الادوية على حالته تمنع تطور الغدة الدرقية لديه. بعد الولادة نجد ان بعض الادوية العلاجية تفرز في الحليب الذي يرضـعه الطفل لذا وجب الحرص على الوليد الجديد من تلك الادية المفروزة في الحليب.

الغدة الكظرية

الغدة الكظرية (Adrenal Gland) من الغدد الصـماء والتي تقع على اعلى الكلية في الجانبين وهي مسـؤولة عن الهورمونات نتيجة الضـغط (stress) بانتاج الهورمونات المعروفة بالكورتيكوسـتيروير مثل الكورتيزول، والكاتوكولامين مثل الابي نفرين (الادرنالين) والنور-إبي نفرين كما انهما ينتجان هورمون الاندروجين ويؤثران على عمل الكلى بافراز الالدوستيرون والمسؤول عن تنظيم الاوسمولالتي لبلازما الدم. تتكون الغدة من جزئين القشرة (cortex) والداخل (medalla). تنتج القشرة الكورتيوا الالدوستيرون والاندروجين بينما ينتج الداخل الاي نفرين والنور-إبي نفرين.

ان طبقـة القشــرة تحـت ســيطرة الغـدة النخـاميـة والتي هي تحـت ســيطرة Hypothalamus. تتكون القشــرة من ثلاث طبقات يمكن معرفتها مجهرياً وتمتاز كل طبقة بوجوج انزيمات الخاصــة بها لانتاج الهورمونات كل حســب واجبها. ان الطبقة الخارجية مسـؤولة عن انتاج هورمون المنيرالوكوركتيكويد والادوســتيرون والمســؤولان عن حفظ ضـغط الدم بينما نجد ان الالدوتيرون فهو يؤثر على الكلية مسـبباً زيادة في امتصــاص عنصـر الصــوديوم وافراز عنصـر البوتاســيوم وايون الهايدروجين.

الطبقة الثانية تفرز عدة هورمونات اهمها الكورتيزول المســؤول عن حركة الدهون والبروتينات والنشـويات كما انه يزيد من فعالية هرمونات اخرى في الجســم مثل الكلوكون والكاتي كولامين اما الطبقة الثالثة فهي الاندروجين والاندروســتيرنوجين المادة السابقة لتصنيع التسترون.

ان اهم الامراض التي تنتج عن امراض الغدة الكضــرية هي الناتجة عن نقص او فرط في افراز الهورمونـات التي تنتجهـا الغـدة فمثلاً هنـالـك مرض زيـادة انتـاج الالدوسـتيرون وزيادة في انتاج لكاتوكولامين مثل حالة الفيوكروماسـايتوما ومرض كشــن النـاتج عن زيـادة انتـاج هورون الكورتيزول. ان اعراض عـدم كفـايـة الغـدة الكظرية هي مجموعة امراض تمتاز بقلة انتاج الكورتيزول والتســتســيرون وهي اما عن مرض في الغدة نفســها او نتيجة مرض الغدة النخامية وان فحص ACTH يساعد في الوصول الى سبب تلك الامراض.

ان المرض المعروف لمرض اديســون فهو مرض نادر الحدوث والذي يمتاز بعدم انتاج كمية كافية من الكورتيزول يمكن ان ينتج عن التهابات او مرض مناعي ذاتي اما المرض الولادي المعروف بزيادة فعالية الغدة الولادي Congenital Adrenal Hyperplasia فهو مرض خلقي يصيب الانزيم المسؤول على الصفات الجنسية للطفـل. امـا متلازمـة وترهـاوس فردريك فهي تنتج عن نزف داخـل الغـدة نتيجـة التهابات ميكروبية مســببة الوفاة ومشــكلة حالة طارئة طبية حادة. توجد حالة تختص بقلة انتاج الالدوســتيرون نتيجة نقص الانزيم المصــنع واخيراً قد لاتتطور

الغدتان خلقياً وهي حالة نادرة. ان اهم مايتعلق بالغدة الكظرية هي الحالة التي نطلق عليها فرط الغدة الخلقي وهي تشمل عدة امراض تورث بصورة جسمية متنحية (Aotosomal Recessive) تعزى الى طفرة جينية تحدث للانزيمات التي تدخل في عملية انتاج الكورتزول بداية من الكلوستيرول في الغدة الكظرية وفي معظم هذه الحالات هنالك نقص او زيادة في ستيرويدات الجنس والتي تؤثر وتغير تطور الصفات الجنسية الاولية والثانوية لدى حديثي الولادة وبعض الاطفال الكبار. ان الاعراض تعتمد على جنس الطفل ونوع النقص الانزيمي في عملية الانتاج وجميعها تؤدي الى عدم كفاية في انتاج المنرالوتكويد اما الحالات التي نشاهدها في هذه الحالة هي:

التقيء يسبب فقدان الاملاح مؤدياً الى الجفاف والموت وهي حالة طبية مستعجلة تتطلب المعالجة في المستشفى.

ان زيادة انتاج الاندروجين يسبب استمرار تحفيز الغدة الكظرية من قبل الغدة النخامية لانتاج الكورتيزول. ان الاعراض المصاحبة لزيادة الاندروجين ي تضخم حجم العضو الذكري وظهور علامات البلوغ وحدوث تذكير (Virilization) وحدوث اعضاء جنسية غير معروفة لدى الاناث Ambigous Genetalia (ملتبسة) حيث يصعب تحديد جنس الوليد مع نمو جسمي سريع وظهور شعر العانة والبلوغ المبكر وفشل ظهور البلوغ وتأخره. يحدث ظهور زيادة في شعر الوجه لدى الذكور وبدء الطمث لدى البنات والعقم لفقدان تكون البيوض في المبيض وكذلك تضخم في حجم الكظر وصغر حجم المهبل. هنالك عدة انزيمات تدخل في عملية انتاج الكورتيزول ينقص بعض منها واهمها هي نقص انزيم (21) هايدروكسي ليز والمسؤول عن حدوث حوالي 95% من حالات النقص المشخصة اما الحالات التي نطلق عليها فقدان الاملاح والترحيل (Virilization) فحصي الانواع خاصة من الحالة المذكورة. ان شدة النقص تعتمد على الحالة الوراثية لفشل التصنيع فإذا كانت شديدة ظهرت الاعراض مباشرة بعد الولادة وإذا كانت بدرجة اخف فهي

تعزى لقلة هورمونات الجنس لدى الاطفال واليافعين مسببة العقم لدى الشابات منهم.

في حـديثي الولادة من الانـاث الحـالـة تعزى الى نقص الانزيم المعروف (21 هايدروكسـليز) مسـبباً حـالـة جنس ملتبس Ambigous Genetalia ولكن الكروموسـومات الجنس طبيعية (46 XX) فإذا كانت الحالة ضعيفة فهي بسبب بدء الشـعرة (Pubarche) اما الشـابات فقد تظهر عليهن اعراض تكيس المبيض على شـكل قلة في الحيض وظهور الشـعر على الجسـم والوجه. ان الذكور من حديثي الولادة لاتوجد لديهم اعراض وقد يظهر عليهم زيادة في لون الجلد او كبر في القضيب ويعتمد التشخيص على درجة حدوث نقص الالدوستيرون فالذين لديهم صـنف الاملاح تظهر عليهم علامـات نقص الصـوديوم ونقص الحجم (Hypovolemic) اما الاولاد الذي ليس لديهم فقدان الاملاح تكون اعراضـهم هي اعراض الترجيل (Virilization).

ان التشـخيص يعتمـد على حدوث زيادة في تركيز ومعدل 17 هيدروكسـي بروجسـتيرون في الدم. ان المعالجة الطبية هي بالاسـاس اعطاء مالم تقم الغدة بتصـنيعه وافرازه حسـب العمر والوزن وحسـب الحاجة في كل مراحل الطفولة والشـباب من عمر المريض ومنع المضـاعفات الجانبية بسـبب الافرازات الهورمونية غير المطلوبة والتي تحدث عرضـاً نتيجة تحفيز الغدة الكظرية للقيام بواجبها الاصلي والذي يعيقه هو نقص الانزيم المطلوب لانتاج الهورمون المقصود والمطلوب للمحافظة على المحيط الطبيعي للطفل.

المبايض والخصيتين وواجباتهما الهورمونية

يوجد للخصـيتين دور مهم في الادوار الخلقية حيث لهما تاثير على تطور الاعضـاء التناسـلية الذكورية في الجنين اما بعد الولادة فان دورهما في افراز هورمون

التستوستيرول الذي يؤدي الى تطور الصفات الذكورية مثل نمو شعر الوجه (اللحية) وتطور الصوت من الطفولي الى صوت الكبار وكذلك المساهمة في حدوث تبرعم الشباب (Spure) والتي تحدث اثناء البلوغ وتستمر بالمساهمة في بقاء العلامات الذكورية طيلة فترة الحياة وبعد البلوغ يساهم الهورمون في تحفيز وانتاج الحيامن والتي تؤدي بدورها بعد الزواج الى خصوبة الرجل وحمل زوجته للحفاظ على النوع وخلق العائلة السعيدة هنالك عدة امور يمكن ان تحدث للخصيتين مثل الحوادث اليومية في الحياة لو يحدث لهما الالتواء للحبل المنوي في الخصيتين وهي حالة جراحية طارئة تتطلب فتح الصفن وتثبيت الخصيتين جراحياً حتى لايفقد المريض على قدرته على التناسل مستقبلاً. اما الامراض الاخرى الوراثية المؤدية للعقم مثل فشل الخصيتين من عدم نزول من داخل البطين في الادوار الجنينية الى الخارج وبقاؤهما في البطن وفي هذه الحالة تزداد احتمالات اصابتهما بالسرطان وكذلك حدوث العقم قد يحدث التهاب الحبل المنوي بالامراض الجنسية لدى الشباب.

هنالك متلازمة طبية تعرف بمتلازمة كلاين فلتر سببها جيني وفيها يحدث فشل في تطور الخصيتين وتفرز كمية قليلة من هورمون التسترون ان الدراسة الجينية لهذه المتلازمة ثبت ان الجينات هي (YXX47). ان الخصيتين قد تتعرض للاشعاعات اثناء المعالجة او اثناء معالجة السرطان بالادوية السرطانية وقد يكون فشلهما بسبب مرض في الغدة النخامية المحفزة لهما ان عمل المبايض هو افراز البويضات التي يتم الحمل عند تخصيبها بالحيامن الذكورية. وان اهم هورمونات المبايض هي الاستروجين والبروجسترون. يتم افراز الاستروجين في النصف الاول والبرجستون في النصف الثاني من الدورة الشهرية وإذا لم يحدث الحمل يتوقف انتاج الاثنين ويطرح الرحم الغشاء الداخلي فيما يعرف بالدورة الشهرية (الطمث) وإذا حدث الحمل يستمر الاثنان بالانتاج ليساعدا في تكوين المشيمة التي ينمو عليها الجنين. قد يفشل تطور المبيضين ويكونان على شكل اكياس نطلق عليها متلازمة المبيض المتعدد الاكياس Polycystic Ovariansy مؤدية الى حدوث

العقم كما في حالة متلازمة تيرنر التي تجمل العدد (XO 45) من الجينات وهي ايضاً تؤدي بالفتاة الى العقم.

ان امراض الغدة النخامية تؤثر ايضاً على المبايض مؤدية الى العقم. ان الهورمونات الانثوية هي مسؤولة ايضاً عن التطور الثانوي للاعضاء الجنسية التناسلية في الانثى وهي مسؤولة عن حدوث العادة الشهرية والولادة.

المعروف ان الخصيتين والمبيضين يبقيان دون فعالية هورمونية حتى بلوغ عمر الشباب بعدها يبدآن عملها كما أشرنا وإذا حدث وان قاما بانتاج هذه الهورمونات قبل البلوغ نطلق على الحالة البلوغ المسبق وهي حالة تظهر فيها العلامات الجنسية بعمر 6 – 8 سنوات من عمر الطفولة وقد يحدث فيها الطمث لدى الانثى وعلى العائلة المحافظة الشديدة على البنت من حدوث اعتداء جنسي او اختصاب لانه قد يحدث حمل في هذا العمر وقد سجل حمل بعمر 7 سنوات في امريكا الجنوبية. إذا لم تظهر العلامات الجنسية يجب دراسة الحالة وتعويض المريضة بالهورمونات الناقصة في الجسم وتعوض حسب الحاجة.

ان كلمة هورمون مشتقة من الكلمة الاغريقية هورمو (Hormoa) والتي تعني تحفيز او توقظ. ان عمل الهورمونات يعتمد على التركيب الكيميائي للهورمون والذي يؤثر على المستلمات (Receptors) الموجودة في الخلايا المستهدفة لتأثير (Target Cell) متأثرة بمعدل الهورمون في الدم او الدورة الموضعية للجسم ان اهم واجبات الهورمونات هي التكاثر، النمو والتطور، السيطرة على التآيض والغذاء والمحافظة على المحيط الداخلي للجسم قد يكون تأثير الهورمون منفرداً على عضو خاص من الجسم وقد يكون تأثيره على أكثر من عضو في الجسم.

ان عمل العضو في الجسم ق يكون تحت تأثير أكثر من هورمون وأحد ويمكن تصنيف تأثير الهورمونات على شكل مجاميع فمثلاً نجد ان هورمون الغدة الدرقية يؤثر في التطور والتآيض وكذلك الكورتزول الذي يؤثر على التطور والتغذية وكذلك الجهاز المناعي وأحسن مثلاً لذلك هو السيطرة على معدل السكر في الدم الذي

يتأثر بالانسولين والهورمون المضــاد لعمله هورمون الكلوكاكون (Flucagon) وهورمون الابي نيفرين ولذا قد ينتج عن اضــطراب أحدها حالة مرضـية متعلقة بالسكر.

مرض البول السكري – داء السكري

ان عمل الانسولين الذي يقوم البنكرياس بانتاجه هو المسيطر على معدل السكر في الدم فإذا صعـد الســكر في الدم يقوم البنكرياس بضـخ كمية من الانسـولين تضبطه على المعدل الطبيعي.

يحدث مرض السكري لدى الاطفال لاسباب مناعية يختل فيها البنكرياس ولايقوم بــانتاج الانســولين وهو مـانطلق عليه النوع الاول المعتمـد على اعطاء حقن الانسولين للتعويض عن الانتاج الطبيعي والا تعذرت الحياة بدون تعويض. النوع الثاني الذي يقوم فيه البنكرياس بانتاج الانسولين بعد تحفيزه ببعض الادوية وهو النوع الذي يصـيب الكبار ولكن بدأ بالظهور لدى الشــباب واليافعين منهم وقد يتحول النوع الثاني بعد فترة علاجية من النوع الثاني الى النوع الاول وهنا يتحول المريض من اخذ الادوية الى حقن الانسولين.

ان النوع الثاني يمكن الحذر من وقوعه والتخدر منه بالانتباه لوزن الجسـم وعدم السـماح بزيادته لحالة غير طبيعية تؤدي الى حدوث السـكري. ان النوع الثاني يكلف الانتاج الوطني وميزانية وزارة الصـحة العبء الكبير علماً بأن حدوثه اخذاً بالازدياد نتيجة السمنة المفرطة وعدم ممارسة التمارين الرياضية. ان المضاعفات المعروفة من عجز الكليتين وامراض القلب وقطع الاطراف وارتفاع ضـغط الدم كلها امور يمكن تجنبها بعدم السماح للاصابة بالسكري النوع الثاني.

أصبح السكري من النوع الثاني يشكل مشكلة اجتماعية في دول الخليج حيث ان شخص وأحد من بين كل ثلاثة اشخاص مصاب بالسكري من النوع الثاني نتيجة السمنة وتناول المفرط للوجبات السريعة وتناول المشروبات السكرية مثل الببسي كولا والكوكا كولا.

ان النوع الاول لايتأثر حدوثه عند الاطفال بالسمنة وقد يحدث في عوائل ليس لديها تأريخ مرضي بحدوث السكر في اعضائها.

ان السبب الرئيسي للسكري عند الاطفال هو اعتباره مرض مناعي ذاتي (Autoimmune Disease) حيث يقوم الجسم بمهاجمة اعضاء الجسم وانسجته ولانعرف لماذا يحدث هذا الهجوم ويعزى الى اسباب جينية ومحيطية. ان اهم اعراض السكري لدى الاطفال هو العطش، فقدان الوزن، الشعور بالتعب والتبول الكثير وكذلك الالم البطني والصداع والتصرفات الغريبة. في حالات كثيرة يكون ظهور المرض واكتشافه لاول مرة عند حدوث حالة اغماء حمضي في الدم Diabetic Acidosis التي تهدد الحياة إذا لم تتم معالجتها وتشخيصها بالسرعة المطلوبة وهي حالة معروفة من حالات الطواري لمرض السكري. قد تحدث هذه الحالة بعد تشخيص المرض لدى الاطفال الذين يحدث لهم التهابات وارتفاع حرارة والتي تتطلب زيادة كمية الانسولين في هذه الحالة ويجب تذكير وتثقيف العائلة عنها. او قد تحدث عند قيام الطفل بعدم اخذ حصته اليومية من الانسولين. يجب ان تفرق هذه الحالة عن الغيبوبة الناتجة عن انخفاض مستوى السكر في الدم نتيجة اللعب والرياضة او عدم الاكل واخذ الانسولين بدون تغذية تشخيص الحالتين سريرياً ومختبرياً وإذا لم يستطع الطبيب التفريق وجب اعطاء محلول السكر فإذا افاق من غيبوبته فان الحالة هي نقص معدل سكر في الدم. على العائلة والطبيب الشك بحدوث السكري لدى اي طفل يشتكي من آلام في البطن او اي حالة مرضية اخرى وإذا تم تشخيص السكري فعلى العائلة الحاق الطفل بأحد مراكز معالجة السكري في المستشفيات وعدم اللجوء الى العيادات الخاصة لان تلك المراكز مخصصة ومؤهلة علمياً وبالكادر الطبي من اخصائي

تغذية وعيون وتزويده ايضاً بالانسولين وكذلك اجهزة فحص الدم ومتابعة حالته والاستمرار بذلك حيث يصبح لديه اضبارة مرضية تسجل فيها متابعة حالته المرضية ان مرض السكري لدى الاطفال يشكل مأساة مرضية للعائلة العراقية حيث انه مرض متطلبات علاجه كثيرة وكذلك حدوث مضاعفاته التي تشكل خطراً على حياة الطفل زيادة او نقص في الانسولين او السكر او حدوث مرض آخر. يجب تفهم الحالة النفسية لعائلة الطفل وعلى المراكز الاهتمام بتغذية الطفل مما يعطي له القناعة ويحقق له النمو والتطور والكبر والدوام في المدرسة والممارسة في الفعاليات اليومية للحياة. ان الطفل يمكن ان يتولى علاجه بنفسه وعليه القبول بزرق الابر لأكثر من مرة في اليوم.

ان الحصول على الانسولين وحفظه مبرداً في الثلاجة يشكل مشكلة في ظروف البلد الحالية وعدم توفر الكهرباء بصورة مضبوطة ولايوجد في البلد ثلاجات تعمل بالنفط او توليد الكهرباء عن طريق الطاقة الشمسية والتي يجب التفكير بها خاصة في القرى والارياف. إذا كانت العائلة غير متعلمة فستكون الحالة طامة كبرى على الطفل ويجب التفكير بطلب المساعدة للعائلة من عوائل متعلمة من جيران تلك العائلة. يجب ان يتم تعليم الطفل زرق ابر الانسولين في زرقها بالطماطة وتعليمه قياس الكمية تعليمهم انواع الانسولين من ناحية سرعة عمله وطول مدة عمله واوقات زرقه حيث ان هنالك عدة انواع منه. ان المدرسة التي فيها بعض المدرسين الذين لديهم معلومات عن مرض السكري او لديهم السكري يتفهمون وضعية الطفل والذي يجب ان يحمل بطاقة تعريف او حمل سوار مطبوع فيه اسمه ومرضه وكمية الانسولين التي يتناولها يومياً حتى تتم معرفة حالته عند حدوث مضاعفات السكر من اغماء او تشوش ذهني ينصح الطفل بحمل بعض انواع السكريات السريعة لتناولها عند شعوره بنقص السكر.

ان ممرضة السكري ومسؤولة التغذية في المراكز العلاجية تلعب دوراً كبير في تثقيف العائلة كما ان المركز يجب ان يصدر الكتيبات والدوريات حول المرض باسلوب مبسط وسهل القراءة والفهم والعمل به سواء للكبار او الصغار.

ان مشكلة السكري انه لايعرف حدوداً للعمر فنجده في طفل عمره سنتان وطفل شاب ولكل عمر حساب خاص من التغذية وكمية الانسولين والنوع المطلوب منه وكذلك وزن الطفل ونوع تغذيته العائلية ويلعب المستوى المعاشي دوراً في نوع العناية لذا وجب تخصيص رواتب لمرض السكري لتحمل متطلبات التنقل والمصاريف الاضافية على العائلة كما ذكرنا يجب المعالجة بحقن الانسولين تحت الجلد بمحاقن نبيذة ذات ابرة صغيرة جداً لاتسبب الماً كبيراً عند الحقن. يؤخذ الانسولين بزرق عدة جرع من الانسولين السريع المفعول الذي يعمل مباشرة او بعد 15 دقيقة نهاراً وانسولين طويل العمل يؤخذ ليلاً وقد لايحتاج الطفل الحقنة ليلاً ولكنهم يحتاجون اليها عند نموهم وكبر جسمهم. قد يحتاج الطفل كمية صغيرة من الانسولين في السنة الاولى من تشخيص المرض وهو مانطلق عليه شهر العسل حيث يستمر البنكرياس بافراز الانسولين وقد سهل اكتشاف اجهزة فحص السكر على المريض تحديد كمية الانسولين اعتماداً على قراءة السكر في الدم. ان الطفل المصاب بالسكري قد يعيش حياة اطول من حياة اقرانه في الكبر وذلك من خلال الفحص المستمر والتغذية الجيدة وفحص العيون والسيطرة الجيدة تؤمن حياة جيدة للطفل يدفع ثمنها الحقنة اليومية للانسولين وفحص الدم المتكرر. ان مرض السكري لدى الطفل يجب ان لايعيق تعليمه للمستوى الجامعي ووصوله الى اعلى الدرجات العلمية وخير مثال لذلك هي عضوة المحكمة العليا في الولايات المتحدة الامريكية المصابة بالسكر منذ طفولتها ودرست ووصلت الى اعلى مرتبة في المحكمة العليا.

لقد حدث تقدم كبير في هذا القرن من ناحية تصنيع الانسولين فقد نجح العلماء بتصنيع انسولين بشري بواسطة الهندسة الوراثية كما ان فك ومعرفة تركيب سلسلة الانسولين مكنهم ن التلاعب بتركيبته بحيث أصبح التحكم بمدة وسرعة عمله تختلف من نوع الى اخر من انواعه كما ان البحوث مستمرة في هذا المجال وتبشر بالخير من ناحية استعمال الهندسة الوراثية او الخلايا الجذعية او زرع حقنة الانسولين وهي امور تجرى في الغرب وليس لدينا ولله الحمد المشاركة فيها بل نحن نتظر استيرادها اسوة باستيراد الدجاج والبيض واللحوم فلدينا

النفط الذي حول الشعوب الى مكائن اكل وتغوط وهو مانشاهده في الخليج من سمنة وكثرة الاصابات بالسكري.

كان الانسولين سابقاً من بقايا بنكرياس حيوانات خاصة الخنازير وكانت مضاعفاته المحلية في مواقع الزرق كثيرة ومؤلمة ولكنها اختفت باكتساف الانسولين البشري المستعمل حالياً.

على المريض ان يعرف انواع الانسولين المتوفرة لمعالجته والتي تعتمد على الاستجابة الشخصية لمفعول الانسولين وكم ياخذ من الوقت ليمتص في الدم من قبل الجسم وماهي طول فترة مفعوله والتي تعتمد على نمط التغذية وممارسة الفعاليات الرياضية وكم حقنة نستطيع ان تاخذ يومياً وكم مرة تود ان تقوم بفحص السكر يومياً وكذلك عمر الطفل وكيف هي حالة السيطرة على المرض يعتمد نوع الانسولين على المدة المطلوبة لعمله وهي الفترة لوصول الانسولين للدم ثم وصوله الى قمة التأثير والذي يعادل اشد مفعول للانسولين واخيراً طول فترة عمل الانسولين الذي يعنى طول الوقت الذي يكون فيه مؤشراً في مستوى السكر بالدم.

على هذا الاساس ثم تصنيع أربعة انواع نطلق عليها سريع العمل (الصافي) قصير العمل، متوسط الفعالية وطويل العمل وكما مبين في الجدول:

النوع	الاسم التجاري والعلمي	بداية العمل	قمة العمل	طول فترة العمل
سريع العمل	هيومالوك نوفالوك	10 – 30 دقيقة	30 د – 3 ساعات	3 – 5 ساعات
قصير العمل	الاعتيادي (R)	30 دقيقة- ساعة	2 – 5 ساعة	حتى 12 ساعة
متوسط الفعالية	NPH (N)	1.5 – 4 ساعات	4 – 12 ساعة	حتى 24 ساعة
طويل العمل	لانتس	0.8 – 4 H	قصير الصعود	حتى 24 ساعة

ان الأنسولين طويل العمل يكون عادة مخلوطاً عند الحاجة من النوع الاول والنوع الثاني سريع العمل وقصير العمل ويؤخذ مرة واحدة او مرتين في اليوم وبنسب قد تكون 30 / 70 او 50 / 50 او 25 / 75. ويفضل في الاطفال تجنب الحالات التي

يحدث الانسولين انخفاض حاد للسكر في الدم في الليل والطفل نائم ويجب التأكد عن حالته وهو نائم من قبل العائلة.

يجب على العائلة الالتزام باستعمال نوع واحد من الانسولين وعدم تبديله دون استشارة لان ذلك يربك الجسم في التأقلم على الانسولين الجديد وكذلك معرفة اوقاته. يمكن للعائلة التي ليس لديها كهرباء وثلاجة طلب المساعدة من الجيران او خزن الانسولين في المستوصف القريب من دارهم. يجب تعقيم موضع الزرق بمادة السبرتو المتوفر في الصيدليات وكذلك غسل الايدي قبل الزرق. ان مراكز السكري تقوم بتزويد العائلة بالانسولين وهي تحاول عدم تبديل العائلة بالانسولين وهي تحاول عدم تبديل النوع الذي تقوم بتجهيزه.

على العائلة ان تثقف نفسها بقراءة نشرات المراكز والكتب التي تشرح المرض ومضاعفاته وكذلك الاستماع للندوات الطبية التي تجرى في التلفزيون حول الموضوع واهم المعلومات لها هي معرفة تشخيص نقص السكرفي الدم ومعرفة اعراضه لدى طفلهم ومعالجته بسرعة تجنباً للمضاعفات.

القيلة المائية التفهة

القيلة المائية التفهة (Diabetes Insipidus) ان عمل الكليتين في الجسم هو التخلص من الفضلات عن طريق البول والذي تقوم بتركيزه تحت تاثير هورمون مضاد (الدسموبرسين) الذي ينتج في Hypothalamus ويخزن في الغدة النخامية يحدث المرض عند فشل الغدة بافراز الهورمون لاسباب عديدة منها الالتهابات والجروح وبعد عمليات الدماغ هنا لاتستطيع الكلية القيام بتركيز البول فيقوم المريض بالتبول الكثير والشعور بالعطش الشديد يعوضه بشرب كميات كبيرة من الماء وهو مايشبه مرض السكري ولكن البول لايحوي سكراً.

قد يحدث المرض نتيجة فشل الكلية في الاستجابة للهورمون المذكور فيحدث المرض ايضاً لذا يطلق على النوع الاول النوع المركزي او العصبي والنوع الثاني بالكلوي. ان الادرار الكثير في حالة مرض السكري ينتج عن التبول الاسموسي Osmotic Diuresis حيث يفقد السكر مصحوباً بالماء. قد يحدث مرض القيلة اثناء الحمل او بعد شرب الكحول او لتناول كميات كبيرة من الماء لاسباب نفسية وجميعها تؤدي الى العطش وبول كثير خفيف التركيز مع حدوث الجفاف لدى البعض وعتامة في النظر. ان المرض لدى الاطفال يكون مصحوباً بفقدان الشهية وقلة كمية الطعام مع عدم زيادة في الوزن وبعض الاوقات يكون مصحوباً بالحمى والقيء او الاسهال مع فقدن البوتاسيوم ايضاً.

التشخيص يعتمد على اعراض المرض وفحص البول يظهر عدم وجود السكر فيه مع قلة الكثافة النوعية التي تكاد تقارب الماء العادي وللتفريق بين الاسباب تجرى عملية تركيز للبول بمنع شرب الماء او اعطاء هورمون الدسموبرسين ومعرفة تأثيره على تركيز البول.

يجب فحص معدل الكالسيوم والبيكاربونات في الدم والقيام بفحص الرنين للرأس لمعرفة امراض الغدة النخامية. تعتمد المعالجة الطبية في حالة النقص يمكن اعطاء المريض الدواء عن طريق الانف كرذاذ او بالحقن او على شكل حبوب اما في حالة الاسباب النفسية لشرب الماء تصلح الحالة النفسية له. يجب الانتباه الى مضاعفات الدواء والتقيد بتعليمات اعطاء الدواء منعاً لحدوث المضاعفات قد يوصف الدواء لبعض الاطفال الذي لديهم تبول ليلي وهنا ايضاً يجب على العائلة معرفة مضاعفات المرض وعدم الاعتماد عليه كبلياً حيث هنال طرق أسهل ودون مضاعفات لمعالجة التبول الليلي كما سبق وان بنيت في الموضوع نفسه سابقاً منها ايقاض الطفل واستعمال المنبه.

أمراض الدم

لا أنسـى درس الاجتماعيات في الصـف الرابع الابتدائي الذي جاء في الكتاب المقرر أن الدم سـائل أحمر يجري في عروق الانسـان وبذلك انتهى بي المطاف أدرس الدم لأكثر من أربعين عاماً ولازال الطب يكتشـف فيه اموراً جديدة من وراثة ومن خلايا جذعية ومن مناعة وتصـنيع لمكونات الدم ولكن يبقى الدم سـائلاً احمراً يجري في عروق الانسـان. هو عنصـر الحياة في الجسـم فقدانه يعني الموت والدم يتكون اسـاسـاً من الكريات الحمر والكريات البيضـاء واقراص الدم والبلازما التي تحمل الماء والاملاح ومكونات الجسـم من عناصـر اخرى مناعية وهورمونية وفيتامينات ومضـادات حيوية لكل وأحد منهم واجب ومسـتوى يحتفظ به وهو مايطلق عليه المحيط الداخلي.

يتكون الدم في الادوار الجنينية في الكبد والطحال والعظام ويتحول بعد الولادة لصـنعه في العظام خلال عملية معقدة من خلايا جذعية تنتج الخلايا المسـبقة للكريات الحمراء وتعيش الكرية الحمراء بحدود (120 يوم) والخلايا البيض حوالي اسبوع وامراض الدم تناقش تصنيف وتدمير وتكسر مكونات الدم.

يتطلب انتاج الكرية الحمراء وجود عدة عناصـر من حديد وفيتامين B12 وحامض الفوليك وهورمون الثايروكسين ويقوم الجسم بتدوير عنصر الحديد ولكن فقدانه او عدم تناوله يسـبب فقر الدم الذي يسـبب اعراضـاً مرضـية. ان تركيب الهيموكلوبين الموجود في الكرية معروف واي تبدل في طبيعته يشـكل امراض خاصة.

ان شـكل الكرية الحمراء وحجمها معروف واي تبدل في ذلك كبيراً وصـغيراً او تحول الى شكل منجل او هلال يعطى لالمرض اسمه ووراثة هذه الامراض معروفة

ايضاً لذا فان تشــخيص امراض الدم تعتمد على خزعة العظم الذي هو أصــل الكريات الحمر وكذلك تعداد وحجم الكرية وطبيعة الهيموكلوبين الموجود فيها وشــكلها كما يقاس عنصــر الحديد بالاشــكال الموجود فيها داخل الجســم وكذلك مستوى الفيتامينات والامراض الاخرى المسببة للمرض.

أمراض تكسّر كريات الدم الحمراء

فقر الدم الانحلالي

فقر الدم الانحلالي (Haemolytic Anaemia) هو نوع من انواع فقر الدم الناتج عن تحلل وتكسر كريات الدم الحمر داخل الاوردة والشرايين او خارجها في جسم الطفل. ان مسببات المرض كثيرة من البسيطة للمهددة للحياة وهو اما وراثي او مكتسب. ان اعراض فقر الدم هي التعب وعسر التنفس (ضيق التنفس) وظهور اليرقان اما المضاعفات الناتجة من التحلل المزمن فهي تولد حصى المرارة وارتفاع الضغط في الرئتين.

ان عملية التكسر تنتج زيادة في مادة البليروبين مسببة اليرقان وكذلك افرازات في البول مثل مادة الهموكلوبين والهيموسدرين وكذلك المث هموكلوبين كما يتفاعل العظام للتعويض عن فقر الدم وفقدان الخلايا الحمراء بعملية تعويض قوية قد تسبب ظهور بعض الخلايا المسبقة في الدم مثل خلايا Reticulocyte Macrocyte وقد يحدث تمدد للصفائح العظمية في القحف ويمكن اكتشاف ذلك بالاشعة.

ان المعادلة بين تحلل الكريات الحمر وعملية تصنيعها في العظم تقرر شدة فقر الدم. ان المسببات للتكسر قد تذكر في تاريخ المرض مثل تناوُل بعض الادوية او اكل الباقلاء او شم زهورها في الحقول او إذا كان الطفل مصاباً بتشوهات خلقية في القلب تمت معالجتها بصنع صمامات له.

ان اعراض المرض المزمنة قد يؤدي الى حدوث زيادة في ضغط الشريان الرئوي والذي قد يؤدي بدوره الى حالات الاغماء او الم في الصدر وعسر تنفسي شديد يؤدي في النهاية الى عجز القلب في البطين الايمن يظهر على شكل وذمة في

الرجلين او استسقاء في البطن. ان اسباب التكسر قد تكون في الكريات الحمر نفسها منها:

1- نقص او تشوه في جدار الكرية الحمراء ينتج كرية حمراء او اهليجية (Hereditary Sphero Cytosis Or Elipto Cytosis).

2- تشوّه في تركيب الهيموكلوبين داخل الكرية الحمراء مثل فقر دم البحر الأبيض المتوسط وفقر الدم المنجلي.

3- تشوه في التآيض داخل الكرية الحمراء مثل نقص انزيم G6PD او البايروفيت كاينيز اما الاسباب الخارجية فهي كثيرة سببها الادوية او اضطراب الجهاز المناعي الذاتي او اسباب متعددة اخرى.

ان اهم مايجب ان تعرفه العائلة العراقية الكريمة فهو مانطلق عليه تكسر الكريات الحمر نتيجة اكل الباقلاء سواء الطازجة او اليابسة او حتى شم زهور النبات في موسم التزهير حيث تصل المستشفى عدة حالات تحتاج للمعالجة الطبية بعملية نقل الدم والا توفي الطفل نتيجة عجز القلب او تم تشخيصه خطأ على انه التهاب كبد فيروسي.

ماهو السبب لتكسر الكريات الحمر عند اكل الباقلاء يوجد في داخل الخلية الحمراء انزيم نطلق عليه مختصراً بـ G6P.D مختصراً الى كلوكوز 6 فوسفيت دي هايدروجينيز. وهو انزيم تآيض مسؤول عن تآيض بنتوز فوسفيت في الجسم وخاصة في الكرية الحمراء وهو نقص يحدث للبعض من الاطفال ووراثياً هو مرتبط بكروموسوم الجنس X ذو الصبغة المتنحية X. Linked Recessive Hereditary Disease

ان الاطفال الذين لديهم نقص في هذا الانزيم يحدث لديهم تكسر الكريات الحمر عند تعرضهم للالتهابات او تناولهم ادوية او مواد كيميائية وكذلك الباقلاء

المســـماة بـــــ FAVA بالايطالية لذا قد يطلق على المرض فيفزم Favisim ولكن ليست جميع الاطفال معرضة لذلك المرض لقد تم تصنيف حالات المرض الى:

1- نقص شديد أكثر من 10% مسبباً فقر دم وراثي.

2- نقص شديد أكثر من 20% مسبباً تكسر الكريات الحمر بصورة متناوبة.

3- نقص انزيم خفيف (10- 60 فعالية) مسـببأ تكســر الكريات عند تعرضـها الى حالة ضغط Stress.

4- حالة زيادة فعاليات الانزيم ولكن دون علامات سريرية.

العلامات والاعراض السريرية:

يكاد يكون حدوث جميع حالات تكســـر الكريات الدم الدم نتيجة اكل الباقلاء لدى الذكور فقط ولمكن بعض الاناث قد يصبن بها نتيجة نقص الانزيم في بعض الخلايا الحمر لديهن.

اما اعراض المرض فقد تكون على شـــكل داء صـــفراء ولادي قد يؤدي الى تلف الدماغ نتيجة الارتفاع العالي للبلي روبين وهو مانطلق عليه Kernictuerus اما الحالات الاخرى فهي حدوث التكســـر عند حدوث الالتهابات او اخذ بعض الادوية مثل ادوية معالجة مرض الملاريا وكذلك مركبات ادوية الســـلفا او اكل مادة النفثالين عرضـــاً (قاتل العث) او الاســـبرين او ادوية النايتروفرنتين وكذلك استعمال مادة الحناء اما اهم الحالات فهي عند تناول الباقلاء خاصة عند الاطفال والرضـــع واعراض معروف يصـــيب شـــعوب منطقة البحر الابيض المتوســـط ان التشـــخيص التفريقي عن مرض التهاب الكبد الفيروســـي نوع A هو الربط بين ظهور داء الصفراء في العينين بصورة سريعة وشحوب اللون وظهور تلون في البول وعدم وجود ارتفاع في حرارة الجســـم وهو مايحدث عند التهاب الكبد ان التاخر في التشـــخيص يؤدي الى حدوث تأخر العلاج والذي لايتعدى عن اعطاء دم حديث

السحب وليس مخزوناً وكذلك تزويد العائلة بقائمة الادوية التي يجب عدم تناولها وتذكر اي طبيب مستقبلاً عند وضفه الادوية لياخذ الحذر من النوادر التي كنا نقنع العائلة لها لتذكر ادوية السـلفا بقولنا انها سـوف تلعن سـلفة سـلفاه وهي كلمة متداولة عراقياً وقد حدثت حالات لاتنسـى في حياة الممارسـة الطبية حيث كنت متوجهاً مع عائلتي الى بغداد وإذا بشخص يوقف السيارة ويقول لديه ولد مصاب بالتهاب الكبد ومنذ 7 ايام حالته تزداد سـوءاً وعند سـؤاله هل تناول الباقلاء قال نعم فاوصـيت الطبيب المقيم باعطاءه ثلاث قناني دم وبصـورة بطيئة جداً حتى لايحدث له عجز قلب من تناول الدم بصورة سريعة.

والحادثة الثانية حدثت لي عندما كنت طبيب مقيم في مسـتشـفى حماية الاطفال نائماً في الظهر للاسـتعداد للخفارة الليلية وإذا بشـخص يطرق الباب فقلت له بعصـبية زائدة ماذا تريد الا ترى اني نائماً وقد خجلت من نفسـي واعتذرت له في الحال. قال ان ابن اخيه لدغته حية وقد تم معالجته في ديالى لمدة اسبوع باعطائه البنسـلين ولكن حالته لاتعجبني واليوم ادخله الطبيب ووصـف له بنسـلين. قلت ولماذا اخترتني انا بالذات فقال لقد قمت بالسـهر مع طفلتي ليلة كاملة قبل 4 أشهر لاصابتها بالجفاف ولم تترك يدها. لقد سـألته هل تبول ابن اخيك دماً فقال نعم فقلت اين؟ فقال في المرافق وذهبنا للمرافق ولكونها غريبة تبول الطفل على ارضـية المرافق وكان البول احمر اللون فقلت له ان ابن اخيه حدث لديه تكسـر كريات حمر وهو يحتاج الى دم فقال ان فصيلة دمي هي Rh-O+ وقد سحبت منه بطل دم واعطيته الى ابن اخيه وقد سـألته ماذا تعمل اثناء سـحب الدم قال انا مدير عام الجنسـية فقلت انني على سـفر واحتاج الى جوازَيْ سـفر لي ولاخي وقد قام باخراج الجوازات ولم يقبل ان ياخذ رسوم الجوازات. لقد أصبحنا اصدقاء وكان يزورني في البصـرة ولكن عند زيارتي الى داره في بغداد وجدته منكوباً بطفل مصـاب بمرض وراثي أفقده بصـره وشـوه قفصـه الصـدري وهي حالة تطلق عليها مرض مركيوز Morqiause Syndrome. كان خلوقاً نبيلاً من عائلة معروفة وقد زودنا بزنابيل الرمان طول فترة انتاجه ويضـعها في دار الاطباء. ولقد سـاعد كثيرا من العوائل التي كنت اتوسـط لها للحصول على شـهادة الجنسـية العراقية كما قلت

كان مسؤولاً كبيراً في الدولة ولكنه كان نبيلاً وصاحب اخلاق ونبل تشرفت بمعرفته ولا زلت نادماً على طريقة مقابلتي له. عند ايقاضــي قد يحتاج الطفل الى اعطاءه بعض من شــراب الحديد لتعويضــه عما فقد وكذلك تعزيز غذاء بالخضــروات الحاوية على الحديد مثل الاســبيناغ والسـبزي واللحوم والبيض لتزويده بالبروتينات.

علماً بان مرض فقر دم نقص الحديد هو من أكثر انواع فقر الدم لدى الاطفال دون الرابعة ولذا وجب اعطائهم الحديد والفيتامينات لســد النقص الغذائي لغلاء اللحوم في العراق علما بان السـمك والدجاج لايعوض نقص الحديد ومعرفة نقص الحديد ســهلة للغاية فهي شـحوب لون الجلد وميلانه للابيضـاض وكذلك التعب والارهاق وعدم التقدم في الدراسـة وميل الطفل للكسل والنوم وتتحسـن صحته وتقل قابلية الالتهابات إذا تم اعطاءه الحديد والتغذية الجيدة من بروتينات نباتية مثل العـدس والحمص والبـاقلاء والمـاش والبزاليـا وهي تكفي للتعويض من البروتين الحيواني.

الامراض النزفية والرعاف

يملك الجسم البشري مقومات ايقاف النزف من عروقه عند حدوث الجروح فيها من خلال عملية معقدة نطلق عليها عملية التخثر والتجلط Colting و Coagulation وهي تشمل تفاعل عدة عوامل موروثة نطلق عليها عوامل التخثر يرمز لها (XIV) وهي حوالي 14 عامل اضافة الى عمل الاقراص الدموية وقابلية تقلص الاوردة والاوعية الدموية في موضع الجروح. ان الامراض النزفية امراض وراثية يولد الطفل وهو مصاب بنقص في أحد هذه العوامل المذكورة او حدوث نقص في الاقراص الدموية نتيجة حدوث التهابات خمجية او تناول بعض الادوية او تفاعل مناعي ذاتي او حدوث تمدد في الاوعية الشعرية ولادياً كما هو حاصل في الانف يؤدي الى الرعاف عند حدوث اصابة للانف او محاولة ازالة المخاط باليد وهو ما نطلق عليه نبش الانف. ان اهم الامراض الوراثية هي مرض الهيموفيليا وهو عبارة عن اضطراب جيني يورث على كورموسوم الجنس (X) مسبباً فقدان الجسم لقابليته في السيطرة على النزف وايقافه والعامل المفقود هو العامل الثامن (VIII) وهو مرض يحدث في طفل من كل 5 – 10 الاف ولادة جديدة من الذكور وهو النوع الذي نطلق عليه نوع A. اما هيموفيليا نوع B فهي تعزى الى نقص العامل التاسع (IX) وتحدث في وأحد من كل 20 – 34 الف ولادة ذكرية وهي حالة وراثية مرتبطة بعامل الجنس X على شكل صفة منتحية اما احتمال اصابة البنات الذين لديهم (XX) بعيدة جداً لذا لانجد مرض الهيموفيليا لدى الاناث وهي حكمة الاهية والا توقف الانجاب واختفى البشر بسبب النزف. ان النساء حاملات للجين المرضي دون حدوث اعراضه لديهن وهن يرثن المرض من اباهن او امهاتهن او قد يحدث المرض لاول مرة نتيجة طفرة جينية وهي في الواقع السبب الرئيس في ظهور حالات جديدة في عوائل ليس لديها تاريخ مرضي بوجود مرض الهيموفيليا عند أحد افرادها. ان حدوث نوع A او B عند الاناث يجب ان يتأتى من زواج بين ام حاملة للجين واب مصاب بمرض الهيموفيليا وهذا نادر جداً.

اما نوع هيموفيليا (C) والغير مرتبطة بعامل X فهي تحدث عند نقص عامل (X) والذي يصيب الجنين وهو معروف الحدوث لدى اليهود الاشكنازي.

ان نقص عوامل التخثر يسبب فشل ايقاف النزيف لعدم تكون قشرة Scab في موقع النزف كما انه يحدث فشل في تكون مادة الفايبرين والذي يديم التخثر. ان النزف لدى الشخص المصاب بالمرض ليست أكثر كمية من الشخص العادي الصاحي ولكن الفرق الرئيس هو استمرار النزف لمدة اطول قد تكون ايام او اسابيع او لايقف البتة وحدوث في الدماغ قد يؤدي الى الوفاة او العوق الدائم.

ان مضاعفات المرض كثيرة وقد تنتج عن المرض او معالجته مثل النزف العميق في العضلات مسبباً الالم والخدر او تورم الاطراف اما النزف في داخل المفاصل فهو يؤدي الى تلفها مع الم كثير وتشوه في المفاصل وحدوث التهاب مفصلي مزمن. اما المضاعفات الناتجة عن المعالجة الطبي فهي نقل بعض الامراض عن طريق اعطاء الدم او العوامل المعطاة للمريض وقد حدثت في القطر واصيب حوالي 120 طفل بمرض نقص المناعة بسبب معالجتهم بمواد مستوردة من فرنسا. يمكن ان تحدث تفاعلات للعوامل المعطاة مولدة مايعرف بمهبطات المناعة Immune Inhibitor تجعل المعالجة بالعوامل اقل فعالية وتأثيراً. ان أخطر المضاعفات هي النزف الدماغي التي تسبب فقدان الوعي وتلف الدماغ او الموت.

ان المعالجة الصحيحة قد اطالت في عمر المرضى بصورة جيدة ولكن أكثرهم يتوفى بنزف داخل الدماغ او حدوث نقص المناعة المكتسب او التهاب الكبد الفيروسي نوع (C) وتشمع الكبد وهي مضاعفات نقل عوامل المعالجة للمريض والحاوية على تلك المكونات في العوامل المنقولة من الامراض النزفية الاخرى المهمة هو مرض يعرف بمرض فون فليبراند Von Willebrand Dis. وسببه العامل المعروف بنفس الاسم حيث ان نقصه يسبب تحلل العامل الثامن (VIII) وهو يورث بصورة غالبة جسيمة Autosomal Dominant وهو يظهر على عدة اشكال وانواع نطلق هي A2 و N2 والنوع 3 وهذا النوع الاخير يورث بصورة متنحية وهي جميعاً تشترك جميعاً بان لها علاقة بعمل العامل رقم (VIII).

ان نقص فيتامين K قد يسبب نزفاً يشبه نزف الهيموفيليا حيث ان المعروف ان فيتامين K يدخل في عملية انتاج عدة عوامل من عوامل مخثرة (Cloting Factors) وهذا النقص يحدث عادة عند حديثي الولادة ولذا يسمى مرض النزف الولادي وعلاجه اعطاء الفيتامين بالحقن اخذين بالاعتبار الكمية التي يجب ان تعطى حيث كثرة الفيتامين لها جوانب سلبية.

لايوجد دواء شافي لمرض الهيموفيليا والمعالجة تتم باعطاء العامل (VIII) لنوع A والعامل (IX) لنوع B وهذه العوامل يمكن فصلها من مصل الدم او تصنيعها بالهندسة الوراثية Recom Binant او الاثنين معاً.

ان بعض المرضى يولد مهبطات لهذه العوامل (Antibodies in Hibitors) والتي تعالج باعطاء العوامل المصنعة من عامل (VIII) وقد سمي العامل المنتج جينياً باسم (Xyntha) من قبل شركة (Wyeth) ولكن سعره غالباً خاصة في البلدان الفقيرة لذى نقوم باعطاء البلازما التي لاتكلف كثيراً. ننصح المرضى باجراء بعض التمارين الرياضية التي تقوى المفاصل ويمنع من بعض الالعاب مثل الملاكمة وكرة القدم والطائرة ولبس واقيات الرأس والمفاصل. ان اول من وصف المرض في القرن العاشر هو Abulcasis وعرف المرض وسببه الوراثي عام 1813. ان أشهر النساء اللواتي كن حاملات للمرض هي ملكة بريطانيا فكتوريا التي اورثت ابنها ليوبارد نوع B وبعض بناتها التي تزوجن في روسيا واسبانيا والمانيا وقصة رأس بوتين مشهورة في معالجة ابن قيصر روسيا تاربيف وقد نجح في ذلك بمنعه من تناول الاسبرين الذي يزيد النزف حدة. لقد تمت عدوى حوالي (10.000) مريض امريكي مصاب بالهيموفيليا بنقل فايروس نقص المناعة ولكن القيام ببسترت العوامل اوقف حدوث هذا الخطأ العلاجي.

من الامراض النزفية الاخرى التخثر: هي نقص صفائح الدم (Platelets) الذي يتراوح تعدادها الطبيعي (150 – 250) الف لكل ملم3 من الدم والتي لها دور في التخثر الدموي الطبيعي ان نقص الاقراص لايسبب مشاكل طبية كبيرة ويتم الكشف عن النقص اثناء اجراء فحص الدم وتعداد مكوناته واحياناً يظهر على المريض بعض

السحجات والفرفريه (Parpura) وهي نقاط نزفية على الجلد او الانسجة المخاطية او النزف من اللثة او الرعاف وكذلك حدوث نزف تحت الجلد (Petechiae) او نمشات كدمات الجلد (Echymosis) يجب التاكد من عدم وجود نقص في كريات الدم الحمراء والبيضاء في نفس الوقت.

إذا وصــل تعداد الاقراص الى حدود (30 – 50) ألف يحدث ظهور ســحجات وإذا نقص التعداد الى (15 – 30) الف يظهر كدمات Brusing على الاطراف العليا والسفلى.

ان اسباب النقص قد تكون قلة في الانتاج او تلف للاقراص بسبب تناول بعض الادوية او الالتهابات او لدغة حيّة. تعتمد المعالجة على معرفة السبب وإذا أصبح النقص مزمناً يتم رفع الطحال كآخر طريقة في المعالجة حيث ان ذلك يسبب خطر مناعي للطفل إذا اجريت عملية رفع الطحال في عمر 5 ســنوات من عمر الطفل. يصــاحب نقص الاقراص الامراض الدموية الاخرى التي تصــيب الطفل خاصــة امراض لوكيميا الدم ويشــكل مشــكلة علاجية حيث ان بعض الادوية العلاجية ايضــاً تســبب نقص الاقراص. يمكن في بعض الاوقات اعطاء الاقراص الدموية من دم متبرع به لمريض يحتاجه بعد عزلها.

امراض اعتلال الهيموكلوبين الوراثية

هي الامراض الوراثية التي تنتج لاسـباب وراثية في تركيبة الهيموكلوبين الذي يتكون من جزئين مادة الهيم الحاوية على الحديد وكلوبين والخطأ يحدث في تركيب الكلوبين الذي يتكون من أربع سلاسل هي (alpha 2 & beta 2) وهذه السلاسل الأربع تحمل الاوكسجين وتزود به الجنين عن طريق الحبل السري المتصل بالمشيمة الملتصقة بجدار الرحم. يعاني الجنين من نقص في كمية الاوكسجين التي تصله من الرحم ولتعويض هذا النقص بانتاج هيموكلوبين جنيني نطلق عليه (HbF) وهو مكون من أربع سلاسل Y22& – الفا وكاما وهذا الهيموكلوبين يمتاز بالفتنة (الشهية) العالية للاوكسجين (Afiynity) ومقاومته للقلوية وتشكل نسبته عند ولادة الوليد الجديد 50 – 95% من مجموع الهيموكلوبين ولكن بعد الولادة بستة أشهر تتناقص هذه الكمية ويتحول الهيموكلوبين الى النوع الموجود لدى الكبار (HbA) المكون كما ذكرنا من (B22&) حيث يؤدي واجبه بنقل الاوكسجين. ان هيموكلوبين HbF يختلف عن HbA بعده امور منها مقاومته للقلوية والتي تستعمل لتشخيص نوع الدم الذي يتقيئه الوليد الجديد هل هو دمه ام دم امه وابتلعه اثناء الولادة وعلى هذا الفحص تعتمد المعالجة للوضع. ثانياً ان هيموكلوبين HbF لديه الفة شديدة للارتباط بالاوكسجين واعطائه بسهولة لانسجة الجسم وهذا الصفة تحافظ على الجنين داخل الرحم الذي يكون فيه مستوى الاوكسجين اقل مما هو في دم امه وهو لذا يعتبر انه يعاني من حالة اختناق دائم قد يحوي دم الكبار نوع اخر من الهيموكلوبين نطلق عليه (HbA2) مكونا من (&2 82) (2 الفا و 2 دلتا) والذي يقوم الجنين بصنعه من الدور الثالث من الحمل ويستمر طول الحياة وهو لايتعدى أكثر من 2.5% في مجموع الهيموكلوبين.

ان امراض الدم واعتلال الهيموكلوبين تنتج عن تبدل في سلاسل الهيموكلوبين او تصيب الجزء الحامل للأيد وهو مانطلق عليه البورفرين (Porphyrins).

كما ذكرنا يتكون (H6A) من سلسلتين وهي (A2B2) وفي حالة مرض فقر الدم المنجلي يحدث خطأ تركيبي في سلسلة B2 ويتم تبدل أحد البروتينات في الموقع رقم 6 منتجاً نوعاً من الهيموكلوبين نطلق عليه هيموكلوبين S وهذا يؤدي الى تبدل في سلسلة B يجعلها تصاب بنقص حمل الاوكسجين مما يؤدي ال تبدل في شكل الكرية الحمراء تصبح قوية غير قابلة للالتواء وتتلاصق مع بعضها البعض مؤدية الى توقف جريان الدم في الشرايين الشعرية ومسببة تكون خثرة دموية تسبب انقطاع جريان الدم للعضو ومسببة حدوث الالم وتلف الاوعية الدموية وتكسر الكريات الحمر مسببة بذلك حدوث فقر الدم. إذا كان المرض في أحد السلسلتين B يكون المريض هجيناً Hetrozygote ولكن إذا شمل المرض كلتا السلسلتين من B يصبح Homozygote وتظهر عليه اعراض المرض (زيجوت متماثلة الالائل) ان امراض البورفيريا (Porphyria) هي اضطرابات في انتاج جزء الهيم الفعال في الهيموكلوبين والذي يتركب من حلقة مركبة من البورفرين مع الحديد والمرض المعروف بالبورفيريا Porphyria هو اضطراب في انتاج البورفرين المركب بسبب طفرة جينية من أحد خطوات الانتاج لأحد الانزيمات. ان امراض البورفيريا قد تؤثر على الجلد (بورفيريا جلدية) او الجهاز العصبي على شكل بورفيريا حادة. ان المرض الذي يصيب الجلد يؤدي الى ظهور فقاعات (Blister) مع حكة وورم عند التعرض للشمس اما الحالة العصبية تسبب الم وخدر وشلل واضطرابات عقلية. لقد تم تصنيع بعض الادوية اعتماداً على تركيب البورفرين الغير طبيعي وقد تم استعمال تلك الادوية للمعالجة السرطانية حيث تتلف الخلايا السرطانية عند تعرضها للضوء. بعد معرفة اختلال تركيب الهيموكلوبين وانتاجه الحالات المرضية سوف نقوم بشرح تلك الامراض الوراثية ومنها:

امراض اعتلال الهيموكلوبين الوراثية

هي مجموعة الامراض الوراثية التي تتعلق بخطأ في تركيب الكلوبين في سلاسله المعروفة. وهي تورث بما نطلق عليه اضطراب جيني وحيد في معظم الحالات وتورث على شكل جسمي غالب متعاون Autosomal – Co. dominant traits من هذه الامراض هي مرض فقر الدم المنجلي والذي يحمل الجين حوالي 7% من عموم البشرية وتشكل الشعوب الافريقية حوالي 70% منهم.

اما بقية الانواع فهي تصيب شعوب منطقة البحر المتوسط وجنوب اسيا بما يعرف فقر دم البحر الابيض المتوسط. قد يحدث الخلل في سلاسل الكلوبين او قلة في انتاج البروتينات ولكن الحالتين قد تتداخل في هذه الامراض سواء في التركيب او الانتاج مسببة الامراض الوراثية. ان بعض الانواع لاتسبب فقر الدم. ان الانواع المعروفة تشمل

HbD , HbE , HbC , HbS , HbG , HbO , ARAB , HbM , HbLAHOR كما ان نقص انزيم G6PD لدى البعض من المرض قد افادهم من التخلص من مرض الملاريا بموت الكرية الحمراء وموت الطفيلي فيها.

تتبع اهمية تلك الامراض من الحقيقة الثابتة وهي ان معرفة المرض تمكن الطبيب من اعطاء الاستشارة الوراثية لتجنيب حدوث تلك الامراض قبل الزواج وبعد إنجاب الاطفال وبذا تتمكن من الحد من عدد الاطفال المصابين بالمرض إذا لم تعمل العائلة بتلك النصيحة. ويعتمد التشخيص النهائي على تعداد الكريات الحمر وفحص الهيموكلوبين واخير DNA دراسة الطفرات الجينية وهي تفرز نوع هيموكلوبين الجنين مستقبلاً.

من اهم امراض الهيموكلوبين هو مرض فقر الدم المنجلي والذي يتميز بان الكرية الحمراء وتحت نقص الاوكسجين في انسجة الجسم تاخذ شكل جامداً يشبه المنجل منما يفقدها مطاطيتها مؤدياً الى حدوث مضاعفات عدة. يحدث المرض نتيجة لطفرة جينية في الكلوبين والمرضى الذين لديهم نسخة وأحدة من هذا الجين يحوي الدم لديهم كلوبين طبيعي وغير طبيعي وهذا مانطلق عليه وراثياً

المشارك الغالب (Codominace) ان المرض يصيب الافارقة ومن هم من اصول افريقيا في المنطقة الاستوائية وتحت الاستوائية ان الاشخاص والاطفال الذين لديهم طفرة جينية نقية (Homozygosity) يصابون بمرض فقر الدم المنجلي (Sickle Cell disease او HbS) اما الذين لديهم صفة المرض لجنين وأحد فقط منهم في الغالب اصحاء Sickle Cell Trait دون علامات مرضية.

ان الوراثة هي التي تقرر نوع الهيموكلوبين والذين لديهم أكثر من جين لامراض اخرى قد يحملون تلك الانواع من الهيموكلوبين مثل HbSc او مشتركاً مع فقر الدم البحر الابيض Sickle Cell beta HbSIB يظهر مرض فقر الدم المنجلي على عدة اشكال منها:

أزمة فقر الدم المنجلي	Sickle Cell Crisis
أزمة الإنغلاق الوعائي	Vaso Oclosive Crisis
أزمة عدم التنسج	Aplastic Crisis
أزمة تحلل الدم في الطحال	Splenic Sequestration Crisis
أزمة تحلل الدم	Haemolytic Crisis

الحالة الاولى تستمر بين 5 – 7 ايام علماً بان الجفاف والالتهابات وحموضة الدم قد تكون عوامل محفزة (Triger) وفي معظم الاوقات لايوجد سبب يمكن اكتشافه مؤدياً الى حدوث تلك المضاعفات.

ان سبب حدوث الانغلاق الوعائي تحدث عندما تاخذ الخلايا الحمر شكل المنجل وتغلق الشرايين الصغيرة وتوقف جريان الدم مسببة نقص الترويه Ischemia (قلة ورود الدم) والالم وبعدها يحدث النخر (Necrosis) وأحيانا تلف العضو المصاب. تعتمد المعالجة على اعطاء الارواء الوريدي ومضادات الالم واعطاء الدم وتحتاج المعالجة الدخول للمستشفى وتعتبر اصابة القضيب والرئتين من الحالات الطارئة التي تستوجب ادخال المريض للمستشفى. ان ازمة عصر

الطحال ووجود الشـرايين الضيقة في الطحال تمثل أحد الاسـباب ولكون واجب الطحال بالاسـاس هو التخلص من الكريات الحمر التالفة يتاثر الطحال ويصاب بالاحتشاء (Infarct) خاصـة قبل عمر البلوغ مسبباً لما نطلق عليه رفع الطحال الذاتي Autosplenectomy مسبباً زيادة في نسبة حدوث الالتهابات بالميكروبات المكبسـلة Encapsulated organism لذا يجب اعطائهم المضـادات الحيوية ثم اجراء اللقباحات ضد هذه الاحياء بعد ذلك.

وفي ازمة عدم التنسـج (Aplastic crises) تسـوء حالة المريض ويزداد فقر الدم لديه ويصاب بالشحوب والخفقان والتعب وقد يعزى السبب للاصابة بالفيروس المعروف بارافايرس 19 والذي يعيق تصـنيع الخلايا الحمر باصـابة الخلايا التي تولد تلك الكريات الحمر ويسـبب تلفها وقد يحدث ذلك لمدة يوم او يومين ولذا يتعرض المريض لخطر الموت وتحتاج تلك الحالة من 4 – 7 ايام لتختفي.

اما في حالة تحلل الدم (Haemehytic) ينخفض الهيموكلوبين بصـورة حادة نظراً لتكسـر الكريات الحمر بصـورة سـريعة وخاصـة لدى الاطفال الذين لديهم نقص انزيم (G6PD) وتعتمد المعالجة عنا على عملية نقل الدم بسرعة للمريض.

من المضـاعفات السـريرية المعروفة لدى المرضـى هو التهاب الاصـابع ويحدث ذلك في الأشـهر السـتة الاولى من العمر لدى الاطفال الحاملين للجين ويمكن ان تسـتمر الحالة لمدة شـهر. من الامراض الاخرى هو كمانطلق عليه متلازمة الصـدر الحادة Acute chest syndrome وهي عبارة عن حمى مع الم في الصدر وصعوبة في التنفس ووجود علامات في اشـعة الصـدر – ارتشـاحات (Infilirate) علما بان نفس الموجودات قـد تشـاهد في حالة ذات الرئة يعـالج المريض للحالتين المذكورتين يمكن ان يعزى سـبب ذلك الى حدوث الالم او الالتهاب الصـدري او خثرة دموية في العظم او تقلص في فصـوص الرئة او اسـتعمال ادوية مزيلة الالم مثل الترياق.

ان المضاعفات الاخرى لمرض فقر الدم المنجلي هو الاستعداد الزائد للاصابة ببعض الميكروبات العقدية (Streptococci) ونوع الاخر المستديمة Haemephilus Influenzae تنتج عدم فعالية الطحال مما يفقد المريض المناعة ضد هذه الميكروبات ولذا نلجأ لاعطاء البنسلين يومياً للوقاية منها وخاصة لدى المرضى من الاطفال والبعض يعطي الدواء مدى الحياة واليوم يستفاد المرضى من اللقاح الثلاثي للميكروبات الثلاث.

من المضاعفات الاخرى هو مانطلق عليه الجلطة الدماغية الهادئة وسميت بذلك لانها لاتسبب اعراض مفاجئة ولكن تسبب تلف الدماغ وتحدث لدى 10 – 15% من الاطفال الذين لديهم مرض فقر الدم المنجلي. وكذلك مضاعفات التهاب المرارة وحصو المرارة نتيجة زيادة انتاج البلروبين وترسبه نتيجة تكسر الكريات الحمر. اما احتشاء مفصل الورك والمفاصل الاخرى فهي نتيجة لنقص الدورة الدموية وانقطاع وصول الدم لها. ان المرض كثير المضاعفات ويصيب العظام بمكروب السلمونيلات وكذلك المكروبات سالبة الصبغة ويحدث ايضاً احتشاء الحليمات الحاد في الكليتين وكذلك زيادة في الضغط الرئوي الدموي مؤدياً الى عجز القلب.

اما عجز الكليتين فيظهر على شكل ارتفاع ضغط الدم مع ظهور زلال في البول وزيادة في حدة فقر الدم وإذا وصلت الامور الى العجز الكلوي فالنتيجة هي الموت. ان الحاملين لمرض فقر الدم ليس لديهم اعراض عادة والعلاجات هي مرض الكلى ويظهر على شكل ضعف في تركيز البول على شكل قلة نشاط Isosthenia ان المشكلة الرئيسية في مرض فقر الدم المنجلي هو حدوث طفرة احادية القاعدة في سلسلة البيتاهموكلوبين حيث يحدث استبدال الحامض الاميني كلوتامك اس والمعروف يتم استبداله بالحامض الاميني Valine في الموقع السادس من السلسلة المذكورة. ان السلسلة B موجودة على اكروموسوم رقم (II). ان ترابط سلسلتين من & الفا مع سلسلتين من B التي حدثت فيها الطفرة يؤدي الى خلق هموكلوبين S والمعروف عنه إذا تعرض لاوضاع فيها نقص الاوكسجين كالطيران

او الغطس تحت الماء يحدث تكدس (Aggregation) مؤدياً الى تبدل شــكل الكرية الحمراء الى شكل المنجل ويفقدها مطاطية الحركة التي تسمح لها بالمرور في الاوعية الدموية الشـعرية حتى في حالة نقص الاوكسـجين لدى الاصـحاء ولكن في حالة فقر الدم المنجلي تسـبب نقص جريان الدم وتكسـر الكريات الحمراء لايسـتطيع العظم تعويض هذه النسـبة العالية من تحلل الكريات فيحدث فقر الدم تعيش الكرية الحمراء عادة 100 – 120 يوم ولكن لدى المرض تعيش من 10 – 20 يوم فقط.

مرض فقر دم البحر الابيض المتوسط

انه مرض وراثي معروف في منطقة البحر الابيض المتوسـط يورث بصـفة متنحية جسيمة Autosomal Recessive Disorder مسبباً ضعف وتكسر الكريات الحمر وسببه جين مسؤول عن صنع الهيموكلوبين في الجسم.

ان نوع فقر الدم هو المعروف بصـغر الكرية Microcytic Anaemia والتي يجب ان تفرق عن فقر دم نقص الحديد والذي تشبه به الخلية الحمراء هذا المرض.

المعروف ان الهيموكلوبين الطبيعي مكون من أربع سـلاسـل a2 و B2 كلوبين وان نوع المرض يعتمد على اي من السلسلتين حاملة للجين المريض لذا فهنالك نوع الفا ونوع بيتا. ان اعراض المرض تعتمد على شـدته والعمر الذي يتم فيه تشـخيص المرض في النوع المعروف بالكبير او العظيم (major) تعتمد الاعراض على عملية نقل الدم فإذا كان فقر الدم شـديداً تكون الاعراض شـديدة إذا تم نقل الدم بصورة مستمرة الوجه واصفرار في العين وتضخم البطن نتيجة تضخم الكبد والطحال.

هنالك نوعان من المرض:

1- نوع الفا – يحدث عندما يكون هنالك جين او أكثر من جين يخص صـنع سلسلة الفا من الكلوبين ناقص او حدث فيه طفرة جينية.

2- نوع بيتا يحدث عند وجود النقص في سلسلة بيتا.

وهنالك نوعان من المرض لكل من السـلاسـل المذكورة النوع الكبير (major) والنوع الصـغير (minor) يحدث النوع الصـغير عند تورث جين وأحد من الوالدين

الذين هم عادة حاملين للمرض وليس لديهم اعراض، النوع الكبير يعرف ايضاً بفقر دم كولي (Cooley Anaemia).

ان عوامل خطورة المرض تتأتى من:

1-الاصل الانتي للمريض، من آسيا، البحر الابيض الشرق الاوسط او أصل افريقي.

2- وجود تأريخ للمرض في العائلة.

ان الاعراض تعتمد على النوع المرضي ففي النوع الكبير الشديد تحدث ولادة ميتة اثناء او قبل الولادة او ادوار متأخرة من الحمل.

الاطفال يولدون طبيعيين وتحدث لهم الاعراض في السنة الاولى من العمر وهي تشمل: تشوه عظام الوجه، التعب، فشل النمو، صعوبة التنفس، اصفرار الجلد (بسبب اليرقان). اما الاشخاص الذين لديهم النوع الصغير من البيتا تكون خلايا الدم لديهم صغيرة الحجم ولكن ليس لديهم اعراض ولكن الفحص الطبي قد يظهر لديهم تضخم الطحال. ان التشخيص يعتمد على تعداد الكريات الحمر ومعرفة حجمها وشكلها وكذلك اجراء تحليل الهيموكلوبين بما يعرف بالترحيل الكهربائي (Electrophoresis) كما ان هنالك فحص مختبري يطلق عليه فحص الطفرة الجينية (mutational analysis) يمكن ان يكتشف بعض انواع الالفا التي لايمكن اكتشافها بالترحيل الكهربائي.

يتكون العلاج بالدرجة الاولى على اعطاء الدم وكذلك سحب الحديد من الجسم بواسطة الادوية وعدم اعطاء المريض اي مركب حديدي كما ان عملية نقل نخاع العظم تعطى نتائج جيدة خاصة عند الاطفال. يتوفى أكثر عرض فقر الدم بعمر 20 – 30 عاماً. كما ان البعض قد يعاني من مضاعفات نقل الدم والاصابة بما يحمله الدم المنقول. بعض الدول عملت باسقاط الجنين عند تشخيصه ولكن ذلك محرم دينياً ولايسمح به الدين والأحسن هو تجنب زواج الاقارب من بعضهم البعض.

الرُعـاف

ان النزف من الانف معروف الحدوث لدى الاطفال وهو ليست حالة خطرة ولكنها مخيفة للعائلة خاصة إذا تكرر حدوثها ان اهم اسباب حدوث الرعاف هي مانطلق عليه عملية نبش الانف بوضع الاصبع في الانف يعتبر السبب الرئيس في حدوث الرعاف.

من الاسباب الاخرى هي اثناء الاصابة بالنشلة والحساسية التي تؤدي الى احتقان الانف داخلياً او اثناء عملية تنظيف الانف او بسبب الضربات على الانف وإذا حدث الرعاف لاي طفل دون عمر سنتان وجب التفتيش عن سبب عدائي نحو الطفل. قد يحدث الرعاف في حالة الاصابة بامراض الدم السرطانية او نقص الاقراص او عوامل التخثر وهي امور معروفة عند تشخيص المرض.

ان فحص الطفل يوجب التفتيش عن وجود اي اضطراب لدى الطفل من تشوش او تقيء ولعبان نفس او جريان سائل مائي من الانف للتأكد من عدم وجود اصابة للرأس وتعتمد المعالجة على جلوس الطفل والميل للامام والتنفس من الفم ووضع اناء تحت الانف وتزويدهم بالمحارم وان يمسكوا انوفهم باصابعهم والضغط عليها لمدة 10 دقائق يمكن الاستعانة بوضع قطع الثلج موضعياً على الانف إذا استطاع الطفل تحمل ذلك وإذا فشل العلاج نحاول الضغط مرة اخرى لمدة عشر دقائق اخرى. يجب عدم وضع الرأس بصورة ميلانة الى الخلف لان ذلك يسبب بلع الدم ويؤدي الى التقيء ويعرضهم الى عدم امكانية التنفس. إذا لم يتوقف النزف خلال نصف ساعة وجب عرض الطفل على عيادة خارجية. قد يتكرر الرعاف وإذا حدث لأكثر من مرتين في الاسبوع وجب اجراء فحوص مختبرية له للتأكد من عدم وجود فقر دم نتيجة فقدان الدم او هنالك سبب وراثي للنزف يبقى نبش الانتف اهم أحد الاسباب لتكرر الرعاف يجب عرض الطفل على اختصاصي

الانف للتأكد من عدم وجود انحراف في حجاب الانف الفاصل بين الفتحتين لانه قد يكون أحد الاسباب بسبب الجفاف الذي يسببه الانحراف ويؤثر على طريقة التنفس من الانف وقد ينصح باجراء حرق موضعي بمادة نترات الفضة كعلاج لايقاف النزف. ان الاطفال سوف يختفي لديهم الرعاف عند البلوغ لذا يجب عدم القلق والخوف من المرض.

أمراض المناعة الذاتية - الذئبة الحمراء

أمراض المناعة الذاتية (Autoimmune Diseases) نطلق على مجموعة من الامراض التي تحدث نتيجة خلل في جهاز المناعة الذاتية يكون فيها الجهاز فعالاً بصورة غير طبيعية ويهاجم انسجة الجسم. اعراض تلك الامراض قد تؤثر على مختلف الاجهزة مثل المفاصل، الجلد، الكلى، الخلايا الدموية، القلب والرئتين وقد يحدث المرض على اشكال عدة منها النوع العام والنوع الموضعي (Discoid) وقد يحدث نتيجة مضاعفات دوائية او يحدث لدى حديثي الولادة وأخطرها النوع العام.

ان اعراض المرض تختلف من شخص لاخر وقد تظهر وتختفي ولكن الجميع يصاب بورم في المفاصل وقد يحدث التهاب مفاصل اليدين والرسغ والركبتين. ان اعراض المرض قد تكون على شكل اعياء شديد، حمى خفيفة، الم في المفاصل والعضلات وظهور طفه جلدي في الوجه هو مانطلق عليه شكل الفراشة مع طفح جلدي عام، حساسية للشمس شديدة جداً، فقدان وزن، اختلال في الحالة العقلية او حدوث اختلاجات، الم في الصدر عند اخذ النفس مع الم في الانف والفم والبلعوم مع تضخم في الغدد اللمفية ونقص في الدورة الدموية في أطراف الاصابع مع فقدان الشعر في الرأس جزئياً او بصورة كاملة. ان المرض كثير الحدوث لدى الاناث منه لدى الذكور ويحدث في كافة الاعمار وهنالك طرق مختبرية لتشخيصه واعطاء العلاج اللازم حيث ان المرض قاتل إذا لم تتم معالجته بصورة جيدة. ان المرض مزمن والمريض يعاني طول فترة حياته من الاعراض والوالنهاية هي حدوث مضاعفاته التي تسبب الموت.

حمّى الروماتزم

سميت بذلك لانها لانها تشبه ألم الروماتزم ولكنها التهاب يتبع الاصابة بمكروب من السبحيات المكورة تصيب البلعوم او تتبع الحمى القرمزية Strepto Coccus يشك بانها تسبب تفاعل المضدات التي تتولد جراء الالتهابات واعضاء الجسم من القلب والمفاصل والجلد والدماغ وهي عادة تحدث بعد اسبوع الى ثلاث اسابيع من الاصابة بالتهاب السبحيات.

الحمى تحدث لدى الاطفال من عمر 6 – 15 سنة و20% فقط تحدث لدى الكبار يعتمد التشخيص على مانطلق عليه المعايير الكبرى Major Criteria والمعايير الصغرى minorciteria والعلامات والفحوص المختبرية الاخرى تشمل المعايير الكبرى:

التهاب عدة مفاصل بصورة الزحف الموقت عادة ماتكون في مفاصل الرجلين وتزحف الى مفاصل اليدين بعدها.

التهاب عضلات القلب وثم الشغاف وبعدها تصاب صمامات القلب محدثا صوت يسمى التذمر (murmur).

واخيراً العقد تحت الجلد وهي عبارة عن تجمع لانسجة الكولاجين (Colagen) وهي عادة تكون غير مؤلمة وتكون على العظام او الروابط او ظهر الرسغ، ظهر الكوع او الركبتين.

من العلامات مانطلق عليه الحمامي الهامشية Erethema marginatum وهي عبارة عن طفح جلدي احمر يبدأ بالظهور على الظهر والاطراف على شكل حبيبات macules تشكل حلقات والتي تتصل ببعضها البعض مشكلة مايشبه جسم الحية وهي عادة لاتظهر على الوجه وتسوء عند تعرض الجسم للحرارة.

اخيراً من المعايير الكبرى هي علامة الرقاص العصبي (Sydehom Chorea) وهي حركات سريعة دون جدوى تحدث في الوجه واليدين ويمكن ان تحدث بعد حدوث المرض بفترة ثلاث أشهر. اما المعايير الصغرى فهي ارتفاع حرارة الجسم (38 –39) (101- 102 F).

ألم مفاصل بدون ورم وارتفاع ملحوظ في فحوص الدم (CR , E.S.R) وارتفاع في تعداد الكريات البيضاء مع ظهور تبدلات في تخطيط القلب (ECG) تظهر وجود قطع الاتصال (Heart Block) او اطالة في فترات التخطيط المعروفة. وكذلك حدوث الم في البطن ورعاف او اصابة بالميكروبات العنقودية او وجود تاريخ سابق لحدوث حمى الروماتزم لدى المريض نفسه يقال طبياً ان حمى الروماتزم كالكلب يقوم بلحس المفاصل وعض القلب مؤدية الى تلف الصمامات القلبية مسببة التهدل والتضييق فيها.

ان المرض ممكن معالجته ومنع مضاعفاته ولكن الوقاية من هذه الحالة خير من العلاج حيث يجب معالجة التهاب اللوزتين والبلعوم والحمى القرمزية ولدة عشرة ايام وكذلك الانتباه بتناول المضادات الحيوية عند اجراء اي مداخلة جراحية بسيطة من قبل طبيب الاسنان او عمليات صغرى في الجسم.

يجب متابعة النساء المصابات بحمى الروماتزم وعدم السماح لهن بالحمل أكثر من مرتين وتحت المراقبة الطبية أصبحت المداخلة الجراحية لامراض صمامات القلب التالفة سهلة حيث انها تجرى لتحسين حالة المريض نحو الأحسن.

التهاب المفاصل المزمن

التهاب المفاصل المزمن (Rheumatoid Arthritis) ياتي ايضا تحت اسماء اخرى التهاب المفاصل مجهول السبب، التهاب المفاصل المزمن وتحت هذا العنولان تجمع عدة انواع من التهاب المفاصل عند الاطفال والتي تشترك جميعها بتاريخ مرضي وفحص طبي مشترك.

يسمى المرض عند حدوث التهاب مفصل وأحد او أكثر من مفصل وتظهر علامات الالتهاب من ورم في منطقة المفصل وتحدد في حركة المفصل وحدوث الم عند تحريك المفصل مع زيادة في حرارة المفصل. يجب ان تحدث هذه الاعراض بصورة ثابتة او متقطعة لمدة لاتقل عن ستة اسابيع وتصيب الاطفال دون سن 15 عاماً من العمر.

لايعرف سبب حدوث المرض ولكن يمكن القول ان العوامل الوراثية والبيئية لها دور في حدوث الاعراض والعلامات. يعتمد التشخيص على الفرز والتأكد من عدم وجود اسباب اخرى للاتهاب المفاصل مثل الالتهابات الميكروبية، السرطان، الحوادث التهاب المفاصل التفاعلي، نقص المناعة النسجية او مرض الذئبة الحمراء كتشخيص تفريقي قبل القبول بالتشخيص النهائي للمرض.

ان اضطراب الجهاز المناعي بشقيه الخلوي والمضادات يشاركان في مهاجمة انسجة الجسم في أحداث المرض ولذا تمت عدة بحوث في هذا المجال للوصول الى العلاج الشافي.

هنالك ستة انواع من المرض وهي كما في الجدول التالي:

النوع العام	Systemic Rheumatod Arthritis
محدود اصابة المفاصل	Oligo Rheumatoid arthritis
متعدد الإصابة	Poly Rheumatoid arthritis
النوع الجلدي	Psoriatic Rheumatod arthristis
التهاب الروابط بالعظام	Tendinitis
غير المتفرق	Undifferentiated

في النوع الاول تكون الاعراض عبارة عن اصـــابة المفاصـــل بالورم والالم وارتفاع حرارة المفصل وحدوث ارتفاع حرارة الجسـم لمدة اسـبوعين على شـكل متناوب مع تضخم الغدد اللمفية والكبد والطحال مع التهابات رئوية. تبدأ اعراض المرض من عمر 3 – 5 ســـنوات مع حدوث فقر دم وارتفاع في تعداد الكريات البيضـــاء واقراص الدم ويشكل هذا النوع مانسبته 10 – 15% من الاصابات المرضية.

النوع الثاني محدود الاصـابة للمفاصـل يحدث الالتهاب في أربع مفاصـل او اقل في الستة أشهر اولى من المرض وهو يشكل 50% من مجموع الاصابات يبدأ المرض بعمر 2 – 4ســنوات مع زيادة في نسـبة اصـابة الاناث للذكور 3 / 1 وكون المرض اشـد حدوثاً في الصـباح مع اصـابة العيون بـــ(Iritis) التهاب القزحية Cataract السـاد الابيض Glu Coma السـاد الاسـود وفي 30% من الحالات تكون الاصـابة في مفصـل الركبة. يجب فحص العيون كل 4 أشـهر. في نوع متعدد المفاصـل تحدث الاصـابة في أكثر من 5 مفاصـل في السـتة أشـهر الاولى فهنالك نوعان منه موجب فحص الروماتويد Rheumatiod Factor يصـــيب 5 – 10% من المرضـــى مع اصابة الاصابع وكثرة في اصابة الاناث.

النوع الثاني السـالب الفحص لعامل الروماتويد ويجب تفريق هذا النوع من مرض الذئبة الحمراء. في النوع الجلدي الصـــدفي يشـــمل المرض المفاصـــل الصـــغيرة

والكبيرة وظهور طفح الصدفي والبرهان في حالة عدم وجود الصدف هو وجود تاريخ مرضي لمرض الصدفيات في العائلة وكذلك اصابة الاصابع بورم وكبير ويمكن ان يحدث لديهم التهاب القزحية لذا وجب فحص العيون ان النوع الذي يصيب محل غرز الروابط في العظام يصيب الذكور بعمر 8 سنوات ويشمل مفاصل الحوض – المفصل العجزي الحرقفي Sacroiliac ومفاصل الركبتين والكاحلين يوجد مؤشر جيني (HbA – B27) يشير الى حدوث التهاب القزحية وتقرح الامعاء وتكون نسبة الذكور للاناث 7 / 1.

النوع الاخير وهو النوع الذي لاينتمي الى اي من الانواع السابقة وتكون الاعراض والفحوصات غير كافية لاعطائه الاسم.

ان هدف المعالجة هي تقليل المعاناة وتقليل المضاعفات وتشوه المفاصل (تفقع) (Contracture) وتقليل التأثير على النمو والتطور وتعتمد المعالجة على وجود الفريق المعالج من صيدلي، اخصائي روماتزم، معالج طبيعي، طبيب عيون، الباحثة الاجتماعية والمعالجة هي باعطاء الادوية الحاوية وغير الحاوية على مادة الاستيرويد وقد تعطى الادوية السرطانية.

لقد حدث تطور في المعالجة باعطاء المواد البايولوجية التي تحقن تحت الجلد مضاد احادي التسيله Monoclona Antibodies والتي تعمل على الجهاز المناعي. ان أخطر مضاعفات المرض هي التهاب القزحية خاصة في النوع الثاني واضطراب النمو واختلاف طول الرجلين حيث ان لكثرة تدفق الدم للمفصل الملتهب تشجع حدوث نمو سريع فيه وذلك يؤدي الى اختلال الطول.

ان المرضى قد يصابون باليأس والكآبة لطول المعاناة وطول فترة العلاج ومضاعفاته ويفقدون الامل وتقل لديهم روح المسامحة.

ان مآل المرض (Prognosis) هي ان 50% من الاطفال يصاحبهم المرض للكبر مع تحدد مفصلي وعوق كبير ومشاكل في العيون تستوجب المتابعة المستمرة

والعلاج المستمر كما ان المرض لاشفاء له وعلى المريض تحمل المعالجة طول حياته.

الأمراض المُعْدية

الأمراض المُعدية (Infectious, Transmissible or Communicable diseases) هي امراض معروفة التشخيص لها اعراضها وعلاماتها المرضية تحدث نتيجة الالتهابات بالمحرضات البايولوجية وفي مضيف معروف Host.

ان المحرضات البايولوجية تشمل الميكروبات، الفيروسات، الفطريات، الطفيليات (Parasites) و protozoa ومواد بروتينية تسمى البرايون (prions) وهذه هي الاحياء المسؤول عن حدوث الوباء Epidemic والعدوى Infectivity ان العدوى تعني امكانية دخول الاحياء المذكورة للمضيف والعيش والتكاثر في جسمه والعدوى هي سهولة انتقاله الى شخص اخراما انتقال المحرضات (Transmission) فهي تحدث بعدة طرق منها التلامس، طعام ملوث او تنشق الرذاذ او بواسطة وسيط Vector ان بعض الامراض المعدية قد تنتقل بسهولة بواسطة التلامس مع شخص مريض اومع سوائله مثل الانفلونزا لذا تسمى تلامسية Contagus Dis..

يعتمد تصنيف الامراض المعدية على نتيجة علبى العدوى التي تسببها فإذا تمكنت من القضاء علبى مقاومة الفرد من جهازه المناعي وإذا سبب العامل المحرض (Pathogen). المرض سمي بالمحرض الاول او المحرضات (Opportunistic Patpogon) فهي التي تسبب الامراض عند ضعف مقاومة الجسم نتيجة المعالجة بالادوية السرطانية، او الكسور، او امراض الجهاز الهضمي مثل تقرح القولون او اسباب وراثية او اشعاعات مؤينة او بسبب مرض معدي او مقلل للمقاومة مثل (Aids)، الحصبة، الملاريا.

من المعروف ان الامراض المُعدية قد تكون فردية الظهور (Sporadic) او متوطنة Endemic او وبائية Epidemic او عالمية Pandemic.

تختلف طرق انتشـــار الامراض المعدية فمثلاً نجد ان امراض الجهاز التنفســـي والتهاب الســـحايا قد تحصـــل بالتماس مع الرذاذ المنتشـــر بواســـطة العطاس، السعال، التكلم، التقبيل وحتى الغناء.

اما امراض الجهاز الهضـمي فهي تتم عن طريق تناول الميكروبات عن طريق الفم مع الغذاء او مع الماء. بينما نجد ان الامراض الجنســية تنتقل بواســطة الاتصــال الجنســي كما ان بعض الامراض المعدية تنتقل عن طريق الاتصــال الجنســي كما ان بعض الامراض المعدية تنتقل عن طريق التقيء على قطعة نقود من شـخص لاخر.

امراض الجلد فتنتقل عن طريق اختراق الجلد مباشـرة بواسـطة الناقل الوسـيط (Vector) بطريقـة ميكـانيكيـة كمـا يحـدث عنـدمـا ينقـل الـذبـاب الميكروبـات من افرازات الحيوانات ويضـــعها على الطعام قبل تناوله من قبل البشـــر ولكن تلك الميكروبات لاتدخل جســم الذباب. هذه هي الطريقة الســلبية للنقل بينما نجد ان الوسـيط البايولوجي يحوي الميكروبات واسـباب المرض (الممرضـات) في جسـمه وهو يقوم بادخالها بالطريقة الفعالة وهي العض. وهو مانجده في الامراض المعدية مثل الملاريا والتهاب الدماغ الفيروســـي ومرض شـــكس Shagus Disease وكذلك Lyme Disease ومرض النوم الافريقي.

المحرضـــات البايولوجية مثل البعوض والقراد والبرغوث والقمل ومعرفتها تســـهل عملية القضاء على المرض بقتل تلك الاحياء Vectors.

الوقـايـة: تعتمـد الوقـايـة من الامراض المعـديـة على عـدة امور منهـا معرفـة قوة المحرض Virulance والمســافة التي ســافرها الضــحية ومســتوى العدوى فنجد مثلاً ان فيروس الابيولي يقتل بســرعة ولايســمح للمريض بالانتقال او الســفر الى اماكن اخرى وبذا يصـــبح المرض محلياً في المكان الذي ظهر فيه بينما نجد ان

فيروس نقص المناعة (AIDS) يقتل الضحية ببطأ لذا فكثير من المصابين ينقلون المرض لغيرهم لعدم معرفتهم بحالتهم ولذلك فهنالكم احتمال ان يسبب المرض وباءً.

ان من طرق منع الانتشار هي التطعيم والسيطرة على الحيوانات الاليفة ايضاً.

يعتمد التشخيص على تأريخ المرض والفحص الطبي الشامل والزرع الميكروبي من افرازات الشخص المريض وتتم عملية الزرع بوضع تلك السوائل ودراسة النتيجة على المحيط المزروعة فيه وقد يبتم عزل تلك العينة او وضع مواد اخرى تقوم بقتل بعض الميكروبات الاخرى. وقد يتم الزرع في خلايا لمعرفة نوع الفيروس المعدي والذي يقوم بقتل الخلايا في محيط الزرع وقد لايتوفر محيط للزرع فيتم الزرع في جسم حيوان اخر مثل زرع ميكروبات الجذام وقد لا نحتاج الى ذلك بسبب فحوصات المصل والميكرسكوب والتي تتوصل للتشخيص ومعرفة المحرض البايولوجي لتتم معالجته.

من طرق التشخيص مانطلق عليه التقدير المناعي Immuno Assays وطرق التشخيص الجزيئي بواسطة عملية سلسلة تفاعلات انزيمات البولي ميرز Molicular Diagnosis By Polymerase Chain Reaction (PCR) قد تكون هذه هي الطريقة المثلى مستقبلاً للتشخيص حيث تتم معرفة كافة المحرضات البايولوجية المسببة للامراض الانتقالية كما انها تتبع الحمض النووي الخاص بها Neuclic Acid وهي التي تكتشف بواسطة (PCR) وهي ايضاً تشير الى التركيب الجيني الخاص بالمحرض البايولوجي (Genomes) ان اهم دواعي الفحوص هي معرفة المحرض ومنه معرفة طرق الانتشار والوقاية والعلاج وأحسن مثال ذلك هو فيروس نقص المناعة الذي يمكن الان تشخيص الاصابة به قبل ظهور الاعراض المرضية وقد ادى ذلك لمعرفة طرق انتشاره وطرق منعه واخيراً اكتشاف الادوية المعالجة لهذا المرض. ان الامراض المسببة للوفيات الاطفال هي السعال الديكي، الخناق، الحصبة، الكزاز اضافة الى التهابات الصدر والاسهال.

من الاطبـاء العظـام الـذين عملوا في حقـل الامراض المعـديـة هو Girolamo Fracastoro الذي اشـار الى احتمال سـبب المرض نتيجة المحرض البايولوجي وكذلك الدكتور الذي استعمل الميكرسكوب في التشخيص Anton Van ومعرفة البكتريا وفي Leewentlok القرن التاسـع عشـر اثبت William Budd انتثال حمى التيفوئيـد مع john Snow والكوليرا عن طريق الميـاه الملوثـة وقـد اثبتـا ذلـك بالسـيطرة على الكوليرا في بلدانهم عن طريق المياه الملوثة ومنع اسـتعمالها. جاء العلامة باسـتور الذي اثبت بصـورة لاتقبل الشـك ان السـبب هو بكتريا وقد صـنع لقاح ضد داء الكلب واثبت العالم كوخ ان سبب التدرن هو ماعرف بعصيات كوخ ثم جاء دور كل من الأطباء:

Jonna Salk و Jenner Edward و Albert Sabin لتطوير لقاح ضـد الجدري وشـلل الاطفال والذي ادى الى انقراض هذه الامراض من الكون ثم جاء اكتشـاف البنسـلين من قبل العـالم Alexander Fleming كـأول مضـاد حيوي كمـا قـام العـالم Gerhard Domagk باكتشاف السلفونامايد كأول مضاد حيوي واسع الطيف.

الحصبة

الحصبة (Measles) وتسمى ايضاً Ruboala لتفريقها من الحصبة الالمانية Rubella هي التهاب الجهاز التنفسي بفيروس يسمى Paramyxovirus من فصيلة Morbilli Virus واعراض الحصبة هي الحمى، السعال، جريان الانف، احتقان واحمرار في العينين وطفح جلدي عام (البقعي الحطاطي) Maculopapular Erythematous. تنتقل العدوى عن طريق التنفس من شخص مصاب بالحصبة من خلال السوائل من انفه او فمه بصورة مباشرة او عن طريق الرذاذ وهذه السوائل معدية جداً و90% من الذين ليس لديهم مناعة ويشاركون مصاباً في العيش معرضون للاصابة بالحصبة. هنالك فترة حضانة بدون اعراض مدتها 9 – 12يوم قبل بدء الاصابة اما الفترة المعدية للمرض فهي غير معروفة بالضبط ويقال انها قبل يومين او أربعة وحتى يومين الى خمسة ايام من ظهور الطفح الجلدي اي فترة معدية تتراوح بين 4 – 9 ايام يعتقد البعض ان هذه الفترة تستمر حتى اختفاء الطفح. لايوجد علاج نوعي للحصبة وأكثر المرض بدون مضاعفات يشفون بالراحة والمعالجة المساندة.

يجب استشارة الطبيب حيث هنالك امكانية حدوث مضاعفات مثل التهاب القصبات والتهاب الدماغ وهي حالة قاتلة إذا حدثت.

ان الاعراض كما ذكرت في المقدمة اضافة الى ذلك وجود بعض النقاط داخل الفم بجوار فتحة الغدة اللعابية تسمى نقاط كوبلك وهي علامة خاصة مميزة بمرض الحصبة قد لانشاهد هذه النقاط لكونها تختفي بسرعة ولكن الطفح يظهر بعد عدة ايام من الحمى ويكون خلف الاذنين وبعد عدة ساعات يظهر على الرأس والرقبة لينتشر في عموم الجسم مسبباً حكة ويختفي بعد ثمانية ايام ويتبدل لون الطفح من الاحمر الى الاسود الغامق قبل اختفاءه.

ان مضاعفات مرض الحصبة تكون شديدة لدى الاطفال الذين لديهم سوء تغذية منها لدى الاطفال الاصحاء وهي قد تكون على شكل اسهال او ذات الرئة او التهاب الاذن الوسطى او التهاب الدماغ او التهاب الدماغ الخاص (تليف الدماغ غير الحاد) Subacute Sclerosing Encephalitis او حدوث قرحة القرنية وتلفها مؤدية الى فقدان البصر. ان مرض الحصبة لدى الكبار تكون اشد وطاءة وخاصة لدى مرض نقص المناعة (AIDS) او البلدان الفقيرة. من العوامل المساعدة للاصابة بالحصبة هي الحمل، سوء التغذية، نقص المناعة، نقص فيتامين A.

يعتمد التشخيص على العلامات السريرية ولكن يمكن ان يتم عزل الفايروس المسبب او قياس بعض المضادات مثل (IGM)او في اللعاب (IGA) كما ان وجود تاريخ احتكاك بشخص مصاب بالحصبة يسهل عملية التشخيص.

ان منع حدوث مرض الحصبة يتم عن طريق اعطاء اللقاح الذي يشمل النكاف والحصبة الالمانية ويتم ذلك في السنتين الاول من العمر (بعمر 18 شهر تكمل اللقاحات). تعطى جرعة مقوية (Bosterdose) بعمر 4 – 5 سنوات. توصي منظمة الصحة العالمية باعطاء جرعتين 6 أشهر تكرر بعمر 9 أشهر لان حالتهم الصحية سيئة بسبب سوء التغذية المعالجة الطبية لايوجد دواء نوعي خاص بالحصبة ولكن المعالجة الطبية ضرورية لمضاعفات الحصبة من التهاب القصبات او التهاب الجيوب الانفية وذات الرئة. هنالك اعتقاد طبي شعبي شائع ان حقن المريض بالابر سوف يظهر الطفح ولااساس لذلك من الصحة وكذلك لبس الملابس الحمراء واعطاء المريض شور بة العدس وهي معتقدات محلية لاتقدم ولا تؤخر ان اول من فرق بين الجدري والحصبة هو الرازي في كتابه الجدري والحصبة (860 – 932) لقد قتلت الحصبة مايقارب من 200مليون من الشعوب التي لم تكن تعرف المرض مثل شعوب الهنود الحمر، الانكا وشعب المكسيك وامريكا الوسطى وهندوراس وهي الشعوب التي تعرضت للاستعمال الغربي الذي جلب الحصبة لهم.

الحصبة الألمانية

الحصبة الألمانية (Rubella) سميت بذلك لان اول من اكتشفها ووصفها الطبيب الالماني Eriedrich Hollonan وذلك في منتصف القرن الثامن عشر. عادة يكون المرض ضعيفاً ويمر دون ملاحظة ويستمر لمدة يوم او ثلاثة ايام ويشفى الاطفال قبل الكبار عند اصابتهم بالمرض.

ان الالتهابات إذا اصابت الام الحامل في الاسابيع الاولى من الحمل (20 اسبوع) فان الجنين يولد مصاباً بما يعرف الحصبة الالمانية الخلقية Congenital Rubella Syndrom والتي تشمل عدة امراض خطرة غير قابلة للشفاء كما ان هنالك احتمال حدوث لاسقاط الذي يبلغ بحدود 20% من حالات الحمل. قد يكون المرض قاتلاً عند الاطفال نادراً وقد يصاحبه التهاب المفاصل لدى الكبار لكن تبقى اهمية المرض هي اصابة الحوامل من النساء.

تحدث العدوى عن طريق الرذاذ من الجهاز التنفسي العلوي للمصاب او حتى اثناء تنفسه. قد يوجد الفايروس في البول والغائط وعلى الجلد ولايوجد حامل للمرض وتنتج الاصابة عن اصابة فعالة. ان فترة حضانة المرض تتراوح بين 2- 3 اسابيع وبعد فترة الحضانة هذه تبدأ اعراض المرض والتي تشبه الانفلونزا واول العلامات ظهور الطفح على الوجه والذي ينتشر منه الى بقية اقسام الجسم عادة بعد ثلاث ايام الاعراض الاخرى تشمل ارتفاع بسيط في حرارة الجسم وتضخم في الغدد اللمفية خلف الرقبة مع الم المفاصل وصداع والتهاب في منظمة العينين.

قد يستمر تضخم الغدد اللمفية لمدة اسبوع ونادراً ماترتفع حرارة الجسم الى 38 درجة مئوية (100 فهرنهايت).

ان الطفح عادة يكون وردي او احمر خفيف يستمر لمدة ثلاث ايام يختفي دون ان يترك أثراً او تقشراً في الجلد. لاتقتصر الاصابة بالمرض على عمر معين ولكنه لايحدث عند الرضع ويكون المرض معدي خلال فترة الحضانة ولمدة اسبوع قبل ظهور الطفح ولاسبوع اخر بعد ظهور الطفح الجلدي.

ان حدوث اصابة الجنين اثناء الحمل في الاسابيع الاولى داخل الرحم تجعل الفيروس يهاجم القلب، الدماغ، العينين والاذنين مسبباً تلفها او ولادة خديج او ان وزن الوليد الجديد اقل من الوزن الطبيعي مع نقص في الاقراص وفقر دم والتهاب الكبد.

ان التشوهات تكون شديدة إذا حدث في الحمل الاول من الحمل First Trimester وهذه هي الاسباب التي دفعت وأدت الى اكتشاف في اللقاح ضد المرض. ان علامات اصابة الوليد الجديد هي التشوهات القلبية القناة الشريانية الساله Patent Ductus Arteriosus فقدان البصر وفقدان السمع (العمى والطرش) او تشوه اعضاء اخرى في الجسم ولذا يشمل فحص الوليد الجديد الحصبة الالمانية بالفحص المختبري للامراض الخنمسة TORCH كما ذكرنا ان سبب الحصبة الالمانية هو فيروس الحصبة الالمانية والذي يوجد في دم المريض بعد 5 – 7 ايام من اصابته بالمرض وله قابلية المسخ (Teratogenic) والفايروس ينتقل من الام الحامل من خلال المشيمة ليصيب الجنين مسبباً التلف الذي تم ذكره.

يعتمد التشخيص على قياس مضاد (IGM) الخاص بفيروس الحصبة الالمانية والذي قد يبقى موجباً لمدة سنة ولذا وجب الربط مع الاعراض التي تظهر سريريا على المريض.

ان الحصبة الالمانية يمكن منع حدوثها بواسطة التلقيح وقد جد ان تلقيح الكبار لايمنع حدوث التشوهات الخلقية كلياً مثل يتم عند تلقيح الاطفال في عمر 18 شهراً مع جرعة ثانية بعمر 36 شهر ولايعطى اللقاح للحوامل من النساء لانه

فيروس مضـــعف وتتم عملية التلقيح بعد الولادة ان برنامج التلقيح ناجحاً وقد اعلنت الولايات المتحدة الامريكية وكوبا خلو بلديهما من الحصـــبة الالمانية عام (2004).

المعالجة: لاتوجد معالجة نوعية للمرض وتقتصـــر على الادوية المخفضـــة للحرارة والاعراض اما معالجة حديثي الولادة فهو معالجة التشـــوهات القلبية والســـاد الابيض Cataract وكذلك المعالجة المســـاندة لبقية الاعراض من فقدان النظر والسمع.

النُكاف

النكاف (Mumps) هو التهاب فيروس يصـــيب الغدد اللعابية يســـمى فايروس النكاف. قبل اكتشاف اللقاح كان المرض معروفاً لاصابته الاطفال في عموم العالم ولازال يشـــكل خطراً في بلدان العالم الثالث ويظهر على شـــكل موجات في العالم العربي.

اعراضـــه تورم في الغدد اللعابية النكفية Parotid Gland في الوجه مع احتمال التهاب الخصـــيتين وظهور طفح جلدي. ان الأعراض ليســـت شـــديدة في الاطفال ولكن مضاعفاته لدى الشباب مثل العقم وقلة التخصيب هي التي تهم الطبيب. ان المرض يختفي دون معالجة خاصة ولكن استعمال بعض الادوية المزيلة للالم حيث ان المريض قد يشـكو من حمى وصـداع وفقدان الشـهية والانحلال وتيبس في الفم والم في البلعوم والاذنين او حتى فقـدان الصـــوت ان حوالي 20% من المصـــابين لاتظهر لديهم اعراض وقد ينشـــرون المرض دون معرفة ذلك يصـــيب المرض من 15 -20% من الذين أكملوا عمر المراهقة التهاب الخصيتين المؤلم.

ينتشـــر المرض عن طريق الرذاذ من اشـــخاص مرضـــى اثناء الســـعال او العطاس والتي قد تدخل للعينين او الانف او الفم لشـــخص غير مصـــاب كما يمكن نقل

العدوى عن طريق المشاركة في الاكل والشرب. يمكن ان يعيش الفايروس على بعض الاواني وينتقل لاشخاص اخر. ان الشخص المصاب يكون معدياً لمدة 6 ايام قبل ظهور الاعراض ولمدة 9 ايام بعد ظهورها وقد تتراوح فترة الحضانة من 14 – 25 يوم. يعتمد التشخيص على الفحص السريري وقد تحتاج الى P.C.R. إذا كان هنالك شك في التشخيص. تتم عملية منع حدوث الاصابة بالنكاف عن طريق التلقيح بلقاح منفرداو ثلاثي يشمل النكاف والحصبة والحصبة الالمانية وقد أصبح رباعياً بعد اضافة لقاح ضد جدري الماء.

تعطى الجرعة الاولى بعمر 13شهر تتبعها جرعة مقوية بعمر 3 – 5 سنوات وهي تزود الطفل بمناعة طيلة حياته. قد تعطى الجرع بعمر 12 – 15شهر وجرعة مقوية بعمر 4 – 6سنوات وفي بعض البلدان تعطى الجرعة الاولى بعمر 4 – 6سنوات او عمر 11 – 12سنة. قبل البدء باستعمال اللقاح كان فيروس النكاف السبب الاول لالتهاب الدماغ الفيروسي في الولايات المتحدة الامريكية واعراضه الحمى في 97% من المرض والتقيء 94% والصداع في 88% من المرضى.

المعالجة: لايوجد دواء نوعي للنكاف ولكن يمكن تخفيف الال باستعمال الثلج والماء الدافي بالتناوب ووضعه على الغدد اللعابية واعطاء الباراستيمول ولاينصح باستعمال الاسبرين لانه يؤدي الى متلازمة راي كما يمكن الغرغرة بالماء الدافيء وتناول الادوية والاغذية السائلة والاكثار من تناول السوائل وعليهم تجنب الاطعمة الحامضية والتي تحفز الغدد اللعابية.

ليس هنالك فائدة من اعطاء اللقاح لشخص تعرض لمصاب بالمرض حيث ان ذلك لايفيده. ان مضاعفات النكاف كثيرة ولكنها لاتؤدي للوفاة ومنها التهاب اعضاء حيوية في الجسم كما أن هنالك احتمال اصابة الخصيتين او الحبل المنوي في 3% من الكبار مؤدياً الى اضمحلال الخصيتين مؤدياً الى العقم. ان الاسقاط لدى الحواملب تتجاوز نسبته 27% إذا حدثت الاصابة بالأشهر الثلاث الاولى من الحمل. وهنالك احتمال حدوث التهاب السحايا الخفيف في 10% من المرضى وان حوالي 40% من هؤلاء لايوجد تضخم في الغدد اللعابية لديهم. سجلت حالات

اصابة البنكرياس والمبايض والتهاب الدماغ وجد فقدان سمع في جهة واجدة او الجهتين. ان احتمال الاصابة بالنكاف لمرة ثانية في الحياة نادرة جداً وتكون خفيفة حيث ان المعروف ان المرض يترك المرضى بمناعة طيلة حياته.

جدري الماء

جدري الماء (Chickenpox) مرض معـــدي سببه فيـــروس الفارسيلازوزتر يبدأ بظهور بثـــور وطفح جلدي على الجسم والرأس مصحوباً بحكة وظهور حفر والتي Pock masks تشفى دون ترك ندب ويظهر الفحص السريري وجود عدة انماط من البثور والتي تشمل داخل الفم ايضاً ينتقل المرض بواسطة الرذاذ عن طريق السعال او العطاس او بالملامسة المباشرة مع افرازات البثور الجلدية.

ان الشخص يكون معدي لمدة يومين قبل ظهور البثور وحتى جفافها وسقوطها والتي تستمر 6 ايام اما الاشخاص الذين لديهم نقص المناعة فهم مستمرون بعدوى غيرهم لان ظهور البثور مستمر لديهم ان قشـــور الجلد غير معدية لقد شوهد حدوث المرض لدى القردة من الشمبانزي والغوريلا.

تكون الاعراض في بداية المرض هي الجشأ (لعبان النفس) فقدان الشهية، الم في العضلات وصداع يتبعها ظهور الطفح الجلدي الذي هو عبارة عن بثور مرتفعة مع تقرحات داخل الفم وارتفاع بسيط في حرارة الجسـم يشـير الى حدوث المرض. قد يسبق ظهور التقرحات في الفم ظهور الطفح الجلدي وقد يكون ظهور الطفح اول علامات المرض عند الاطفال. يبدأ الطفح على شكل بقع حمراء على الوجه وفروة الرأس والاطراف العليا وسفلى ليصبح بعد 10 – 20ساعة على شكل دمل ثم فقاعات ثم على شكل دمل ملتهبة ثم بعد ذلك يصبح على شكل رقائق

(Scales). يصاحب الدمل حكة شديدة وقد تظهر هذه الاعراض على راحة اليدين والرجلين والاعضاء التناسلية.

ان ظهور القرح المؤلمة داخل الفم وعلى اللوزتين وقد تسبق حدوث الطفح الجلدي بيوم او ثلاثة ايام او يحدثان في نفس الوقت سوياً.

تظهر الاعراض بعد التعرض لشخص مصاب بفترة (10 – 20) يوم وقد يكون الطفح والحمى شديداً لدى الكبار مع احتمال حدوث مضاعفات مثل ذات الرئة.

ان سوائل الانف تحوي الفيروس وهي معدية كما يكون المرض شديد الخطورة لدى الحوامل ولدى المصابين بنقص المناعة المكتسب كما ان المعروف هو حدوث الجلطة الدماغية في ثلث المصابين سببها الفيروس و من المضاعفات الاخرى هي ظهور الحزام الناري بعده بعدة سنوات من الاصابة بجدري الماء.

يعتمد التشخيص على العلامات السريرية او فحص الفيروس في السوائل او حتى في سوائل الحمل (Amniotic Fluid) ولكن ذلك قد يسبب الاسقاط.

من المعروف ان المرض هو من امراض الطفولة بعمر 4 – 10 سنوات مستوطن ينتقل من جيل ويكثر حدوثه في المدارس خلال أشهر الشتاء والربيع.

ان المرض ذوعدوى عالية تصل الى 90% مع التماس القريب ويبقى 10% من الكبار معرضون للاصابة بالمرض. ان اصابة الام الحامل يسبب انتقال الفيروس للجنين مسبباً مضاعفات عدة منها التهاب الدماغ، صغر حجم الرأس او الاستسقاء الدماغي او تلف الدماغ والعينين او اصابة الاطراف بنقص النمو وهو مانعرفه باسم جدري الماء الخلقي. اما إذا كانت الاصابة في الأشهر الاخيرة من الحمل فيطلق عليها اصابة حديثي الولادة وهي قد تكون على شكل ولادة مسبقة وقد تحدث الاصابة خلال 7 ايام من الولادة او 7 ايام بعد الولادة وان هذه الاصابة في حديثي الولادة يعرضهم الى حدوث ذات الرئة الخطرة ومضاعفات اخرى كان جدري الماء يشكل معظلة كبيرة عند حدوث الوباء للتفريق بينه وبين الجدري

قبل اختفاء المرض وخاصــة ان التشــخيص الفيروسـي كان غير متوفر في البلد آنذاك. ان اهم المضاعفات هو الحزام الناري.

الحزام الناري

الحزام الناري (Herpes Zoster-Shinles) يعد حدوث الاصابة بجدري الماء تبقى الفيروسـات خامدة في انسـجة الاعصـاب وتبقيها مناعة الجسم غير فعالة ولكن بمرور الوقت وعند الكبار قد تصبح فعالة مسببة مانطلق عليه الحزام الناري ولذا تنصح بعض الدول تلقيح من هم أكبر عمراً من 60 سنة باخذ لقاح جدري الماء.

ان كثيراً من الكبار الذين اصـيبوا بجدري الماء معرضـين للاصابة بالحزام الناري ومسبباً اعراض الم الاعصاب Postherpitic Neuralgia وهي حالة مؤلمة تسبب صـعوبة في النوم وقد يبقى الالم بعد اختفاء الطفح. كما ان المعروف ان خمس الاشخاص الذين اصيبوا بجدري الماء تحدث لهم الاصابة بالحزام الناري.

وخاصة ضعيفي المناعة والمصابين بالسرطان. يوجد لقاح ضد الحزام الناري لمن عمره 50سنة ولايسبب اللقاح اي مضاعفات.

يمكن منع حدوث المرض بتجنب الملامسـة والاختلاط بالمرضى او اجراء التعقيم بواسـطة الحرارة او قاصـر الكلورين اما المنع الصحيح فهو عن طريق اعطاء لقاح جدري الماء تعطى الجرعة الاولى قبل دخول المدرسـة الابتدائية تتبعها جرعة مقوية بعد خمس سـنوات قد يصـاب الطفل الملقح بالمرض بالرغم من التقيح ولكنه في هذه الحالة تكون الاعراض خفيفة.

المعالجة لايوجد علاج شـافي للمرض ولكن يمكن تخفيف الاعراض بالادوية حتى تتمكن من ان تضـطهد الفايروس في الجسـم. يمكن ابقاء الطفل في البيت لمنع

انتشـار المرض كما يوصـى المرضـى بقص الاظافر ولبس القفازات لتجنب الحك المؤذي للجسـم وادخال الالتهابات الى اماكن الحك تختفي الاعراض خلال عدة اسابيع يمكن استعمال الكالامينالوشن او مرهم زنك موضعياً لتخفيف الحكة.

يجب عدم اسـتعمال الاسـبرين لخفض الحرارة خوفاً من مضـاعفاته المعروفة بمتلازمة راي ويمكن استعمال البراسيتامول بدلاً عنه ان الاشخاص الذين لديهم نقص المناعة يمكن اعطائهم جرعة من مضـادات المرض لتخفيف حدة المرض وخطورة المضاعفات في الاطفال يمكن استعمال مضادات الفيروس (Acyclovir) بعـد 24سـاعـة من بـدء ظهور الطفح بحيـث يقلـل الاعراض ولكنـه لايمنع المضاغفات. ان الاصابة لدى الكبار تكون شديدة لذا وجب اعطاء مضاد الفيروس حيث ان الدواء لايقوم بقتل الفايروس ولكن يمنع تكاثره في الجسـم وعليهم ايضـاً شـرب السـوائل واخذ بعض ادوية ضـد الهسـتامين لانها مهدئة وتقلل الحكة. لقد زادت خطورة المرض بسـبب انتشـار مرض نقص المناعة المكتسـبة كما ان المضاعفات تكون شديدة لديهم ولدى الحوامل ايضاً.

حمى الكلازار – الحمى السوداء

حمى الكلازار – الحمى السـوداء أو الحمى السـوداء المعروفة بالكلازار او دم دم (Kala Azar Visceral Leishmanisic) وهي أقوى واشـد الامراض الناتجة عن طفيلي اللشمانيا والذي يعتبر السبب الثاني للوفيات بعد مرض الملاريا بعد عضة حشرة الحرمس يهاجر الطفيلي للاعضاء الداخلية مثل الكبد والطحال ولذا سمي بالمعوي Visceral وكذلك نخاع العظم وإذا لم تتم معالجته فهو قاتل 100%. تشـمل اعراض المرض الحمى، فقدان الوزن، تقرحات في الفم، التعب، فقر الدم وتضـخم كبير في الكبد والطحال والمشـكلة الان عالمياً هي حدوثه مشـتركاً مع مرض نقص المناعة (AIDS).

في الادوار المتأخرة من اكتشـاف المرض يصـيب الطفل نقص شـديد في الكرات البيضـاء واقراص الدم وفقر الدم ويكون من الصـعوبة اعطاء العلاج بزرق الابر حيث يحدث نزف شديد في موضع الزرق ولذا تعطى بطريقة Z لمنع حدوث النزف وهي عبارة عن سـحب الجلد والزرق ثم ترك الجلد يعود لمحله ليعمل مثل الستارة على موقع الزرق.

هنالك نوعان من الطفيلي Donavani يصـيب شـرق افريقيا والهند والنوع الثاني L. Infatum يصيب شمال اوربا، شمال افريقيا وامريكا اللاتينية ويعرف ايضاً .L Chagasi وفي العراق يوجد النوع الاول. دورة حياة الطفيلي ينشـر المرض بواسـطة حشـرات ناقلة للمرض (Vector) تسـمى (Sandfly) وهو مانطلق عليه بالعراق بحشرة الحرمس وهي مخلوقات صغيرة تبلغ 3 – 6ملم طولاً و1.6 – 3ملم عرضاً تنمو يرقاتها على الاشجار وحيطان البيوت والفضلات مما يشكل صعوبة القضاء عليها.

ان انثى الحشـرة تعيش على مص الدم من الطرائد ليلاً وإذا كانت الطريدة تحمل الطفيلي فهي تقوم بامتصـاصـه وهو بطور يعرف فيه (Amastigote) مدور غير متحرك بحجم 3مايكروميتر. عند انتقاله الى معدة الحشـرة الناقلة يتحول الى

الحالة المسـبقة Promastigote ذو شـكل مغزلي وبحجم ثلاثة اضـعاف الاول وبشـعيرة (ظفيرة) قاعدة في الحركة يعيش في الجهاز الهضـمي في المقدمة لينقل بطريقـة الترجيع Regurgitation Transmission وهـذه هي طريقـة انتقالـه الى الثدييات مع لعاب الحشـرة. عند دخوله الجسـم يهاجم الكريات البيضـاء Macrophages وداخلها يعود ليتحول الى (Amistogate) وهي الحالة الوحيدة التي يسـتطيع ان يتكـاثر فيهـا داخـل الخليـة وفي القسـم الفعال منهـا Phagolysosme وبهذه الطريقة يقضـي على قسـم المقاومة من الكرية البيضـاء وتتحلـل وينتقـل الطفيلي الى خلال المضـيف (Host) ويصـبح المرض عـاماً (Systemic) مصيباً الطحال والكبد ونخاع العظم. ان الحيوانات الثدية التي ينتقل منها المرض هي ابن آوى والارانب والفئران ولـذا يفصـح بوجود محلات لحرق الدجاج النافق في مزارع انتاج الدجاج او دفنه في الارض وعدم تركه كما يحدث في العراق لتتغذى به الحيوانات الناقلة مثل ابن آوى.

ان اعراض المرض تشـبه اعراض الملاريا ولذا يختلط التشـخيص وقد يتسـبب ذلك في تأخير العلاج ان المضـاعفات التي تحدث مع مرض الحمى السـوداء هي ذات الرئة والتدرن والزحار وكذلك نقص المناعة والالتهابات بالاحياء الظرفية التي تسـبب الوفيات ويعتمد تطور النرض خلال فترة اسـبوع الى 20اسـبوع. يعتمد التشخيص على اثبات وجود الطفيلي ف خزعة العظم والطحال وتشكل الفحوص السيرولوجية في المناطق الموبؤة أحد اهم الطرق في التشـخيص وخاصة مايعرف بفحص (K39) التي يمكن اجراءها من قبـل العـاملين في الحقـل الطبي وبـدون تدريب مسـبق وتوجد فحوص أكثر تعقيداً تشـكل ايجابية الفحص مشـكلة في المنـاطق الموبؤة فليس كـل من اصـيـب بـالمرض يحتـاج علاج او تظهر عليـه العلامات السـريرية وفي واقع الامر ان حوالي 32% لديهم الفحص موجب ولكنهم لايحتـاجون الى معـالجـة طبيـة تعتمـد المعـالجـة الطبيـة على اسـتعمـال ادويـة الصـوديوم سـتسـلبوكلونيت وقد بدأ الطفيلي بابداء مقاومة لهذه الادوية. ان شـركات الادوية غير مهتمة بالبحوث لانتاج ادوية بل ان البعض قد اوقف الانتاج

بسـبب قلة المردود الاقتصادي وقد تم تطوير دواء يؤخذ عن طريق الفم (Miltfosin) وقد اعتمدته الهند في معالجة المرض.

تنتشر الحمى السوداء على أطراف بغداد وقد كنا نشخص المرض اثناء الاقامة اعتماداً على منطقة سكن المريض والطرق المؤدية منها. مثلاً بغداد الجديدة وطريق الكوت او سلمان باك، المحمودية وطريق بابل، ابو غريب وطريق الرمادي والكريعات وةطريق بعقوبة ديالى والمؤسف ان المرض انتقل الى مناطق داخل بغداد وليست حزام بغداد كما كنا نعرف ولازالت حالات المرض تدخل مستشفيات الاطفال.

ان نوع الحمى من الحمى السوداء ليست من النوع المستمر الحدوث فهو يحدث لمدة اسبوع ثم تتحسن حالة الطفل تعود الحمى مما يجعل العائلة تتردد في عرض الطفل على الطبيب او ان الطبيب لايشك بالمرض. وقد كنا اطباء قدماء في حماية الاطفال وثم ادخال أحد ابناء المشاركين في ثورة 1963 مصاباً بالحمى السوداء الشديدة وبالرغم من اعطاءه الدم من دم تبرع به أحد الزملاء توفى الطفل وجاء والده يحمل الكلاشنكوف ليقتل الطبيب وقد تم تهدئته وبدأ بالبكاء والاعتذار.

مرض الكزاز الولادي

يهمنا هذا المرض لانه يصـيب حديثي الولادة لذا سـمى بالكزاز الولادي حيث يحدث مباشـرة بعد الولادة. ان سـبب المرض هو جرثومة الكزاز المسـماة Clostridum Tetani وهي عبارة عن جرثومة كرام موجبة متحركة (Motile) غير هواية (Anerobic) منتجة للسـبورات المقاومة بشـدة للمعقمات المعروفة مثل الفينول والكريسـول وتفقد قابليتها لأحداث الالتهاب بالتعقيم لمدة 20 دقيقة في حرارة تبلغ (212˚ C) في جهاز معقام (Autoclave) ان الميكروبات تنتج السـموم المعروفة تيتانوسـبامين المسـؤولة عن حدوث العلامات السـريرية وكذلك وجود خزين للعدوى في الارض والغبار ولذا يحدث المرض في القرى والارياف والمزارع لان الولادة تتم بواسطة قابلات غير ماذونات بل هو مانطلق عليه الحبوبة او الجدة او المولدة وحيث يجري قص الحبل السري بطريقة غير معقمة وقد توضع بعض المواد مثل فضـلات الحيوانات مثل السـرجين وهو براز الحيوانات. ان المولدة لاتعرف ان المرض ينتقل عن طريق الحبل السـري وفي دراسـة قمنا بها في كلية طب البصـرة بالتعاون مع اسـتاذ البكتريرولوجي الدكتور حسـن جابر ظهر لدينا ان المولدات لايرغبن بالمقابلة الطبية وقد تم اخفاء البعض منهم في الهور وعند زرع ادوات المولدات تبين انها تحمل سبورات الكزاز في 100% من ادوات قص السرة واظافر اليدين وخيوط شـد السـرة والمقصـات وفي نفس الدراسـة تبين ان ارضـية صـالات العمليات تحوي 20% منها على الميكروبات المسـببة للمرض لقد ادى تلقيح الام اثناء فترة الحمل بجرعتين من اللقاح لتقليل الاصـابات بالمرض ولكنه لم يختفي كلياً من البلد وفي رسـالى طب الاطفال للطبيب العربي صـفي الدين بن مندوبه ينصـح بوضـع محروق الودع والكحول على محل قطع السـرة وهي افضـل من وضـع الكحل او الحناء او السـرجين على السـرة التي تعتبر من أحسـن الامكنة لنمو السـبورات وحدوث المرض. ان تطور المرض يتم عن ادخال السـبورات عن

طريق الحبل السري والتي تقوم بالانبات وافراز سموم التيتانوسبازمين في الدورة الدموية والذي يلتصق بالمستقبلات العصبية (Moterend Plate) ومنها ينتشر للجهاز العصبي خلال المحور الاسطواني (Axon Cylinder) في الاعصاب الحركية (Motornerves). ان فترة حضـــانـة المرض هي بين 5 – 15يوم ولكن يمكن حدوثها بعد يومين او اســبوعين بعد الولادة وتبدأ الاعراض بكثرة البكاء وعدم الرضـــاعة مع فتور وعدم مبالاة Apathy يتبعها تقلص عضــلات الفم والرقبة اما الانعكاسـات التقلصـية لعضـلات الفكين تؤدي الى صـعوبة الرضـاعة وعضـلات البلعوم تؤدي الى صـعوبة البلع والاختناق اثناء الرضـاعة ثم يحدث بعدها مانطلق عليه قفل الفكين (Trismus ضرر) وعضلات الوجه مؤدية الى ظهور مايشبه وجه الحصــان (التكشــيرة الســاردونية Risus Sardonicus يتبعها تقلص عضــلات الاطراف مع حدوث حمى (Rigidity) عام واخذ الجسـم شـكل التشـنج الظهري (Opisthotonus) في حالة تمدد ثم يحدث توقف فجائي في النفس (Apnea) مع نوبات ازرقاق بسبب تقلص عضلات الحنجرة وعضلات التنفس في الصدر.

ان التقلصـات يمكن ان تحدث بالتلامس او الصـوت العالي او النور السـاطع كما يصـاب الوليد بارتفاع الحرارة مع خفقان وسـرعة في التنفس وحدوث امسـاك. ان فحص الحبل السري قد يظهر وجود بعض علامات الالتهابات في موقع القص كما تحدث التهابات اخرى وجفاف ونقص في الاملاح مع حموضــــة في الدم ويؤدي الارهاق ومضــاعفات التقلص الى تمزق او قلع عروق العضــلات او كســور في الفقرات. ان نسبة الوفيات تصل الى 85%. المعالجة تعتمد على معادلة السموم ومنها من الالتصاق بالاعصاب وتقليل انتاج السـموم والسيطرة على المتقلصات العظلية والمضــاعفات الاخرى وتتم المعالجة في قسـم الحميات عادة بوضــع الطفل بغرف مظلمة جزئياً مع قلة التحريك وتجنب زرق الابر في العضـلات والبدء بالمعالجة عن طريق الاوردة وايقاف الرضاعة وينصح باعطاء المضادات البشـرية عن تلك المحضـرة في مصـول الحصـن (الخيول). يجب السـيطرة على الاختلاجات بالادوية واعطاء المضــادات الحيوية والاعتناء بالســرة وقص القصــبة الهوائية والمســاعدة بالتنفس الصــناعي عند حدوث الازرقاق او توقف التنفس او حتى

أحداث شلل الوليد الكامل والسيطرة على تنفسه وتغذيته. ان النتيجة النهائية للمعالجة الطبية تعتمد بالاساس على فترة الحضانة فكما كانت قصيرة كان المرض خطير كما ان حدوث Trismus (ضرر) في 48 ساعة الاولى من المرض تزيد في خطورة المرض. يتم منع حدوث المرض بتلقيح الام بجرعتين من لقاح الكزاز الاولى في الأشهر الاولى من الحمل والجرعة الثانية قبل 3- 4 اسابيع من الولادة. يجب اعطاء الاطفال حديثي الولادة لامهات غير ملقحات 250 وحدة من امينوكلوبين (IM) خلال ساعات من الولادة كما يجب التأكيد على المولدات بضرورة التعقيم واعطائهن دورات تدريبية وتزويدهن بالعدة المعقمة مع تعليمهن طرق التعقيم البسيط مع قص الاظافر وعدم تركهن دون مراقبة ودون تعليم بالرغم مما لديهن من عمل مهم يقمن فيه في المناطق الخالية من وجود المراكز الصحية او المستوصفات.

الجَرَب

الجَرَب (Scabes) مرض ســـارٍ معـدي (Contagius) بـالتلامس الجلـدي بين المصاب بالمرض والاصحاء سببه سوسة (هوام، حشرة) تسمى حشرة الجرب (اعفين الجرب) Sargoptes Scabiei هي حشــرة صــغيرة لاترى بالعين المجردة طفيلية تحفر الاخاديد في جلد المضـيف مسـببة حكة شـديدة سـببها حسـاسـية مناعية ان جرب الحيوانات ســببه حشــرة اخرى تســمى القارمة (Sarcoptic mange) يمكن ان ينتقل المرض من الحوائج والاغراض المنزلية كالشــراشــف والمقاعد والبطانيات لكن الطريقة الرئيســية هي التلامس الجلدي ولمدة طويلة يحتاج الالتهاب المبدئي الى ســتة اســابيع لتظهر الاعراض واما الالتهاب مرة ثانية قد يحدث خلال 24ساعة. بما ان الاعراض هي نتيجة للحساسية لذا تتأخر علامات التحسن بعد القضاء على الطفيلي.

ان نوع المرض المصحوب بالتقشر والمعروف بالجرب النرويجي هو مرض الجرب الشـديد المصاحب لنقص المناعة. ان اهم اعراض المرض هي الحكة المصـحوبة بوجود الاخاديد الطولية التي قد تتشـكل من أربعة او أكثر من الاخاديد متضـاربة وتشبه عضات البعوض وتكاد تشكل علامة رئيسية في تشخيص المرض.

ان الحكة هي الشــكاية الاولى والقوية وتزداد عند الدفء وليلاً وهي كمرض تكون خفيفة لدى كبار الســن من المرضـى. ان الطفح الجلدي يظهر على شـكل اخاديد سـطحية على اليدين والقدمين الكوع والظهر والاعضـاء التناسـلية الخارجية ماعدا الاطفال والمصــابية بنقص المناعة لاتظهر اعراض المرض على الوجه والرأس ان سـبب الاخاديد هي حفريات الحشـرة في الادمة (Epidermis) وفي كثير من الاحيان تكون طولية او متعرجة على شــكل (S) عـادة مصــحوبة بصــفوف من البثور (الحبيبات) التي تشــبه تلك الناتجة عن عضــات البعوض وهي عادة تكون على شـبكات الاصـابع والاعضـاء التناسـلية وتحت الثديين لدى الاناث. تظهر الاعراض

عادة بعد 2 – 6 اسـابيع من حدوث العدوى لدى الاشـخاص الذين لم يصـابوا بالمرض سـابقاً ولكنها تظهر لدى الاشـخاص الذين لديهم تاريخ مرضـي بعدوى سـابقة خلال ايام فقط وليس غريباً ان يتاخر ظهور الاعراض عدة أشـهر او سـنوات ان ظهور الحويصلات (Blisters) او البثور المتقيحة (Pastules) على راحة اليدين وباطن القدم هي من العلامات الفارقة لدى الاطفال وهي ماتعرف بالبثور الطرفية (Acrpopustulosis) ان كبار السـن والمرضـى الذين لديهم نقص المناعة مثل المصـابين بالسـرطان او AIDS يتعرضـون لحدوث مايعرف الجرب المتقشـر (الجرب النرويجي) وبسـبب نقص المناعة يصبح جسـم الشـخص محيطاً ملائماً لتكاثر الطفيلي في عموم الجسـم عدى الوجه وهؤلاء يظهر لديهم تقشـر شـديد وحكة بسيطة وهذه القشور تحوي الاف من الطفيلي مما يجعل العلاج والخلاص منها ضعيفاً ويجب ان تطول مدة المعالجة.

ان الطفيلي المسـبب للمرض لايرى بالعين المجردة ولكن احيانـاً ترى الانثى كحبيبة بيضـاء وهي تفوم بوضـع بيوضـها في ادمة الجلد في الاخاديد التي تقوم بحفرها وتفقس البيوض عن شـرانق (Larvae) في خلال 3 – 10 ايام وتنتقل على الجلد حتى تصل حالة البلوغ. ان حركة الطفيلي تسـبب الحكة والتي تمتاز بالنوع المتاخر من التفاعل المناعي لذا يظهر مضـاد مناعي IGE في الدم وفي موقع الالتهابات تنقل الطفيليات عن طريق الحك ودخولها تحت الاظافر فتقوم بنقل العدوى يمكن ان ينتشـر المرض عن طريق الملابس والشـراشـف والاناث التي يستعمله الشخص المصاب ويمكن ان يعيش الطفيلي على الشخص الناقل مدة 24-36سـاعة ويمكن ان ينتقل الى الاعضـاء التناسـلية الخارجية بالرغم من استعمال المانع الرجالي لان بقية الجسم تحوي الطفيلي.

ان سبب الاعراض هي تفاعل الجسم على شكل حساسية للبروتين الموجودج في امعاء الطفيلي والذي تضعه الانثى تحت الجلد قد تستمر الاعراض لعدة ايام بعد قتل كافة الهوام يعتمد التشـخيص على اثبات وجود الطفيلي او البيوض في الاخاديد المحفورة في الجلد ويمكن جمع نتائج حك الجلد وإذابتها بمحلول

بوتاسيومن هايدروكسايد وفحصها تحت المجهر او استعمال الميكرسكوب الجلد Dermoscp.

ان التشخيص التفريقي يشمل التهابات الجلدية الاخرى والسفلس واسباب الحكة الاخرى Uricaria وكذلك وجود الحشرات الاخرى مثل القمل والبراغيث. يمكن منع المرض باستعمال مرهم موضعي (Permethrin) او اعطاء الدواء على شكل حبوب بالفم وقد جرب ذلك على بعض المجاميع البشرية يجب معالجة جميع الاشخاص الذين هم على تماس مع المريض حتى ولو لم يكن لديهم اعراض مرضية تستعمل مركبات الكبريت ايضاً للعلاج.

لقد انتشر مرض الجرب في العراق اثناء الحصار الجائر على القطر وكان منظر الاطفال دون السنة من العمر المصابين بالمرض يفطر القلب كما نقول.

الهيضة-الكوليرا

الهيضة-الكوليرا (Cholera) وهو مرض يسببه ميكروب يشبه الضمة كثير الحركة Vibrio Cholerae مسـبباً اسـهال مائي يشـبه ماء الرز (الفوح) والذي يمكن ان يؤدي بسرعة الى حدوث الجفاف.

ان اعراض المرض تتكون من الاسهال ذو الرائحة والذي يشبه ماء التمن (الفوح) وظهور علامات الجفاف من تقيء وتجعد الجلد وانخفاض ضـغط الدم وجفاف في الفم مع ضربات قلب سريعة.

يحدث المرض نتيجة تناول مياه ملوثة بالجراثيم المسـببة للمرض او الاغذية البحرية مثل المحار الملوث بالميكروب. يعتمد التشـخيص على التاريخ المرض ووجود الاحيـاء المجهريـة واثبـات وجودهـا بـالفحوص المنـاعيـة Immunologic وتعتمد المعالجة على تعويض السـوائل المفقودة عن طريق الارواء الفموي وان كانت شـديدة عن طريق الوريد مع اسـتعمال المضـادات الحيوية في الحالات الشـديدة مع وجود الجحفاف الشـديد. تكون النتيجة النهائية جيدة بعد المعالجة ولكن الاشخاص الذين يتأخر علاجهم او لديهم امراض اخرى تكون النتيجة سيئة.

يمكن تجنب حدوث المرض باسـتعمال المياه النظيفة وتجنب تناول الاغذية الملوثة وكذلك تناول لقاح عن طريق الفم وتجنب الاماكن التي حدث فيها وباءً حديثاً. تحدث اعراض المرض بعد تناول النمسبب المرضي خلال يوم او خمسة ايام وان الحالات الشـديدة تحتاج لسـرعة المعالجة باعطاء السـوائل عن طريق الاوردة. قد يحدث مايشـبه هذا المرض لدى الطيور والخنازير ولكن بسـبب احياء اخرى.

ان اعراض الجفاف وفقدات الاصلاح قد تؤدي الى عجز الكليتين والاغماء وقد يحدث ذلك خلال 8ساعات من حدوث العدوى والوفاة خلال 18ساعة الى عدة ايام في حالة عدم معالجة المريض وقد يصل معدل الوفيات عند حدوث الوباء وعدم وجود العلاج الى 50 -60 % من المصابين. ان سبب المرض هو تناول ميكروب الكوليرا الذي هو سالب فحص الكرام مع وجود سوط يساعده في الحركة وكذلك زغيبات شعرية تساعده على الالتصاق وهنالك عدة اصناف من ميكروب مدروسة بالطرق المناعية.

ان السموم المنتجة من قبل الميكروب هي من نوع السموم الداخلية وتتكون من وحدتين AnB وهي معروفة جينياً. ان هذه السموم هي التي تقوم بسحب السوائل داخل الامعاء الدقيقة وفقدانها على شكل اسهال. ان المرض عاشر البشرية منذ آلاف السنين وقد وجد مدوناً في الهند قبل 3900سنة.

لازال الوباء يحدث على شكل وباء وآخر البلدان هي كانت تاهيتي بعد نكبة الزلزال في عام 2011. ان مياه الشرب يجب ان تعالج كيميائياً وتغلى او يتم بسترتها كما يجب ان تكون الاغذية نظيفة ومغلية ان المخاطر الشخصية للاصابة بالمرض تشمل المصابين بسوء التغذية والاطفال بعمر 2- 4سنوات كما ان حملة فصيلة دم (O) أكثر تعرضاً للاصابة بالمرض من غيرهم وكذلك الاشخاص الذين لديهم نقص في الحموضة في المعدة لان الحامض يقتل كثيراً من الاحياء المعدة لان الحامض يقتل كثيراً من الاحياء المسببة للمرض.

يشخص المرض سريرياً وكذلك نمو الميكروب على وسط معروف (TCBS) وكذلك الدراسة الجينية للميكروب حيث انه يوجد أربعة انواع من الميكروب هي V. Cholerae و V. Inaba و V. Ogawa و V. Hikojima والتي تختلف بشدة فعاليتها وسرعة انتشارها وأخطرها النوع الاول. يجب تعريف المرض عن الاسباب الاخرى المسببة للاسهال من ميكروبات وفيروسات.

تعتمد المعالجة على استعمال محلول الارواء الفموي الحاوي على السكر والاملاح وحسب درجة الجفاف والعمر وتقدير حالة الجفاف بصورة مستمرة وإذا لم ينفع ذلك تعطى السوائل بالوريد. تستعمل المضادات لتقليل فقدان السوائل والاسهال والاسراع بالشفاء كيف يمكن منع حدوث المرض ان البلدان الغربية واستراليا واليابان التي لديها نظام تعقيم المياه وايصالها للدور وكذلك السيطرة على الاغذية ومنع تلوثها ووجود نظام الصرف الصحي وغسل الايدي بعد دخول الحمام قد قضت على المرض ولم تحدث بها وباء يمكن استعمال اللقاح ضد مرض الكوليرا حيث تشير التقارير ان فعاليته تصل بين 50 -90% حسب الدراسات التي اجريت عليه وهو لقاح يؤخذ عن طريق الفم. يمكن اخذ اللقاح عن طريق الابر بالعظلة على شكل جرعتين للاشخاص المسافرين الى مناطق موبؤة او ذات تجمع بشري كبير مثل موسم الحج.

ان الاسرة التي يرقد عليها المريض يوجد بها فتحة لجمع سوائل الاسهال كما ان المتوفي يتم دفنه من قبل الدولة لمنع انتشار المرض. تحدث حالات كوليرلا في محافظة البصرة اثناء موسم جني التمر حيث يتناول العاملون مياه الانهار من الشوابخ دون تعقيم او غلي ولكن نحمد الله ان نوع الميكروب النمسبب من النوع قليل الفعالية ويشفى المرض في معظم الحالات.

التهاب السحايا الحاد

التهاب السحايا الحاد (Acute Meningitis) ان المقصود بالسحايا هي الاغشية الثلاث التي تحيط بالدماغ والحبل الشوكي وتعرف بالام القاسية والام الحنون - العنكبوتية.

ان الاطفال تحت عمر (5) سنوات هم أكثر الفئات العمرية تعرضاً لالتهاب السحايا وتسمم الدم الجرثومي خاصة بميكروب ياتي بعدها Meningo coccus الشباب بعمر (16 – 25) سنة بمعدل الاصابات ان معرفة العلامات والاعراض للمرض يسهل التشخيص السريع الذي ينقذ حياة المريض.

ان أكثر الاعراض والعلامات السريرية في التهاب السحايا وتسمم الدم الجرثومي هي الحمى، برودة الايدي والارجل، التقيء، صعوبة الايقاض، الشعور بالدوخة والتشوش والتهيج مع الم في العضلات شديد ويكون الجلد شاحباً متورداً مع طفح جلدي لايختفي بالضغط عليه مع تصلب الرقبة اثناء الفحص وصداع شديد والانزعاج من الضوء وحدوث الاختلاجات. ان تسمم الدم الجرثومي والتهاب السحايا يحدثان سويةً وان هذا المرض هو أحد اسباب وفيات الاطفال من اي مرض معدي اخر.

ان 50% من المرض يحدث تحت عمر 5 سنوات وان طفل وأحد من كل 4 اطفال من الاصحاء يحمل ميكروب السحايا في بلعومه خاصة لدى طلاب المدارس. عملية تلقيح الشباب عند دخولهم الجامعة بلقاح (Men.C). المعروف ان الجهاز المناعي لدى الاطفال تحت الخامسة من العمر لازال غير متكاملاً لذا تسهل اصابتهم بالتهاب السحايا اما الشباب فالسبب هي الاختلاط والسكن المزدوج زالسهر والتعب علماً بان اعراض المرض تكون في بدايتها مشابهة للنشلة او

الانفلونزا مما يؤخر تشخيص المرض ويؤخر علاجه. يمكن حماية الاطفال بالتلقيح ولكن المشــكلة ان اللقاح لايمكن ان يغطي كافة الاحياء المجهرية المســببة للمرض ويبقى الامل الكبير في معرفة الاعراض والعلامات وطلب المســاعدة الطبية الســريعة هي الامل الوحيد في شــفاء المريض. تحتاج المعالجة الطبية الى جهود مركزة ومحاولة اعطاء المضــادات الحيوية المطلوبة وكذلك تعويض عمل الغدة الكظرية لان الاصــابة تكون شــديدة على الجســم وتشــل مقاومة الجســم ولايســتطيع الجســم مقاومة المرض وحده. قد يتوفى الاطفال حال وصــولهم للمســتشــفى ويكتشــف المرض من فحص افراد العائلة الاخرين الذين يجب تغطيتهم مع الكادر الطبي بتناول المضــادات الحيوية لفترة معينة لمنع حدوث المرض لديهم. ان المرض قد يســبب النزف في الغدة الكظرية لذا وجب اعطاء المريض هورمونات تلك الغدة.

السُّعال الديكي

السـعـال الـديكي (Whooping Cough-Pertusis) عبـارة عن التهـاب الجهـاز التنفسـي (الرئتين) والذي يسـبب تفجر نوبات من السـعال وسـبب المرض ميكروب يسـمى Bordetala Pertussis والذي يعطي المرض الاسـم نفسـه. هو مرض منتشر في المجتمعات وقد يظهر على شكل وباء وقد كثر وقوعه في السنين الاخيرة. ان 70 – 100% من افراد العـائلـة التي لـديهـا طفـل مصـاب في نفس السكن يصابون بالمرض عادة. تشكل اصابة الرضع بعمر ستة أشهر خطورة كبيرة على حياتهم ويحتاجون العناية بهم في المسـتشـفى. هنالك لقاح ضـد المرض ولكنه لايمنع حدوث المرض.

العلامات والاعراض: يبدأ المرض بعلامات واعراض تشبه النشلة بجريان في الانف وسـعال – كحة يابسـة تسـتمر لمدة اسـبوع. بعد ذلك يتطور السـعال النوعي والذي قد يسـتمر لعدة اسـابيع يكون على شـكل نوبات متفجرة والتي غالباً ما تنتهي بشهقة (Whoop) عالية النوطة والتي تشبه سحب الهواء لداخل الرئة. قد يسـعل بعض الاطفال حد التقيؤ ولكنه يكون بخير بين نوبات السـعال وفي الحالات الشديدة يجابه الطفل صعوبة في التنفس بسبب التقلص بسبب السعال.

ان الاطفال دون عمر ستة أشهر قد يصاب بتوقف النفس دون وجود سعال. ان التشـخيص يتم عند النظر للطفل وسـماع نوبات سـعاله وكذلك اكتشـاف الميكروب المسـبب ولكنه قد لايكون موجباً بعد مرور 3 اسـابيع او ان الطفل قد تمت معالجته بالمضـادات تعتمد المعالجة على عمر الطفل وشـدة المرض وكم مضـى على الاعراض ويتم ادخال الرضـع للمسـتشـفى للعناية بهم ان اسـتعمال المضـادات يقلل فترة العدوى لمدة خمسـة ايام او اقل. اما إذا لم تشـخيص المرض بعد مدة 3 اسـابيع فان المضـادات لاتفيد في هذه الحالة يجب منع الطفل من الذهاب للمدرسـة لمدة 3 اسـابيع إذا لم تتم معالجته بالمضـادات او بعد

خمسة ايام من تناوله الدواء يجب معالجة الاشخاص الملامسين للمصاب حيث ان المرض معدي لمدة 3 اسابيع بعد بدء السعال يجب اعطائهم المضادات خاصة الحوامل والرضع دون عمر شهر.

ان الاصابة بالمرض لاتزود المريض بمناعة طول الحياة ولذا وجب اغعطاء اللقاح بعمر 2، 4، 6 أشهر مع جرعة مقوية بعمر 4 سنوات علماً بان فعالية اللقاح تنتهي بعد مرور خمسة سنوات على اعطاء الجرعة المقوية يجب تحصين كبار السن يلاقح الكبار وان يعطوال جرعة مقوية وكذلك الامهات بعد الولادة والرضع بعمر 6 اسابيع وجرعة مقوية بعمر 3 سنوات ونصف.

ان العناية بالمريض في البيت تستوجب اعطاء الاغذية السائلة عدة مرات وقد تحتاج الام للمساعدة من قبل افراد العائلة وكذلك منع التدخين في البيت.

القوباء (عقبول)

القوباء (Herpes) هو مرض فيروس الهربس (القوباء) يصيب جميع مناطق الجسم مثل الفم والدماغ والعينين والجلد والاعضاء التناسلية. هنالك نوعان من الفيروس النوع الاول الذي يصيب الفم والعينين ومناطق الجسم العليا فوق الخاصرة والنوع الثاني المسمى بالنوع التناسلي الذي يصيب الاعضاء التناسلية وهو الذي يسبب التشوهات الخلقية إذا كانت العدوى لدى الحامل التي قد لاتوجد لديها اعراض خارجية.

ان الفيروس سريع الانتشار في الاماكن المزدحمة والسكن المزدوج عن طريق فرشاة الاسنان والادوات الاخرى التي يمكن عن طريق عدم استعمالها منع انتشار المرض وكذلك اخذ العلاج لفترة طويلة فترة العدوى وكذلك معالجة الحوامل لمنع حدوث المضاعفات يمكن ان يحدث المرض على عدة اشكال منها:

1- الفموي

2- التناسلي

3- الرحمي داخل الرحم قبل الولادة مسبباً مانطلق عليه نوع حديثي الولادة.

4- الالتهاب الدماغ

5- والنوع الذي يصيب مرضى نقص المناعة

كما ان هنالك عدة اشكال اخرى منه التي تصيب العيون او على شكل حمامي عديد الاشكال erythema multiforme ان اعراض المرض هي حدوث حمى مفاجئة والشعور بالتهيج وعدم الراحة مع عدم الرغبة في الاكل والشرب وهنالك التهاب اللثة مع علامات وتورم واحمرار وسهولة النزف فيها وكثرة جريان اللعاب

والشـعور بالالم عند البلع مع ظهور فقاعات على اللسـان وداخل الفم وشـمول الشـفتين احياناً والوجه مع حدوث انفجار تلك الفقاعات مشـكلة قرح مؤلمة مع تضخم في الغدد اللمفية تحت الحنك او في الرقبة قد تتكرر الاصابة مشكلة حدوث الالم والحرقة والحكة.

ان اعراض النوع التناسـلي في حالة حدوث الاصـابة لاول مرة هي الحمى والتعب والم العضـلات مع حكة والم وتطور حدوث القرح الرطبة والدمامل والتي تترك الجلد متصدفاً عند شفائها.

مع تضـخم الغدد اللمفاوية في منطقة المغبن وحرقة في البول وافرازات مهبلية واحتباس البول.

ان النوع الذي يحدث لدى حديثي الولادة تكون الاصـابة حادة او تدريجية على أحد اشكال ثلاثة هي اصابة الجلد والعيون والاغشية المخاطية او النوع العام المنتشر او نوع اصابة الجهاز العصبي وعلامات هذا النوع هي صداع وتبدل حالة المريض مع ظهور علامات عصبية وكذلك علامات التهاب السحايا.

يعتمد التشخيص على عزل الفايروس وزرعه في الانسجة وكذلك دراسة الخزعات الجلدية مع فحوص خلوية ومصـلبة واسـتعمال PCR واحياناً خزعة الدماغ وفحوص المفراس والرنين. تعتمد المعالجة على اعطاء مضـادات الفايروس ومحاولة منع حدوث النوع الولادي باجراء الولادة عن طريق العملية القيصـرية لدى النساء المصابات بالمرض ومعالجة الامهات بدأ من الاسبوع 36 من الحمل.

ان النوع الفموي لدى الاطفال يكون مؤلماً ويحتاج الى دخول المستشفى وتغذية الطفل بالمواد التي لاتسـبب حرقة في الفم مثل الحوامض واعطاءه احياناً بعض السـوائل عن طريق الفم واطعامه مثل الحليب والمحلبي وتقليل معاناته ببعض الادوية التي لاتسـبب له مضاعفات مثل دهون الكلسـرين ومن الخطأ اسـتعمال المراهم المخصصة لمعالجة امراض المقعد في الفم كما يحدث احياناً دون الانتباه الى عدم صلاحية هذه الطرق وحدوث مضاعفات بسببها.

القوباء – الحصف

القوباء – الحصــف (Impetigo) التهاب جلدي ســببه العنقوديات الذهبية stophylococcus aureus والعنقوديات الخمجية strpetodcoccus pyogenes يحدث الالتهاب حول الفم والانف وهو مرض عالي العدوى ينتشر من شخص الى اخر بالملامسة كثير الحدوث لدى الاطفال دون ســن الرابعة من العمر ولكنه قد يصيب الكبار منه. وقد يحدث على شــكل وباء محدود في مناطق التماس مثل المدارس والروضات او معسكرات الجيش هنالك نوعان من المرض الفقاعي bullous وغير الفقاعي nonbullous.

ان النوع الاول تكون فيه الفقاعات مملوءة بالسوائل وليس من السهولة انفجارها وتبقى لعدة ايام وهي عادة توجد على الصــدر والظهر والبطن وطيات الجلد مثل الرقبة وتحت الابط ومنطقة المغبن (منطقة الحضائن) لدى الاطفال.

النوع الثاني اللافقاعي يبدأ على شــكل فقاعة مملوءة بالسوائل تنفجر بســهولة تاركة قرفة (crust) صــفراء رمادية عادة تكون حول الفم والانف او على الايدي والارجل. ان الاصــابة التي تحدث لاول مرة على جلد ســليم تســمى النوع الاولى والتي تحدث في اماكن الجروح او الاكزيما والجرب والقمل تسمى النوع الثاني.

ان اعراض المرض هي ظهور فقاعات مملوءة بالسـوائل تنفجر مخلفة ورائها قرفة يكون لونها اصــفر او ذهبي او عســلي ويتكاثر حدوث هذه البقع على الجلد واخيراً تشـفى تاركة ورائها جلبة (scab) احياناً يكون المرض سـبباً للحكة وتضخم الغد اللمفاوية والتي تحدث كأستجابة مناعية من الجسم لهذه الالتهابات.

ان مضــاعفات المرض ليس كغيره الحدوث ولكن عنـد وجود النوع الفقـاعي الشـديد والذي ينتشــر فيه المرض لاجزاء اخرى من الجسـم تحدث المضـاعفات التالية.

التهاب طبقات الجلد العقيمة (التهاب الهلل) (cellulites) او يحدث تسمم دم جرثومي الذي يحتاج الى معالجة طبية طارئة.

قد يؤدي المرض الى حدوث التهاب الكليتين الكبابي كاستجابة مناعية للعدوى او تحدث الحمى القرمزية حيث ان المسببات الميكروبية هي السبب في التهاب البلعوم ظهور الحمى واحمرار الجلد واخيرا قد يسبب المرض حدوث نوع من الصدفية التي تختفي بعد المعالجة. ينتقل المرض بواسطة التماس واستعمال المناشف وتظهر علامات المرض بعد 4- 10 ايام بعد التماس ويكثر حدوث المرض لدى الاشخاص الذين لايعتنون بنظافتهم الشخصية او المصابين بداء السكري او المصابين بنقص المناعة كما تنتقل العدوى لدى الاطفال بسبب عدم قص الاظافر والحك وزرع الميكروب في المناطق الاخرى من الجسم منقولاً من حول الفم اليها لذا وجب التأكيد على تقليم الاظافر وقصها لدى الاطفال وهذا يشكل صعوبة وتعتمد المعالجة على تنظيف المنطقة واستعمال الماء الدافي ومراهم المضادات الحيوية الموضعية ثلاث مرات في اليوم ولمدة اسبوع وقد يعطى المريض مضادات حيوية لمدة اسبوع إذا كان المرض من النوع الشديد والذي لايشفى بالدواء موضعياً.

يجب منع انتشار المرض بغسل الايدي عدة مرات وعدم مشاركة افراد العائلة باستعمال ادوات الحمام وغسل الملابس بالماء الحار مع استعمال القاصر عند غسلها. يجب عدم لمس المناطق الملتهبة وحكها وغسل الايدي قبل العلاج وبعده وعدم ارسال الاطفال للمدرسة او الروضة حتى اكتساب الشفاء التام وسقوط كافة القرف والمحافظة على مناطق الجسم الاخرى. كنت انصح العوائل باستعمال صابون الركي وإذابته في الماء وجعله على شكل مستحلب وكان يعطى نتائج جيدة في القضاء على المرض عند استعماله كمعقم.

المت

المت (Seborrheic Dermatitis) مرض مزمن في الجلد وفروة الرأس يتصـــف المرض بجفـاف جلـدي ورطوبـة او دهني حلبويـة القشـــرة (crusted) scale (greasy)) صفراء اللون.

يصـاحب المرض حكة مع حدوث ابراء remission واسـتفحال (exacerbation) كما ان المرض قد يكون مصاباً لامراض اخرى مثل البول السكري، متلازمة سـوء الامتصاص، ومرض الذرب (sprue) وسمنة الاطفال والتفاعل للذهب والارسنك.

ان سـبب المرض غير معروف ويعتبر احياناً من اخطاء الاسـتعداد لمرض المت seborgeic diathesis ان الفطر المعروف بـالمـدورة الاعفيني pityrospobea saprophyte الـذي يعتـاش على المحيط الـدهني موجود في فروة الرأس عنـد الاطفال المصـــابين بالمرض ان العوامل المشـــجعة لحدوث المرض هي الغذاء الدهني والضـــغط النفســـي وكثرة التعرق كما ان هنالك اســتعداد للاصـــابة بالفطريات البيضـــاء candida albicans مع احتمال حدوث التهاب ميكروبي عند البعض.

يصـيب المرض فروة الرأس والحواجب والثنيات الانفية الشـفوية والابط ومنطقة عظم القص والسـرة والاربية (groin) ومنطقة الفخذ ان المرض يكون على شـكل احمرار متعدد الاشكال والاحجام مغطى بقشرة دهنية. ان اصابة الرأس تظهر على شـكل حزاز (قشـرة الرأس) وقد تمتد الاصابة بعيدا عن الشـعر لتشـمل الحواجب والثنيات الانفية الفموية، الوجه، الاذنين وخلف الرأس وقد تشـــمل جميع مناطق المت.

يصـاحب المرض سـقوط الشـعر وهو أحد اسـباب الصـلع لدى الكبار قد يصـاحب المرض حكة بسـيطة وقد يصـبح المرض عاماً مصـحوباً بتقشـر او احمرار يسـمى

بمرض لاينر (leiner's dis.) ان التشخيص التغريق للمرض يشمل الامراض التالية، القوباء، مرض الصدفية، النخالية الوردية، والشريطية (tinea cruris) والثلم والثلم النقني (corporis) ان النوع الموجود لدى حديثي الولادة infantile soborric dermatitis يشمل عدة اشكال من اضطرابات الجلد مثل اصابة غطاء الرأس cradil cap (المدحي)، القوباء، مرض لاينر والصدفية الولادية. ان معدل حدوث الاكزيما لدى هؤلاء الطفل يكون عادة مستقبلاً. ان وجود الفطر (p.ovale) والذي يشكل جزءاً من المحيط العادي في الجسم يعتبر سبباً للمرض وذلك لاستجابة المرض للعلاج بالمضدات الفطرية.

ان المعالجة عند حديثي الولادة لاتحتاج الى تداخل علاجي كبير اما المرض لدى الكبار فيحتاج الى معالجة فعالة وحسب شدة المرض. ان أحسن طريقة لمعالجة حديثي الولادة في العراق هي ترطيب الجلد والمناطق المصابة بزيت الزيتون وتركه لعدة ساعات واستعمال صابون الرقي على شكل مستحلب بإذابة الصابون بالماء او استعمال الشامبو المخصص للاطفال قد يفيد في كثير من الحالات. ان استعمال المراهم الحاوية على الكورتيزون يجب ان يتم باستشارة الطبيب كما ان جلد الرضيع سوف يقوم بامتصاص الهورمونات وقد يؤثر ذلك على فعالية الغدة الكظرية او حدوث متلازمة كشن نتيجة المعالجة المسرفة في استعمال الكورتيزون وحتى عن طريق الجلد لذا وجب الانتباه لذلك. ان بعض الكورتيزون من القوة بحيث يسبب تلف الجلد واضمحلاله.

الأكزيما

الأكزيما (Eczema) عنوان طبي يطلق على انماط متعددة من التهاب الجلد وتعرف ايضاً بالتهاب الجلد dermatitis وتستعمل كلمة اكزيما اشارة الى التهاب التاتبية (atopic). يعتقد ان المرض هو نتيجة اضطراب جيني يصيب المانع الجلدي وهو مرض كثير الحدوث عند الرضع والاطفال ويصيب كافة الاجناس البشرية. ان العوامل التي تسبب حدوث المرض هي المهيجات المحيطية والمحسّسات الموجودة في المواد مثل الصابون، العطور، المواد الكيمياوية المواد المحسسة الغذائية ونمط الحياة والضغط النفسي وتبدل حرارة الجو والرطوبة المحيطية.

العلاج قد يشمل اعطاء الكورتيزون موضعياً او عن طريق الفم وكذلك مضادات الحساسية ومحبطات المناعة المعروف Cacinurin Inhibitor لايمكن منع حدوث المرض ولكن الاعتناء الشخصي بترطيب الجلد وتجنب تقلبات الجو من ناحية الحرارة والرطوبة وتجنب المحسسات يمكن ان تساعد في تقليص الاعراض والتقليل من شدة المرض.

الاكزيما تصيب كافة الاعمار ولكن المرض يصيب في 85% من الحالات دون 5 سنوات من العمر. يختفي المرض الولادي بعد 3سنوات في حوالي 50% من المرض ويتكرر ظهور اعراض المرض لديهم مستقبلاً. ان المرضى عادة مايكون لديهم تاريخ مرضي في أحد افراد العائلة مصاباً بالروب او حمى الكلا (hay fever).

يعتبر المرض أحد امراض المجموعة التي تشمل حساسية الغذاء، الربو، حساسية الانف والتي تتطور بالتتابع وينظر للمريض على ان النتيجة مستقبلاً سوف تكون الاصابة بأحد هذه الامراض ان العلاقة بين هذه الامراض غير معروفة وان حوالي 20% من الاطفال لديهم اكزيما علما بان حدوث الاكزيما يكون أكثر لدى الاناث منه لدى الذكور ويصيب جميع الاجناس.

المرض ليس معدياً وبما ان المرض يعتبر جزئياً وراثياً لذا فليس من الغريب ان تجد ان أحد افراد العائلة نفسها مصاب بالاكزيما. ان اعراض الاكزيما هي جفاف الجلد واحمراره والحكة والشعور بالحرقة وتختلف الاعراض من طفل الى اخر. ان الحكة الشديدة هي اول الاعراض والتي تؤدي الى تولد الحويصلات والمناطق الناضحة وفي التهابه تظهر القرف (scales) ويحدث تثخن الجلد.

ان المرض قد يصيب اي منطقة في الجسم ولكنه يظهر على الوجه والرقبة وداخل الساعد (الزند) والركب والكواحل وفي الاطفال يظهر على مقدمة الجبهة والخدود والسواعد والارجل وفروة الرأس والرقبة.

قد يحدث المرض بصورة فجائية كتفاعل وتظهر لاعراض لعدة ساعات او ايام بينما في كثيراً من الاحيان تستمر الاعراض ويصبح المرض مزمناً.

هنالك عدة اشكال للاكزيما لدى الكبار خارج موضوع الكتاب نشير اليها لمنفعة القاريء الكريم منها التلامسية، نوع المت seborric der. والتمية nummular، العصبية، الركودية (stasis) واضطراب التعرق. يعتمد التشخيص على التاريخ المرضي والاعراض وقد تحتاج احياناً الى عمل خزعة الجلد للوصول للتشخيص بصورة مضبوطة. وقد يقوم الطبيب باجراء فحوص الجلد التلامسية.

تعتمد المعالجة على ثلاث امور هي منع الحكة، منع الالتهابات ومنع تدهور حالة المرض. وهذه تعتمد على تغيير نمط الحياة واستعمال الادوية وجميع تلك الامور تعتمد على عمر المريض ونوع الاصابة وشدتها والحالة العامة للطفل. موضعياً يجب ترطيب الجلد باستعمال الكريم الخاوي قليل من الماء وكثرة من الدهون ويجب تجنب كثرة الاستعمال. يمكن استعمال كريم ملين على المواقع المصابة بعد خمس دقائق من الاستحمام بماء فاتر لحفظ رطوبة الجلد. كما يجب تجنب الامور المهيجة والمحسسة للمرض. تعتمد المعالجة اساساً على استعمال ادوية الكورتزون موضعياً او عن طريق اعطاءه لفترة معينة. ان مشاكل الاكزيما هي كثرة

التغيب من المدرسة وزيادة الاعباء المالية على العائلة وقد يؤدي الحك الزائد لالتهابات ميكروبية تحتاج الى معالجة بالمضادات الحيوية.

قد يحدث التهاب كابوسي Kaposi varicellfopm نتيجة الاصابة بفيروس الهربس البسيط وهنا يجب اعطاء مضاد الفيروس (Acyclovir) ان المرض قد يحدث لديهم اصابة بالربو في 30% وحساسية الانف عند 35% منهم. ان المرض لايسبب الوفاة ويمكن التعايش معه. لقد كنت اعالج المرض بمستحلب صابون الركي موضعياً وخلط ملعقتين من بيكاربونات الصوديوم في ماء الشطف وعدم تجفيفه وترك الماء يجف على جلد المريض.

ان المشكلة في العراق هو سوء استعمال الكورتزون موضعياً علماً بانه قد يسبب مضاعفات كثيرة منها ارتفاع ضغط الدم ومتلازمة كشن وخاصة الرضع والاطفال دون عمر سنتين. يمكن استعمال الكمادات الباردة موضعياً لتقليل الحكة واعطاء بعض ادوية مضادات الهستامين التي تقلل الحكة ويجب ان يكون ملبس الطفل من القطن وغسلها جيداً بالماء بعد غسلها بالصابون ويجب ترك اي اثر من الصابون والقاصر على الملابس لانها مواد مهيجة يجب الانتباه لرطوبة الجو وحرارته وعدم ممارسة الرياضة واللعب العنيف الذي يؤدي الى التعرق وتجنب استعمال الروائح والمعطرات والمواد المخدشة المهيجة للمرض وقص اظافر الطفل والباس يديه غطاء حتى لايحك وجهه بكثرة وغسل الايدي قبل العناية بالطفل عند تبديل ملابسه.

الحالات الجراحية الحادة

الحالات الجراحية الحادة (Acute Surgical Emergencies) هي الحالات التي تحتاج الى مداخلة جراحية عاجلة لانقاذ حياة المريض من المضاعفات التي تنتج عن خطأ وتأخر التشخيص.

1-التهاب الزائدة الدودية الحاد والذي يحدث في جميع الاعمار يبدأ الالتهاب كوجع في البطن في اعلى السرة وينتقل الى الجهة اليمنى من أسفل البطن مصحوباً بالتقيء وارتفاع حرارة الجسم وفقدان الشهية وتبدل سحنة الوجه والالم الحاد الشديد. على العائلة ان تعرض الطفل على اخصائي الاطفال او اخصائي جراحة معروف مشهود له بالخبرة.ان عدم التفكير بها التشخيص قد يؤدي الى انفجار الزائدة مؤدياً الى انتشار الالتهاب الى البريتون وحدوث تسمم جرثومي خطر قد يؤدي الى الوفاة او تتطلب الحالة المعالجة لمدة طويلة يعيش بعدها الطفل ولكن قد تحدث له مضاعفات مستقبلية مثل انسداد الامعاء قد يختلط التشخيص بامور اخرى مثل التهاب المجاري البولية او المبايض او عظام الحوض ولكن الطبيب الماهر يستطيع التفريق بين تلك الامور بسهولة مستعملاً فحص البول والدم والسونار والفحص السريري. ان عملية رفع الزائدة الدودية هي عملية بسيطة ولكن يجب ان لايؤخذ المرض بدون اهتمام ولا ان تتأخر العائلة بعرض الطفل على الطبيب.

الحالة الثانية هي انسداد الامعاء نتيجة تداخلها في بعض البعض مما يسبب حالة تؤدي الى موت الامعاء (بالغنغرينا) وتحدث هذه الحالة لدى الاطفال من عمر ثلاثة أشهر او سنتين وقد تكون نتيجة لالتهاب الامعاء الحاد والاسهال وتبدأ الاعراض بقيام الطفل بالبكاء على شكل نوبات حوالي كل 3 دقائق يكون الالم فيها مصاحباً لحركة الامعاء المساريقية ثم يهدأ الطفل ليقوم بعدها بالبكاء وتتكرر هذه الحالة مما يوجب الاسراع بعرض الطفل على عيادة الطواريء في مستشفى

الاطفال وفي اي وقت نهاراً او ليلاً دون انتظار العائلة لعرض الطفل على طبيب اطفال العائلة بعد مرور عدة ساعات لان ذلك يؤدي الى موت الامعاء في الاجزاء المتداخلة وحدوث القنغرينا في العضو الملتهب. عند ازالة الامعاء الملتهبة المتداخلة يفقد الطفل جزء من الامعاء مما يؤدي الى مضاعفات كثيرة في الامتصاص الغذائي وربما ادى الى فشل نمو الطفل. ان عملية التداخل الجراحية سهلة جداً إذا كانت في بدايتها ولكن إذا حدث موت الامعاء وجب ازالة الجزء التالف وخياطة الامعاء البعض مع البعض وهذا مايؤدي الى مضاعفات كثيرة قد تسبب موت الطفل بعد الجراحة. الحالة الثالثة هي اختناق الفتق المغبني. اثناء التطور الخلقي للجنين وهو في حالة النمو يدخل الحبل المنوي خلال فتحتين في منطقة المغبن ويدخل للبطن ويقوم بالاتصال بمجرى البول داخلياً في موقع بعد عنق المثانة وفي الاحليل. ان هذه النقاط في جدار البطن تشكل نقاط ضعف تجعل الطفل يولد ولديه فتق مغبني ولادي احادي الجانب او على الجانبين. ان هذه الحالة توجب التداخل الجراحي مباشرة بعد اكتشافها ودون تأخير.

قد تكون الحالة الولادية مصحوبة باستسقاء الخصية والتي لاتستوجب التاخل الجراحي لوحدها ولكن إذا كانت مصاحبة الى فتق وجب التدخل الجراحي المستعجل تجنباً للاختناق والذي قد يؤدي الى وفاة الطفل إذا لم تتم معالجة الحالة بالسرعة المطلوبة.

رابعا هي حالة المداخلات الجراحية للتشوهات الخلقية مثل انسداد المريء او عدم وجود فتحة مخرج او وجودها مشتركاً مع قناة البول او المهبل وهي حالة تكتشف مباشرة بعد الولادة عند فحص الوليد وتحتاج الى مداخلة جراحية ن قبل اختصاصي جراحة الاطفال لانقاذ الطفل من الموت. هنالك كثيراً من التشوهات الخلقية في المجاري البولية والتي توجب المداخلة الجراحية وخاصة تلك المتعلقة بعنق المثانة او الاحليل وهي صعبة التشخيص حيث تتطلب عمل الاشعة الملونة المصورة على شكل فيلم سينمائي ولم تدخل هذه الفحوص للعراق وكثيراً ماينتهي الامر بهؤلاء الاطفال بالاصابة بعجز الكليتين نتيجة الضغط البولي

الصــاعد من المثانة نحو الكليتين والموت بسـبب ذلك. ان بعض المداخلات الجراحية قد تتطلب وقت لحدوث المرض بصورة يشخص فيها وتحتاج المعالجة مثل حالة انسداد الاثني عشري التي تتطور بعد الولادة بــ 8 – 12 اسبوع مبتدئة بحدوث التقيء وفشـل النمو والهزال وقلوية الدم ولكن أصبح اليوم التشـخيص سـهلاً بوجود السـونار اما العملية الجراحية فهي عملية بسـيطة قد تجرى تحت التخدير الموضـعي للجلد ولكن يجب تحضـير الطفل ومعالجة الجفاف وتعديل قلوية الدم وكذلك عملية التغذية التدريجية بعد العملية تبدأ بكميات صـغيرة وتزداد بعد ايام من العملية حتى لاتحدث مضاعفات للعملية.

ان كثيراً من عمليات جراحة القلب للتشوهات الخلقية أصبح من الممكن اجرائها دون الحاجة الى فتح الصـدر بل الوصـول للقلب عن طريق الوريد الفخذي او شـرايين اليدين والدخول الى الابهر وغلق التشـوهات في الحاجز القلبي بين البطينين او الاذنينين وكذلك غلق الاتصـال بين الابهر والشـريان الرئوي ductus ariosus وهي عمليـات تجرى في بعـد اسـتعمال الفحوص القلبيـة من echo والسونار.

وقد قام الزميل الدكتور علي الحلبي اخصائي امراض قلب الاطفال من القطر الشقيق الاردن بتدريب الكادر من القطر العراقي مشكوراً على القيام بتلك المداخلات العلاجية اما العمليات التي تتطلب مداخلة جراحية كاملة وكبيرة فلا زال الوقت مبكراً لاجرائها في القطر في الوقت الحالي وذلك لانشـغال الدولة بمعالجة جرحى الحروب وليسـت اجراء عمليات القلب للاطفال. وبقى العراق القطر العربي الوحيد الذي لم يتطور فيه جراحة القلب للاطفال دون المسـتوى المطلوب بالرغم مما هو معروف من امكانية الطبيب العراقي والتي لايجاريها فيه الكثير من اطباء العرب وهو ماهو مشهود به لهم.

السمنة لدى الشباب

السمنة لدى الشباب (Obesity) تعتبر السمنة من الامراض الخطرة حيث انها سبب لحدوث البول السكري النوع الثاني وكذلك امراض القلب والمفاصل والام الظهر والكآبة وانقطاع التنفس اثناء النوم ليلاً. ان مشكلة السمنة لدى الاطفال هي انهم سوف يكونوا سمان في الكبر وان 25% من سمنة الاطفال تبقى للكبر. تعرف السمنة بزيادة الوزن عن الحد الطبيعي للعمر وهي ناتجة من تجمع الشحوم لدرجة تؤثر في الصحة ويستعمل قياس فهرسنة كتلة الجسم (bodymass) الناتج من تقسيم الوزن بالكيلو على مربع الطول k / m2 كقياس للسمنة لدى الكبار وتعتبر قراءة (25) زيادة في الوزن وأكثر من (30) سمنة.

ان العوامل المساعدة على السمنة هي الامور التالية وراثية، تصرف الفرد ومحيطه. ان البيت والمدرسة والمجتمع والمحيط قد تؤثر على تصرفات الاطفال فيما يخص تناول الغذاء والفعاليات الرياضية. ان النظرة للمجتمع واحواله الاقتصادية وتركيبته الاجتماعية وسلسلة انتاج الغذاء والحالة الثقافية والتعليمية والعادات الغذائية والنشاطات الرياضية جميعها تؤثر في حدوث السمنة، لقد تم ذكر مخاطر السمنة. ان السيطرة ومنع السمنة تتطلب عدة امور منها تعليم الاطفال طريقة التغذية الصحيحة وبطرق تضبط الكمية والسعرات الحرارية وكذلك تناول الاغذية العضوية وتشجيع الاطفال على الرياضة وانشاء نوادي الشباب في عموم القطر وكذلك عدم الركون للراحة وقلة الحركة ان ذلك يتطلب عمل اجتماعي يشارك فيه جميع طبقات المجتمع. هل ان سوء التغذية لم السمنة هي المشكلة في العراق الاثنان موجودان في العراق الاول في المناطق المتوسطة الحال والنائية في القرى والارياف والمناطق الفقيرة من البلد لذا ننصح باعطاء الاطفال وجبة غذائية لمدارس الصفوف الابتدائية وتقويتها بالحديد والفيتامينات اما في المناطق التي حباها الله بيسر الحالة فانها تحتاج الى منع حدوث السمنة وخاصة لدى الاناث.

ان المشكلة في العراق ان الحب والعطف تجاه الاطفال يعبر عنه بزيادة حصتهم من الاكل واعطاء الحلويات ولكن التغذية العراقة هي أحد الاسباب فالغالبية من العوائل تغذى على الخبز والتنمن والفاصوليا والعدس والحمص وهي جميعاً تؤدي الى السمنة يجب تشجيع لالعائلة على القيام بزرع الخضروات مثل الفجل والرشاد والكراث والمعدنوس في صناديق الكارتون وتناولها لانها تزود افراد العائلة بالفيتامينات وكذلك الحديد والعناصر الغذائية الاخرى وهي عملية لاتتطلب جهداً كبيراً ولكن الى جهد تثقيفي فقط.

الفيتامينات

الفيتامينات (Vitamins) هي مواد عضــوية يحتاجها الجســم بكميات صــغيرة كمواد غذائية لها عدة واجبات اســاســية في حياة البشــر. يبلغ عددها الان 13 فيتامســن اعتماداً على فعاليتها الكيميائية والبايولوجية وليســت على اســاس تركيبها. يشــير الفيتامين الى عدد الفايتمر المركب (vitamer) التي تشــترك جميعها بنفس الفعالية فمثلاً نجد ان فيتامين (A) يشــمل مركبات اخرى مثل رايتنـال (retinal) والراتينول (retinol) وأربع مواد اخرى تعرف بـالكـاروتينويـد (carotienoids) والفيتامينات تاخذ الشكل الفعال في الجسم.

هنالك عدة فعاليات كيميائية للفيتامينات البعض منها يعمل كهرمون ينظم تآيض الاملاح مثل فيتامين (D) وتنظيم نمو الخلايا والانســجة وتميزها مثل فيتامين (A) البعض منها يعمل ضد الاكسدة (Antioxidont) مثل فيتامين (E) واحياناً فيتامين (C). اما المجموعة (B) المركبة تعمل ســلف (نذير) precursor لانزيمات تعمل (Enzyme cofactors) (انزيمات مساعدة) والتي تدخل في عملية التـآيض عـامـل تحفيز ولـذا يمكن ربطهـا بـالانزيـات كجزء ترقيعي prosthetic group نجد ان البايوتين (Biotin) هو جزء من انزيم يدخل في تصــنيع الدهون الحامضــية. كان الاعتماد الاول على الحصــول على الفيتامينات كجزء ن الاغذية ولكن تصــنيع الفيتامينات أصــبح ســوقاً رائجاً يدر البلايين على شــركات الادوية المصنعة والمسوقة للفيتامينات. ان تاريخ اكتشاف الفيتامينات تاريخ شيق فقد كان المصريون القدماء يعطون المرضى المصابون بصعوبة النظر ليلاً (العشـي) غذاء يحوي الكبد والذي يشـفي المريض كما ان اكتشـاف اعطاء الفواكه الطازجة والمجففة او المحفوظة ن الحمضـيات اثناء السـفر من امريكا الى اوربا وبالعكس منه حدوث مرض الاسقربوط (نقص فيتامين C) الذي كان يصيب البحارة مسبباً النزف من اللثة والفم. في اسيا تم معرفة ان التمن غير منزوع القشرة يمنع حدوث

مرض البري بري بسبب نقص فيتامين (B) ووقد نال كثير من العلماء الباحثين جوائز نوبل لاكتشافهم فيتامين K وفيتامين (A).

تقسم الفيتامينات الى نوعين نوع ذائب في الماء (B8 وفيتامين C) ونوع ذائب في الدهون (DAEK).

يتخلص الجسم من النوع الذائب في الماء بسرعة ولايقوم بخزنها ولذا وجب الاستمرار بتناولها كما ان قسم منها تقوم الميكروبات بتصنيعه داخل الامعاء. اما النوع الذائب في الدهون فيقوم الجسم بتخوينه وقد سيبب ذلك اعراضاً بسبب الافراط في تناوله وجوده داخل الجسم (Hypervitaminosis) بكميات كبيرة. ان نقص الفيتامينات يؤدي الى اعراض مرضية معروفة لكل وأحد منها. وان الكمية التي يحتاجها الفرد يومياً معروفة والزيادة من النوع الذائب في الدهون يقوم الجسم بخزنها.

فيتامين (A)

فيتامين (A) يدخل في القائمة الريتنول والريتنال وأربعة من الكاربنويد منها بيتا كاروتين. تذوب هذه المركبات في الدهون والكمية المطلوبة اخذها يومياً 900 مايكروكرام. ان الامراض الناتجة عن نقص فيتامين A هي العمى الليلي، فرط النقران (Hyporkeratosis) تلين القرنية (keratomalicia).

ان أكبر كمية يمكن اخذها يومياً هي 3000 ملغم اما الزيادة فتسبب فرط فيتامين A. ان الفيتامين موجود في البرتقال والجزر والقرع والسبيناغ والكبد والحليب وحليب الصويا.

فيتامين (B1)

ويعرف ايضاً بالثايمين Thaiamine هو من النوع الذائب في الماء والكميـــــة المطلوبة يومياً هي 1.2 ملغم. ان الامراض الناتجة عن نقصه هي مـرض البـري بـــري ومتــــــلازمة فرنك كورساكوف wernike korsakoff syndrome اما زيادة تناوله فتسـبب الخمول ورخاوة في العضـلات إذا اخذ بكميات كبيرة الفيتامين موجود في التمن الاسمر، اللحوم البطاطا والبيض والكبد.

فيتامين (B2)

ويعرف ايضـــاً بـالرايبوفلافين من النوع الـذائب في المـاء riboflavin والكميـة المطلوبة يومياً منه 1.3 ملغم. نقصـــه يسـبب عوز الرايبوفلابين وهو موجود في الالبان، الموز، والبقوليات الخضراء.

فيتامين (B3)

ويعرف ايضاً Niacin or Niaciavamide وهو من الفيتامينات الذائبة في الماء الحاجة اليومية منه هي mg 16.0 بسبب نقصه مرض pellagra البلاكرا (الحصاف) وزيادته تؤدي الى تلف الكبد باستعمال (g2) يومياً ومشاكل اخرى. موجود في اللحوم، الاسماك، البيض، الفطر، والمكسرات.

فيتامين (B5)

ويعرف بـ pantothenic acid ذائب في الماء الحاجة المطلوبة منه يومياً mg5.0 نقصه يسبب الخدر Parasthesia وزيادته تسبب الاسهال، حرقة المعدة والغثيان. موجود ي اللحوم والخضروات وفاكهة الافاكادو.

فيتامين (B6)

معروف ايضاً او Pyridoxine pyridoxamine الحاجة اليومية منه 1.3 – 1.7ملغم والامراض الناتجة عن النقص هي فقر الدم واعتلال العصبي المحيطي Peripheral neuropathy أكبر كمية مسموح بتناولها هي mg100 مضاعفات الزيادة هي تلف الاعصاب وحدوث مايطلق عليه استقبال الحس العميق Proprio ception موجود في اللحوم، الموز، الخضروات والمكسرات.

فيتامين (B7)

معروف بالبايوتين Biotin ذائب في الماء الحاجة اليومية منه mg30.0 نقصه يسبب التهاب الجلد Dermatitis والتهاب الامعاء الدقيقة Entritis موجود في صفار البيض، الفستق والفل لسوداني وبعض الخضروات.

فيتامين (B9)

عرف ايضاً حامض الفوليك Folinic Acid و Folic Acid الحاجة اليومية هي mg400 نقصه يؤدي الى فقر الدم الضخم الاورمات megaloplastic anemia نقصه اثناء الحمل يؤدي الى تشوهات الحبل الشوكي وزيادته قد تسبب فقدان اعراض نقص فيتامين B12. الفيتامين موجود في الخبز، الخضروات، المعكرونة.

فيتامين (B12)

يعرف ايضاً cyanocoba lamine ذائب في الماء الحاجة اليومية منه 2.0 مايكروملغم نقصه يسبب فقر الم المعروف بالضخم الاورمات وزيادته تسبب

طفح جلدي يشبه حب الشباب؟ الفيتامين موجوج في اللحوم والمنتجات الحيوانية الاخرى.

فيتامين (C)

عـرف ايضـاً Acid Ascorbic ذائـب فـي المـاء الحاجـة اليوميـة منـه هـي mg90.0 امبـر كميـة تؤخـذ منـه يوميـاً 2000ملغـم مضـاعفاته هـي megadose Vitamin ضـخامة الجرعـة. موجـود فـي معظـم الفواكه والخضروات والكبد.

فيتامين (D)

معروف Chole Calciferol ذائب في الدهون لحاجة المطلوبة منه يومياً mg10 نقصه يؤدي الى حدوث مرض الكساح وهشاشة العظام وأكبر كمية تؤخذ منه mg50 زيادته تؤدي الى Hypervitaminosis هو موجود في السمك والبيض، الكبد والفطر.

فيتامين (E)

ومعروف ب Tocopherol وهو ذائب في الدهون وتبلغ الحاجة المطلوبة منه يومياً mg10.0 نقصه قد يؤدي الى حالة نادرة من تكسر الكريات الحمر في حديثي الولادة مسبباً فقر دم وزيادة تناوله تسبب عجز القلب المحتقن موجود في الفواكه والخضروات والحبوب والمكسرات.

فيتامين (K)

يُعرف ايضاً Phylloquinone or menaquinones من اتلنوع الذائب في الدهون الحاجة اليومية منه mg102 نقصه يؤدي الى حدوث النزف وزيادته تؤدي الى كثرة تخثر الدم لدى المرضى الذين يعالجون بدواء الوارفرين.

موجود في الخضـروات ذات الاوراق الخضـراء وكذلك صـفار البيض والكبد يحتاج الجنين للفيتامينات اثناء فترة تطوره لبناء العظام والعضـــلات والجلد واي نقص قد يســـبب تلف دائم فيه. ان كثيراً من الفيتامينات يمكن الحصـــول عليها من الغذاء ولكن الجسـم قد يقوم بتصـنيع البعض منها مثل فيتامين D في الجلد عن طريق التعرض للاشـــعة فوق البنفســجية Ultraviolet الموجودة في اشـــعة الشـــمس عند التعرض لها. ان بعض الميكروبات الموجوجة في الامعاء Flora (النبيت) تصنع فيتامين K وفيتامين البايوتين كما ان الجسـم قد يصنع فيتامين A من البتاكاروتين وكذلك التايســين من الحامض الاميني تربتوفين ان البعض من الفيتامينات يتلف بالحرارة لذا وجب عدم وضــعه في ممية الاطفال والحليب حار والمعروف ايضـــاً هو عدم اضـــافة اي دواء او مقوي او دواء ســـعال لحليب الاطفال لان ذلك قد يؤدي بهم الى كره الحليب وهو المادة الاســاســية للنمو الجسدي لديهم ولا بديل عنه.

أمراض العضلات لدى الأطفال

أمراض العضلات لدى الأطفال (Muscular Diseases) تحدث هذه الامراض في جميع الاعمار مؤدية الى العوق الجسمي وتشكل حاجات المرضى متطلبات كثيرة معقدة وفي كثير من الاحيان لايمكن الاستجابة لها.

يستجيب قسم من هذه الامراض للادوية وكثير من العوق يكن معالجته وتحسين مستقبل الطفل. ان امراض العضلات ليست كثيرة مثل الاضطرابات العصبية مثل الصرع وجلطات الدماغ التي تستوجي عناية واهتمام زائد.

انواع امراض العضلات: هنالك عدة انواع من امراض العضلات التي تختلف بالاسباب والنتيجة النهائية والتي تحتاج الى علاجات مختلفة وللسهولة يمكن تصنيف تلك الامراض الى نوعين النوع الاول يتعلق بالاضطرابات الجينية والنوع الاخر لاعلاقة للجين بحدوثها. يشمل النوع الاول الامراض التالية:

الاعتلالات العضلية الخلقية والاعتلالات الناتجة عن الامراض الخزنية واضطرابات المايتوكوندريا ونوبات الشلل periodical Paralysis. اما النوع الثاني فيمل الامراض الناتجة عن الالتهابات الناتجة عن اضطراب في الجهاز الدفاعي المناعي الذاتي مثل مرض مايسثينيا كريفيز Myasthenia Graris احياناً تكون الميكروبات والفيروسات عند البعض هي السبب وقد تعزى للادوية والهورمونات لدى البعض منهم.

ماهي اعراض المرض؟

ان اهم الاعراض هي الضعف والذي يكون متجدد (Progressive متطور) يشمل جانبي الجسم ويصيب العضلات الجذعية للجسم (Trunk) مثل العضلات

الكتفية وعضـلات الحوض. يشـكو المريض من صـعوبة في المشـي والركض او صـعود الدرج او الجلوس والنهوض من حالة النوم او رفع بعض الاثقال او رفع الايدي لاعلى من الكتف. عند الاطفال تكون علامات الضـعف هذه على شـكل فقدان التوتر العضـلي وتاخر التطور في الوقوف او المشـي او الركض مع حدوث اضـمحلال عضـلي. ان الشـكاية من الالم والتقلصـات العضـلية سـببها الارهاق والجهد العضلي ان حدوث التعب بسـهولة هي من علامات مرض مايسـثيناكرفيز والشلل هي من علامات الشلل على فترات والمعروف كمرض مستقل الحدوث.

الإعتلال العضلي

الإعتلال العضـلي (Muscular Dystrophies) هي الامراض الجينية للعضـلات التي يحدث فيها المرض نتيجة اضـطراب جيني مع حدوث اضـمحلال عضـلي مصـحوباً بالضـعف والتقفع (Scoliosis). ان المرض يحدث وراثياً وقد يحدث بطفرة جينية وقد يحدث حتى ولو لم يكن هنالك تاريخ مرضـي في العائلة. قد تكون الاعراض بسيطة او شـديدة وبين الاطفال يكون مرض دوجين Duchenne Musculas Destrophy أكثرها حدوثاً وهو مرض عضـلي شـديد يصـيب الاولاد فقط لان وراثته متعلقة بجين الجنس (X) يبدأ المرض عندما يبدأ الطفل بالمشي او الركض ومن علاماته تضـخم في عضـلات اربطة السـاق (Calf). تكون الاناث حاملة للجين ويورثن المرض لاولادهن. من الامراض الاخرى هو اضـطراب الاطراف والحوض Limbgirdle Destrophy واعتلال الوجه ولوح الكتف Facioscapulo Hamera Mascular Musalas Dystrophy وحتل التأثر العصـبي Myotonic Dystrophy هذه الامراض تصـيب الاناث والذكور من الاناث ويمكن ان تبدأ الاعراض في عمر الطفولة او الكبر اضـافة الى الضـعف العضـلي واضـمحلال العضـلات فان المرض حتل التأثر العصـبي يصـاحبه تصـلب مع صـعوبة في الانبساط العضلي تسمى (Myotonia) قد يشمل المرض اصابة القلب ايضاً.

لقد تم تطور كبير في تفهم اسباب المرض وطرق تشخيصه فمثلاً نجد ان العلة في مرض دوجين نجد ان الجين وشفرته (Gene Code) هي في بروتين غشاء الخلايا العضلية وعدم وجود هذا البروتين يسبب تكسر وتهدم الخلايا وتلف الالياف العضلية مما يؤدي الى الضعف ان هذه المعرفة العلمية الجديدة تعطي الامل في العلاج الجيني للمرض مستقبلاً.

أمراض العضلات الخمجية

أمراض العضلات الخمجية (Inflammatory Muscular Diseases) عند اضطراب الجهاز المناعي الذاتي وقيام الجسم بمهاجمة اجزاءه يحدث المرض. هنالك ثلاث انواع من هذا المرض Polymyositis اضطراب العضل المتعدد Dermatomyositis اعتلال العضل والجلد واخيراً النوع الثالث التهاب العضلة المشتملي Inclusion Body myositis هذه الامراض تصيب الكبار علماً بان النوع الاول قد يصيب الاطفال. يصاب المريض بضعف عضلات الكتف والحوض خلال اسابيع او أشهر واحياناً مصحوباً بصعوبة في البلع وفي النوع الثاني يظهر نوع من الطفح الجلدي. يجب التأكد من التشخيص لان هنالك علاج بالادوية المثبطة للمناعة لتلف الامراض.

في حالة مرض مايستيناكريف Myesthenia Gravis ان الجهاز المناعي الذاتي للجسم يصب المستلمات العضلية واتصالها بالاعصاب مؤدياً الى ظهور اعراض نوعية منها سهولة التعب وحدوثه بعد الجهد العضلي ان الاجفان قد يشملها المرض مسبباً هطولها وحدوث النظر المزدوج كما ان المريض قد يشكو من صعوبة البلع والتكلم. ان المرض يستجيب للمعالجة بالادوية الطبية. يعتمد تشخيص تلك الامراض على دراسة العضلات والاعصاب بالتسجيل الكهربائي واستعمال خزعات العضلات ودراستها بعدة طرق وكذلك استعمال المجهر الالكتروني.

ان معالجة هذه الامراض تحتاج الى فريق متعدد من اختصاصي العضلات والاعصاب والعلاج الطبيعي والباحثة الاجتماعية وتامين الاستشارة الوراثية بغية عدم تكرار حدوث المرض لدى العائلة وكذلك المساعدة في معالجة الحالات النفسية الحادثة من المرض لدى الطفل والعائلة والغاية مساعدة العائلة والطفل في الدرجة الاولى للوصول بحياة مقبولة.

الكسور والجروح: يتعرض الطفل في جميع مراحل عمره الى الاصابات كالخدوش والجروح وكذلك الكسور في الاطراف العلوية او الاطراف السفلية ولكن قد يولد الطفل ولديه كسر في العظم الغرابي في الرقبة يظهر بعد فترة من الولادة على شكل ورم في أسفل الرقبة وهذا لايحتاج الى علاج بل يترك لشأنه. قد يولد الطفل وهو مصاب بعدة كسور في يديه او رجليه في حالة وراثية تصيب الوليد الجديد Osteogenisis Imperfecta وهي حالة تكون فيها العظام هشة سهلة الكسر وقد تحدث الكسور للطفل وهو في بطن امه او اثناء الولادة وهي حالة مؤلمة للطفل الذي يكون مصاباً بها لان مستقبله ان يكون مقعداً وقد طورت شركات الادوية في الغرب علاج لها ولكنه مع الاسف الشديد لم يدخل العراق ولم يعطى الى اي طفل حسب علمي. ان اهم وأخطر الكسور هي كسور الاطراف العلوية وخاصة التي تصيب عظام مفصل المرفق وهي مايحدث للقصبة والشظية حيث ان هذه الكسور تؤدي الى الاضرار بالاوعية الدموية من شرايين وواردة مما يحرم المنطقة من الحياة او ان تكون المعالجة غير صحيحة ويفقد فيها الطفل مفصل المرفق ولايستطيع ايصال طعامه الى فمه بهذه اليد المصابة.

ان سحب يد الطفل بصورة سريعة اثناء الشيء قد يسبب خروج عظام اليد من المفصل والتي تتطلب المعالجة وقد تتكرر تلك الاصابات مما يوجب على العائلة ان لاتكرار السحب على يد الطفل.

ان كسور الاطراف السفلية قد يكون مضاعفاً وهي عندما يخرج العظم المكسور خارج الجلد او غير مضاعفاً بما يوجب المعالجة الجراحية والتي تتطلب بناء الرجل بالجبسونة. ان اي خطأ في المعالجة يؤدي الى نتيجة وهذه هي قصر الطرف مما

يعني ان الطفل سوف يكون اعرجاً في المشي وهذا مايتطلب القيام بكسر العظم ومحاولة معالجته بطريقة صحيحة ولذا وجب على العائلة وقاية الطفل من كسور الاطراف السفلية بالمحافظة عليه من السقوط من علو او السقوط من الدراجة الهوائية او القفز من بلكونة الدار الى الارض والتشبه بحركات التلفزيون. ان حوادث الكسور عند الاطفال قد تكون نتيجة تصادم سيارة يقودها والدهم دون ربط الاحزمة وهي عادة غير معروفة لى العرب عموماً ولاتعيرها العائلة والدولة اهمية تذكر ففي الغرب يمنع الطفل لحد عمره 5 سنوات من الجلوس في المقعد الامامي بل يجلس في المقعد الخلفي وفي كرسي خاص به والويل للعائلة التي لاتقوم بذلك حيث تسحب اجازة السياقة من العائلة. اما في العراق فيفتخر الاب بان يضع طفله او السنتين في حضنه ليعلمه السياقة او ان تجد الاطفال وقد خرج نصف جسدهم من السيارة والاب فرح بذلك ويتباهى بذلك وخاصة في الاعراس حيث الجميع منفعلاً بالرقص او اطلاق المسدسات او الوقوف في منتصف الشارع وقطع المرور لان الشعب مجبر على الاحتفال بالعريس الجديد وماعليهم الا الانتظار ولو لنصف ساعة حتى تذهب نشوة الاحتفال ان أخطر الجروح هي التي تحدث بسبب زجاج الشبابيك او استعمال السكينة القاطعة حيث يتم قطع الاوردة والشرايين والاعصاب ورباطات العضلات ما يتطلب المعالجة المجهرية وهي ليست متوفرة في جميع مستشفيات القطر بل حتى وان وجدت قلة من الاطباء خبير بها وهي تحتاج اختصاصي في جراحة التجميل وفي الغرب تعاد الطرف المقطوعة وفي العراق يكتفي بخياطة الجلد وايقاف النزيف ليترك الطفل معوقاً وهذا مأحدث لأحد اقاربي حيث تتم خياطة الجرح وترك الاعصاب دون ربط وقد ظهر شلل بعض الاصابع بعد مدة من حدوث الجرح مما استوجب عرضه على اختصاصي تجميل وقام بربط العصب بعد فتح الجرح مرة اخرى وهي عملية استوجبت اعطاءه التخدير العام ولم تعد اصابع يده مثل الاول ولكنها أحسن مما لو تركت على حالتها الاولى وقد تكبدت العائلة دفع ملايين الدنانير نتيجة لذلك الخطأ العلاجي.

ان اصابات البطن المخفية للكبد والطحال والمثانة والتي قد تحدث اثناء تصادم السيارات او الملاكمة بين الاطفال الدلالة الوحيدة عليها هي الالم الحاد في البطن واصفرار الوجه والغيبوبة نتيجة انخفاض ضغط الدم وكبر البطن نتيجة النزف وهي قد تؤدي الى الوفاة إذا لم يتم تشخيصها ومعالجتها بفتح البطن ورفع الطحال والذي يسبب مشكلة كبيرة للاطفال دون الخامسة من العمر لانه دوره مهم في جهاز المناعة لديهم ما يوجب اعطائهم لقاحات خاصة ليتجنبوا الالتهابات الجرثومية نتيجة فقدان الطحال لديهم. قد يكون النزف تحت الغشاء المغطى للطحال ويظهر على شكل تضخم في الطحال واتذكر حالة ارسل فيها الاختصاصي الله يرحمه طفلاً لديه نزف في الطحال ولما وصل الردهة قامت الطبيبة المقيمة بارساله الى البيت وعند السؤال عن الطفل قالت لم اجد انه يحتاج الى دخول المستشفى مما جعلنا نرسل سيارة اسعاف الى داره وجلبه واجراء عملية طلبنا من الطبيبة المقيمة ان تساعد الجراح حتى تتعلم ان عليها ان تحترم من هو اقدم منها طبياً ولتعرف معنى وخطورة عملها وهي الان اخصائية يشاد لها بالبنان.

ان جروح الكليتين قد تظهر على الطفل على شكل تبول دموي وقد يتوقف النزف او يحتاج الى مداخلة جراحية وهي كثيراً ما تحدث عند راكبي الدراجات او المتزحلقين على الالواح ذات العجلات الصغيرة والتي يقوم الطفل بالقفز بها في الهواء او الصعود على الارصفة وهي عادة ماتسبب اصابات الرأس والاطراف ايضاً لذا ننصح بلبس الخوذة. ان جميع الاصابات التي تحدث للاطفال توجب اعطائهم لقاح ضد الكزاز او جرعة مقوية من اللقاح ضد الكزاز إذا كان الطفل ملقحاً خلال الأربع سنوات الماضية من حياته والا تعرض للاصابة بمرض الكزاز والذي يؤدي الى الوفاة. على العائلة تذكير الاطباء بحاجة اولادهم الى جرعة مقوية من لقاح ضد الكزاز إذا لم يعطى الطفل تلك الجرعة المقوية.

التحاليل المرضية

تشكل التحاليل المختبرية اهم العوامل المساعدة للوصول للتشخيص المرضي التي يطلبها الطبيب للتاكد من ان التشخيص المرضي الذي وصل اليه من تاريخ المرض وفحص المريض قد عززته نتائج المختبر لناخذ مثلاً لذلك ان كان تشخيص المرض يشير الى كمرض الملاريا وجب ان يعزز ذلك فحص مسحة الدم بوجود الطفيلي ووجودعصيات التدرن ليعزز تشخيص مرض التدرن لدى المريض.

أصبح تخصص المختبر متشعب وكثيراً العدد وأصبح المام طبيب مختبر وأحد بكل جوانب عمل المختبر مستحيلاً فهنالك اخصائي الوراثة الذي يقوم باعطاء نتائج فحص الكروموسات ودراسة DNA و RNA وأصبح هنالك أكثر من اختصاصي في الجينات ومختبرات الوراثة. هنالك اخصائي امراض المناعة وامراض الدم وامراض السرطان واختصاص الفيروسات واختصاصي بالميكروبات واختصاصي بالفطريات واختصاصي بالامراض (Pathology) واخصائي بالميكرسكوب الالكتروني واخصائي في تخطيط الدماغ واخصائي بتخطيط الالعضلات اما في جانب التحليلات المرضية في الكيمياء العضوية فقد تشعبت ايضاً وأصبح الفحص المختبري الياً تعطي فيه الالة أكثر الفحوصات الكيميائية المطلوبة عن كيمياء الدم والتآيض وعمل الاعضاء من رئة وكلى وكبد وامعاء. أصبح في بنك الدم اختصاصات متعددة فهنالك اخصائي البلازما وعزلها والحصول على مكوناتها وهنالك اخصائي النزف والتخثر ودراسة وتحضير مفرداته. ويقاس اليوم التقدم الطبي والمعالجة الطبية بما هو متوفر من امكانات مختبرية متقدمة تعتمد عليها سمعة المستشفى العلاجية وقد يندر او يتعذر وجود فحص وأحد

ليأتي الجواب ان المركز الفلاني يقوم بهذا الفحص وقد تكون مختبرات الدولة هي الملاذ الوحيد لاجراء ذلك الفحص لندرته وقلة الاختصاصيين في اجراءه.

ان المختبر قد يكون مطلوباً لتمشية الامور اليومية من فحوص بسيطة مثل فحوص الدم وفحوص البول وكيمياء الدم اليومية وحتى تلك يجب ان تخضع للتعقيم والسيطرة النوعية من قبل مراكز متقدمة تسيطر عليهما الدولة وان لاتكون مصدراً للارتزاق والعيش من دماء المرضى وتاثير الفحص او اعضاء فحصاً خاطيء يؤذي المريض ولايفيده.

من الامور المعروفة طبياً ان الطبيب يجب ان لايامر باجراء الفحوص الطبية الا إذا كان مضطراً ويعتمد التشخيص عليها ولا ان تكون هي الطريقة الاولية التي يفكر بها للوصول للتشخيص بل انها من متطلبات التشخيص الاساسية وان لايستعمل الفحوص كما نقول عكازة للتشخيص لانها مكلفة للمريض اضافة الى ما يدفعه من اموال وترقب للنتائج وخاصة إذا كانت من مختبرات نتائجها غير صحيحة وغير علمية وغير مفيدة وإذا كان هنالك اتفاق تجاري فالطامة أكبر وهو ماوصل له البعض مع الاسف الشديد. نقرأ في الصحف ان المختبرات العراقية كثيرة من دون انتاج ومن كان منها اميناً تدهورت سمعته بسبب غلاء مواد الفحص المختبرية والتي قد لايستطيع المريض دفع تلك الاجور ويراها مكلفة له.

ان مشكلة واسباب ضعف مستوى المختبرات الحكومية وفي المستشفيات التعليمية سببها اولا ان الهيئات التدريسية للعلوم الاساسية في كليات الطب الكيمياء والاحياء والبكتريولوجي والباراسايثولوجي والفيزيولوجي والتي تحوي الاعداد الهائلة من اعضاء الهيئة التدريسية الحاملة لا على الشهادات العلمية في حقل اختصاصها والمؤهلة لاعطاء الدراجات العلمية العليا ماستر ودكتوراه لادور لها البتة في ادارة المختبرات التابعة لوزارة الصحة ولاتعزز الاقسام السريرية في الكليات الطبية بالمشورة والمساعدة في التشخيص في الامور الاعتيادية وحتى المستعجلة والطارئة لابسبب قله كادرها ولكن لعدم وجود علاقة عمل واضحة بين وزارة الصحة ووزارة التعليم العالي ولماذا يقوم عضو الهيئة التدريسية

بالتفتيش عن المشــاكل وخاصــة ان ذلك ســوف ينعكس مساءً ولا مردود مالي ولامعنوي لعضــو الهيئة التدريسية من هذا العمل الاضافي ثانيا ان العاملين في مختبرات وزارة الصحة اضطرتهم الظروف العائلية للقبول بهذه المهنة التي تعتبر دون مســتوى طموحهم الطبي كما ان مســتوى التدريب الســابق لتحملهم المسؤولية مستقبلاً لايفي بالغرض ويجب تعزيز تلك الامكانيات بالدراسة العليا خاج القطر لاعضــاء المختبرات ويمكن ان تكلف كليات الطب باقامة الدورات المطلوبة مدفوعة الثمن لاعضــاء الهيئة التدريســية في الكليات المجاورة للمستشفى التعليمي.

ان أحســن الحلول هي اما ان تكون كليات الطب تابعة الى وزارة الصــحة او ان المستشــفيات التعليمية يكون جميع اعضــاءها من العاملين على ملاك وزارة التعليم العالي وبهذا يتحقق امر وأحد وهو توفر مئات من الاختصاصيين من وزارة الصحة العاملين في المستشــفيات التعليمية لادارة وفتح مستشــفيات جديدة تكون غير تعليمية وبهذا يتضاعف عدد اسرة وزارة الصحة دون صرف جهد.

ان هذا النموذج متبع في القطر الشــقيق الاردن حيث ان الطبيب في المستشــفى الجامعي يتسلم راتب من وزارة الصحة وراتب من وزارة التعليم العالي وهو حتى بهذه الرواتب لايوازي راتب النائب العراقي الذي ســوف يعترض على ان يقوم الطبيب العراقي باســتلام راتبين والجميع يعمل مجاناً لوزارة الصحة وهي غير راضية عن مجهود الاساتذة وتعتبرهم متطفلين على مستشفياتها التعليمية وهي علاقة ســوف تبقى متوترة وغير ودية تحكمها الحاجة وليس المنطق والتقدير والاعتراف بالجميل وتقدير الجهود التي يبذلها الاســاتذة الذين هم مصــدر اطباء وزارة الصحة الجدد.

المصادر References

1. Immanization: World Health Organization publications.

2. Meantal retardation: Healthline.

3. Hearing: Mayo clinic.

4. Head injuries: Medline plus medical encychopdia.

5. Circumcision: Wikipedia.

6. Bone fractures: Better health channel. Acute medical emergency: University of Maryland medical center.

7. School problems: Getconnected Org UK.

8. Diarrhooa and dehydration

9. Diagnosis managmente of Dehydration. American

10. Caring for kids cps.ca

11. Haemorrhagic disease. Wikipedia the free

12. Foreignbodies in lungs

13. Circumcision: Medline

14. Head injuryin children: Uptodate

15. Hip dysplasia: Hip dysplasia webmd

16. Fractures in children: Child bone fracture – wikipedia

17. Child delinquency: Wikipedia – thefree encechopedia

18. What is autism: Autistic. org. ak

19. Infectious diseases: WHO infectiouse diseases

20. Acute meningitis: Meningitis – Mayo Clinic

21. Tuberulosis: Wikipedia – free enceclopedia

22. Diseases of nervous system: Bosten children's hospital

23. Pediatric endocrinology: WHO.

24. Vitamins: Medical News Today

25. Nocturnal enuresis in children: Doctor / patient co.uk

26. Hoemelytic anemia: Hemolytic anemia in children Uptodote, Online medical encyclopedia, Boston Children Hospital
27. Rheumtic fever: Webmd
28. Anorexia nervosa: Patient.co.uk
29. Immunity: Free on Line
30. Adenoids: Net doctors

Glossary المعاني

Transposition	نضير الوضع
Tonic	مُوَتر
Tremors	رعاش
Tingling	وَخز
Tubules	نبيبي
Trisomies	ثلث صبغي
Urticaria	شري
Ulcerative	تقرح
Unipolar Disomy	احادي القطب
Vasooclsive	الفلق الوعائي
Vector	سهم التوجه / نواقل المرض
Visceral	احشائي / امعائي
Venacava	الوريد الاجوف
Wheeze	أزيز
Waddling Gait	مشيه متهادية
Scab	قشرة الجرح
Serum	مصل
Stress	اجهاد
Skewed	الانحراف
Secretory	افرازي
Seizure	مصادرة
Stroke	السكتة الدماغية
Scoliosis	حنف
Toil	كدح
Thaler	نقد جوماني فض
Tidy	انيق

Trig	حلم
Thrive	يعيش
Typical	عادة
Throat	الحلق
Transmissible	ساري، معدي
Transmissible	معدي
Scab	جلبه
Sabrophyte	اعفيني
Spiromety	قياس النفس
Strepto coccuo	عقدية (نوع من الجراثيم)
Staphylo coccus	عنقودية (نوع من الجراثيم)
Sarcoidosis	ساركويد
Spacer	مفساح
Sciatica	عرق النسا
Sensory	حس
Stem	جذع
Scab	جلبة
Squestration	عصر، حبس
Seborrheic	المت
Scalp	جلدة الرأس
Sprue	ذرب
Spindle	مغزلي
Sydenhamm chorea	الرقاص العصبي
Peripheral	محيطي
Pathy	اعتلال
Plexus	
Plasmapharesis	فصادت البلازما
Pleural	حلبي

Pneumonia	التهاب رئوي
Porncephaly	
Pellagra	الحصاف
Plethoria	
Quinsy	
Ramrod	صارم
Reticulosis	الشياك
Refractory	الامراض
Remission	ابواء
Rheumatoid	رماتويدي
Recombinant	مأشوب
Oximetry	قياس التأكسج
Osmolality	الاسمولية
Odema	مذمة
Oligohy dramios	قلة الماء السلوي
Osteogenesis	تكون العظام
Pecuniary	مالي
Pain Agnosia	الم يحمه
Prodromal	البادري
Pockmarks	البثور
Poini mutation	نقطة تحول
Predisposition	جعله عرضة
Parasites	طفيلي
Protozoa	البونوزوا وحيدة الخلية
Poly	متعدد
Pathogen	الممرض
Psoriasis	صدفية
Prions	بزيون

Memberan	غشاء
Midbrain	الدماغ
Multiple	متعدد
Medulla oblongata	البصلة، النخاع المستطيل
Myelopathy	مضل النخاع
Meningo cele	قبلة سحائية
Morbidity	مرضية
Macules	
Monosomy	احادي الصبغة
Motility	القدرة على الحركة
Naught	صفي
Neckosis	التنخر، نخر
Nasolabial	الانفية الشفوية
Neiseria	التيرية
Neuron	عصيون
Nonspecific	لانوعي
Nummular	التمية
Intertri ginous	المدحي
Isotonic	متساوي التوتر
Irritable	متعكر المزاج
Inflamatory	التهاب، خمج
Infarct	احتشاء
Ischaemia	الاسكيجية
Jaunty	طووب
Ketomalcia	تلين القرنية
Kala azar	الحمى السوداء
Kernicterus	كرنكرترس
Lumps	نتوء

Lethargic	نواحي
Muscloskeletal	الهيكل العضلي العظمي
Myotonic	توئو عضلي
Microcephaly	صغر حجم الرأس
Murmur	نفحة
Mite	سوس
Mold	عفن
Hypospadius	مبال تحتاني
Homestatic function	استنبابي
Hay	كلا
Hydrocephalus	استسقاء دماغي
Hyperkeratosis	فرط التقرن
Harness	عدة
Hives	شري
Infiltrate	تسلل
Imperfe cta	الغير كامل
Impetigio	الحصف، القوباء
Irritant	مهيج
Idiopathic	مجهول
Infiltrate	ارتشاهات
Isosthenia	قلة النشاط
Insertion	غرز
Infectious	ساز، معد
Intertrigo	مذح
Greasy	دهني، كثير الدسم
Groin	الاربيه
Genomic	الجيني
Hilar	تقيري

Haemolytic	اغلال
Hyperdlasia	تضخم
Hyperhydrosis	زيادة التعرق
Hypothalamus	الوطائي
Hydrophilic	مستوظب، مائي
Hydrophbic	مسعور، مستعلق
Herculean	هرقلي
Hackneyed	مبتذل
Hypersensitivity	فرط الحساسية
Hay fever	حمى الكلأ
Host	ضيف
Haemophylus	المتدمية
Hyper	فرط
Dementia	عته
Decongestion	مزيل الاحتقان
Diabetic Neuropathy	الاعتلال العصبي السكري
Dandruf	حزار – قشرة الرأس
Disorder	اضطراب
Dominant	غالب
Fava	باقلاء
Fasciculation	تكون الحزم
Fibrocystic	تكيس ليفي
Flagelum	سوط
Groin	الاربه
Granulomatosis	حبيبي
Glomeruli	كبيبات
Glance	وهلة القضيب
Grunting	خفخفة

Glucoma	الساد الاسود
Garcinia cambogia	شجرة الصمغ المستعمل طبياً
Gleam	بريق
Girdle	حزام
Ecchymosis	كدمة
Enzyme	انزيم
Erythema marginatum	حمامي هامشية
Exudative	نضحي
Exacerbation	استفحال
Echography	كتابة صورية الصدى
Edema	وذمة
Erythema	
Multiforme	حمامي متعدد الاشكال
Diathesis	استعداد
Delirum	هذيان
Dander	وبغ وسف صغير من الريش او الشعر يسبب الحساسية للانسان
Dizzenes	دوخة
Dropsy	داء الاستسقاء
Dyspenia	انقطاع النفس، زلة
Dale	واد
Dainty	لذيذ
Diction	اسفوب
Communicable	الساري
Crusted	جلبوبة
Crural	الفخذي
Corporis	الثلم التفخي
Cradil cap	غطاء الارجوحة

Crohn's Disease	مرض كرون
Coeliac disease	مرض سلياك
Cramps	تشنجات
Cloting	تخثر
Coagulation	تجلط الدم
Criteria	معايير
Communicable	ساري
Codominant	مشارك المهيمن
Cachexia	متلازمة القهم والدنف
Crisis	ازمات
Cuttate	
Clonic	رمعبة
Cardiomyophthy	اعتلال عظلة القلب
Cellulitis	هلل
Complement level	مستوى المتممة
Chillis	تنافض
Ciliary	هدبلي
Crepitation	فرقعة
Coranary	التاجي
Chorea	رقص
Coordinate	تناسق
Congenital	خلقي
Cloting	تجلط
Coarctation	تضيق
Cathetar	قثطار
Clonic	رمعي
Convulsion	اختلاج
Cataract	الساد الابيض

Contracture	تقفع
Allele	الالاليل
Arthro podes	المفصليات
Aggregation	تجميع
Adenoid	الفدانيات
Bullous	فقاعي
Bruse	كدمة
Basophils	قعدة حلية بيضاء
Bards	الشعراء
Brachial	عضدي
Bifida	مشتوق
Bronchiolitis	التهاب القصيبات
Bron chiol	شعبية
Bronc hopneumonia	التهاب قصبي رئوي
Congenctiva	الملتحمة
Cognitive	ادراكي، معرفي
Calf	الربلة
Autonomic	لاارادي
Autosomal	متعلق بالصبغ الجسدي
Aplastic	عدم التفسخ
Ankylosin spondiolitis	التهاب الفقار المقط
Albicans	البيضاء
Allergic Rhinitis	التهاب الانف التحسسي
Anaphylaxis	الحساسية المفرطة
Allargin	محسس
Anion	أنيون
Adorned	مقين
Ambiguous	غامضة

Insufficiency	قصور
Antibodies	الاجسام المضادة
Autosomal	جسمية
Anoroxia nervosa	فقدان الشهية العصبي
Adaptive	تكيف
Arthralgia	الم مفصلي
Achiles tendon	العرقوب / وتراخيل
Anaphylaxis	عوار
Arrythmia	اضطراب النظم
Atopic	منتبذ /والتأتبية
Atopic disease	مرض تأتبي
Alveolia	الحويصلات السنخية
Alanasia	اجنحة الانف
Amniotic fluid	الصاء، الماء السلوي
Anhydromnios	نقص الماء السلوى
Amyloidosis	الداء النشواني
Asciatis	حبن
Anasarca	استسقاء عام
Aorta	الابهر، الوتين
Atresia	رتق، غياب خلق
Antinaial	قبل الولادة
Axon	محور
Anencephaly	انعدام الدماغ
Medulla oblongata	البصلة، النخاع المستطيل
Atrophy	ضمور

Contents

This Book: General Information in Paediatrics (Arabic Edition)

The children under the Age of 17 year constitute 60% of the Arab world population. The number of doctors simply don not cover such numbers. Besides, the general knowledge in Paediatrics and child health is near zero in between the lay peoples. The libraries lack books in that subject and after 45 years of practicing Paediatrics in public and private clinical settings and teaching in Iraq's medical colleges at both undergraduate and postgraduate levels, I thought of putting my experience in that field in this book targeting families, nursing schools, general practitioners and medical colleges. Writing on the practical and scientific side in language which is easy to understand and focusing on important subject in daily need like feeding, immunization, understanding the child's diseases ways of spreading and their prevention and highlighting the role of families in helping doctors to reach the diagnosis is some of the scopes of this book. A distinct emphasis is expressed on medical examinations before a marriage of relatives with its possible child genetic and inherited diseases. Similarly, the book was written with alike distinctive stress on the significance of feeding, vitamins, and on diseases of the area like sickle cell disease and thalassemia. The diseases of muscular system, toddlers common poisoning accidents are among many other ailments our children can suffer from. Another parameter of the subject is the important role of the doctor in schools and in the development of the child with special emphasis on autism, hyperactive child, mental retardation and diseases of the mother and importance of examination of the new born babies. I hope this book will serve the reasons of writing.

Book title: General Information in Paediatrics

Author: Professor Dr Dawood Al-Thamery

Printed in: CreateSpace, A one of Amazon.com Companies.

Year: 2018

Cover design: Tamara Alsheikh

Cover photo source: unsplash.com

ISBN-13: 978-1719187817 (CreateSpace assigned)

ISBN-10: 1719187819

BISAC: Medical/Pediatrics

GENERAL INFORMATION

IN PAEDIATRICS

(Arabic Edition)

DAWOOD AL-THAMERY

GENERAL

INFORMATION

IN

PAEDIATRICS

(Arabic Edition)